沪上中医名家养生保健指南丛书

总主编 施 杞　　执行总主编 金义成 黄琴峰

膏方别裁

主编 徐敏华 执行主编 黄海茵

上 海 市 老 教 授 协 会
上海中医药大学老教授协会 编著

复旦大学出版社

弘揚名家養生之道

服务人民健康事业

贺《沪上中医名家养生保健指南丛书》出版

陈凯先 二〇一三年 九月

发扬中华文明精髓

发展中国特色养生

贺《沪上中医名家养生保健指南⑤五》出版

汤钊猷

二〇一三年九月

健康来自科学的生活方式

复旦大学上海医学院内科学教授 杨秉辉

2013.9.

沪上中医名家养生保健指南丛书
编委会

膏方别裁
编委会

主　　编　徐敏华

执行主编　黄海茵

编　　委（按姓氏拼音排序）

范代丽　方盛泉　黄　韬　黄海茵

姜春雷　齐　瑞　徐玲玲　徐敏华

徐艳秋　杨佩兰　张婷婷　张云云

Foreword
序　1

　　"人民身体健康是全面建成小康社会的重要内涵，是每一个人成长和实现幸福生活的重要基础。"这是习近平总书记在会见全国体育界先进代表时的讲话，说明健康对个人和社会的重要性。

　　《沪上中医名家养生保健指南丛书》是上海市老教授协会和上海中医药大学老教授协会经过协商、策划而编著的一套系列丛书，本丛书的出版得到了李从恺先生的大力支持。本丛书的总主编施杞教授曾多次获得国家级、上海市科技进步奖，也曾获得"上海市劳动模范"、"上海市教书育人楷模"等荣誉称号，是德高望重的著名中医学家、上海市名中医，在中医临床上积累了丰富的经验；两位执行总主编也都有着深厚的中医学术功底和科普著作编著经验；各分册主编都是具有临床经验几十年的中医资深专家，在无病先防、有病早治和病后调养等方面都有独到而卓有成效的方法。专家们感到，由于优质医疗资源的缺乏，每次门诊人数较多，而无法给病人解答更多的疑问,在防病和自我保健上也无法讲深讲透,因此冀望通过编著科普书籍来缓解这一矛盾。在编写过程中,他们结合现代医学知识对疾病进行分析,更重要的是把中医千百年来的实践和知识穿插其中;既考虑权威性,又考虑大众化;既继承了中医名家的经验,又奉献了自己的临证心得,体现了原创性。他们撰写认真,几易其稿,将本丛书和许多其他的养生书籍区别开来,以期正本清源,更好地为人民健康服务。

"人生百岁不是梦",但要靠自己对身体的养护和医护人员的帮助。由于非医务人员在医学知识和技能上的缺乏,建议生病之后要到正规医疗场所治疗,因此本丛书没有把治疗疾病列为重点篇幅,重点在未病先防和病后调养上。书中重点介绍经络、腧穴、穴位按压、推拿手法、养生功法,也有大量的食疗知识,还有简单的草药使用,可供普通民众自我预防、调养和护理,非常实用。

本丛书将学术、临证经验和科普写作方式准确地揉合在一起,相信在防病和病后调养中给普通民众提供更多的便利,使全民的健康水平得到提升。

王生洪

Foreword

序 2

近年来,随着民众物质生活水平的大幅提高,养生保健意识亦随之日趋增强。当人们衣食无忧之后,对自身的健康、自身的生命会格外珍视,古今中外,无不如此。可见,对养生保健的重视程度,是一个群体、一个地区,乃至于一个民族富裕程度和文明程度的晴雨表。然而,伴随"养生热"的兴起,充斥市场的养生药物、养生食材、养生书籍、养生讲座、养生会所等也乱象丛生,良莠不齐,令人无所适从,这一现象已引起政府和民众的高度关注。有鉴于此,广大民众热切期盼中医药学各专业领域的著名老专家、老教授发出他们的声音。上海中医药大学老教授协会及上海市老教授协会协同复旦大学出版社,策划、编撰、出版本系列丛书,正是为了顺应这种社会需求和时代潮流。

早在中医药学的经典著作《黄帝内经》就告诫从医者:追求健康长寿,是人之常情。医生应该向患者指出疾病的危害性,使患者认真对待疾病;医生应该告诉患

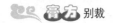

者疾病的可愈性，以增强其战胜疾病的信心；医生应该告诉患者如何治疗疾病和病后护养，重视患者在疾病防治过程中的主体作用；医生应该设法解除患者的消极情绪，以减轻患者的心理压力。医生的这种解释和劝慰，即便是不甚明了医理的人，也没有不听从的。时隔两千多年，《黄帝内经》的这段话语，依然是我们医生责无旁贷的天职所在。

本系列丛书的分册主编均为沪上中医药学界资深教授、名老中医。他们凭借丰厚的学术底蕴、丰富的临证经验、丰满的编撰热情，组织相关团队，历经年余，几易其稿，其撰著态度之认真、内容取舍之严谨、遣词用句之精致，绝不亚于学术专著的撰写。

本系列丛书计 11 分册，其内容遍及中医血液科、中医男科，以常见病证为篇名，首先简要介绍"疾病概况"，包括临床表现、诊断依据、致病原因、常规治疗及预后转归等中西医知识。针灸养生包括中风、老年病、脊柱病、白领人士、准妈妈，推拿包括小儿推拿、功法、手法及膏方等，以中医基础理论和经络理论为指导，对针灸推拿常见的经络、腧穴、操作方法进行详细的介绍。其次着重介绍"养生指导"，包括发病前预防和发病后养护两部分：前者针对常见病证的发病原因，如感受外邪、卫表不固、情志内伤、饮食失调、起居不慎、禀赋亏虚等，提出预防该病证的具体措施与方法；后者针对该病证的主要临床表现、发病过程及预后转归等，提出有针对性的护养措施,如药物养护、情志养护、起居养护、饮食养护、运动养护、按摩护养等内容。

　　本系列丛书的编写原则是通俗易懂,深入浅出;侧重养生,突出实用。力求权威性与大众化结合,做到以中为主,中西并述,图文并茂。

上海中医药大学老教授协会会长

施杞

前　言

　　养生又称摄生、道生、保生、寿世,也就是保养生命的意思。健康和长寿,自古以来就是人类共同的期望和普遍关心的一件大事,人人都盼望能"尽终其天年,度百岁乃去"。中医药是一个伟大的宝库,它积累了千万年治病保健的丰富理论和实践经验,博大而精深。早在先秦战国年代的《黄帝内经》就是一部养生延年、防病治病的宝典。它提出天人相参的整体思想,强调养生首先要顺应自然,效法自然界四时阴阳消长变化而调摄,维护人和自然的和谐,注重形神兼养,维护心身的和谐,倡导保养精气,疏通气血,提高机体防御和抵抗疾病能力。《素问·四气调神大论》中的"是故圣人不治已病治未病,不治已乱治未乱",是世界上最早的预防医学理论。它包含了未病先防,欲病救萌,既病防变的深邃至理。膏方正是中医养生保健、防病治病的特色和优势之一,是"治

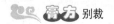
未病"思想的具体体现。

　　膏方的制订是在中医学理论指导下,通过望、闻、问、切四诊合参,根据辨证论治,按照君、臣、佐、使的原则,为每一位患者量身定制而成。因此要求医者不仅具备扎实的中医理论功底和丰富的临床经验,还须具备良好的中华文化功底,才能充分体现中医文化与中华文化的完美结合。

　　有关膏方及养生书籍,近年来出版较多,智者见智,仁者见仁,总希望让读者能开卷有益。但随着市场需求的增加,难免有鱼龙混杂现象。受上海市老教授协会、上海中医药大学老教授协会委托,岳阳中西医结合医院负责组织各科室有相当医学造诣和临床经验的专家撰写本书,以供从事和关心中医膏方养生的人士阅读。本书以西医病名立题,处方经验根据中医辨证按治法分述,充分体现了膏方大方复法、标本兼顾、从本图治的特色。我院各位编委,尤其是黄海茵主任医师为本书撰书组稿投入了大量心血和精力。本书得到了上海中医药大学老教授协会黄琴峰主任的帮助和指导,在此表示衷心感谢! 希望通过本书对膏方养生保健防病治病的作用介绍,帮助人们了解中医膏方的基本知识,识别膏方服用中存在的误区,知晓膏方制作的方法和注意事项,选择适宜自己服用的膏方等基本常识,从而达到膏方养

沪上中医名家养生保健指南丛书

生健体,未病预防,治病纠偏,瘥后防复,延年益寿的功效。由于能力有限,书中难免存在片面之见和疏漏之处,敬请同道和读者多多指正。

徐敏华

Contents

目 录

总 论

总　论

第一章
膏方养生的中医基础

 第一节 为什么膏方可以养生

一 脏腑的功能状态是与自然界的阴阳消长相对应的

中医学认为宇宙、物质、生命的本源是气,气分阴阳,而由阴阳再分为三阴三阳,即厥阴、少阴、太阴、少阳、阳明、太阳,再由三阴三阳与风寒暑湿燥火相联系。厥阴与风相联系,少阴与火相联系,太阴与湿相联系,少阳与火(暑)相联系,阳明与燥相联系,太阳与寒相联系。这种与外界发生感应的密码是"气立",它通过启动一套程序,通过气血阴阳的升降来保持与外界节令气候协调关系;而调动我们体内的因素,调动机体的心肝脾肺肾跟"气立"建立联系的是"神机"。《素问·五常政大论》云:"根于中者,命曰神机,神去则机息。根于外者,命曰气立,气止则化绝。"其本质是机体的阴阳寓于六经之中,通过气立与宇宙的阴阳发生联系,而机体本身阴阳的变化则由神机调控。三阴三阳通过"气立"与风寒暑湿燥火相联系,从经脉归属上来看,三阴属五脏,三阳归六腑,而三阴三阳的物质基础是五行,气的运动本质上是木、火、土、金、水五种物质的升、浮、降、沉运动,在人体则是五脏六腑的运动。由五脏六腑的运动引起机体表、里、寒、热、虚、实、阴、阳的变化,脏腑功能协调是气血阴阳产生、代谢的物质基础。

《素问·四时调神大论》将自然界四季的特性归纳为"春生、夏长、秋收、冬藏""春三月,此为发陈,天地俱生,万物以荣……夏三月,此为蕃秀,天地气交,万物华实……秋三月,此谓容平,天气以急,地气以明……冬三月,此为闭藏,水冰地坼。"四季之间是密切联系的,每一季的正常发展都为下一季正常发展提供保障,循环往复,生生不息。人体的阴阳也随四季阴阳消长而变化,"春者天气始开,地气始泄,冻解冰释,水行经通,……夏者经满气溢,如孙络受血,皮肤充实。长夏者,经络皆盛,内溢肌中。秋者天气始收,腠理闭塞,皮肤引急。冬者,盖藏血气在中。内着骨髓,通于五脏。"春夏与秋冬之间阴阳消长之势的不同造成了人体在四季中各个阶段有不同的状态。《素问·六节藏象论》曰:"心者,生之本……为阳中之太阳,通于夏气。肺者,气之本……为阳中之太阴,通于秋气。肾者主蛰,封藏之本……为阴中之少阴,通于冬气。肝者,罢极之本……此为阳中之少阳,通于春气。"脏腑的功能状态是与自然界的阴阳消长相对应的。

二、膏方与养生

正是基于脏腑功能状态与自然界阴阳消长相对应,中医学在养生保健上非常强调顺时而治的原则。《素问·上古天真论》曰:"惇德全道,和于阴阳,调于四时。"《素问·四气调神大论》曰:"春三月……夜卧早起,广步于庭,被发缓形,以使志生,生而勿杀,予而勿夺,赏而勿罚,此春气之应,养生之道也;逆之则伤肝。夏为寒变,奉长者少。夏三月……夜卧早起,无厌于日,使志勿怒,使华英成秀,使气得泄,若所爱在外,此夏气之应,养长之道也;逆之则伤心。秋为痎疟,奉收者少,冬至重病。秋三月……早卧早起,与鸡俱兴,使志安宁,以缓秋刑,收敛神气,使秋气平,无外其志,使肺气清,此秋气之应,养收之道也;逆之则伤肺。冬为飧泄,奉藏者少。冬三月……勿扰乎阳,早卧晚起,必待日光,使志若伏若匿,若有私意,若已有得,去寒就温,无泄皮肤,使气亟夺。此冬气之应,养藏之道也;逆之则伤肾。春为痿厥,奉生者少。"意思就是在春夏之季,需使阳气生发,情志舒畅,但不可过极,应少寐而多动,而秋冬之季则需使阳气收敛,情志伏匿,勿耗散真气,应多寐而少动,不要过度消耗体内的阳气。

冬至日太阳直射地面的位置到达一年的最南端,北半球得到的阳光最少,白昼达到最短。在一年中,夏至日地面接收的阳光最强,从冬至日到夏至日是阳光递增的阶段。《汉书》有云:"冬至阳气起,君道长,故贺……""冬至一阳生"。这一天是数九的第一天,并不是最冷的时候,这是因为地球表面有大气和水分,能够储存热量,并不是"即存即失",而有"积热"。冬至之后,虽然太阳高度角渐渐高起来了,但这是一个缓慢的恢复过程,每天散失的热量仍旧大于接收的热量,呈现"入不敷出"的状况。到了"三九天",积热最少,温度最低,天气也越来越冷了。自冬至起,天地阳气开始兴作渐强,人身肾水封藏不及,阳气浮越于外,从此时开始服用帮助阳气收敛的膏方,可使初生的阳气不致过于萌动,肾的封藏增强,储备充足了,来年立春后体格才会强健,也就是民谚"冬至进补,春天打虎"的由来。

第二节　膏方重在调整脏腑功能

一、脏腑功能协调是气血通畅阴阳平衡的根本

五脏是人体生命结构的基础,一切生命活动无不通过五脏的活动而表现出来。脾合胃,主运化,为气血化生之源泉;心主血,司神明,为五脏神志之总督;肝藏血,主疏泄,是气机疏调之根本;肺主气,司呼吸,为气机宣降之保证;肾藏精,主气化,为一身精气之根本。五脏之间相互联系,密不可分,任何一脏的阴阳失衡都会导致其他四脏的阴阳失调,而五脏之间的相生相克关系的正常与否是其功能活动是否协调平衡的根本保证,脏腑功

能协调,才可能一身气血周流畅通,运行无阻,人体阴阳平衡。五脏生克制化有序,气血阴阳生化有源,阴阳互根,气才能升降出入,生化无穷,"神机"才能与"气立"相联系,从而与外界气候变化相联系,也由此决定不同节气机体五脏六腑的状态及相应的阴阳气血的变化。

人是一个整体,是由多个不同功能脏器共同构成的整体,每个脏腑具有不同的功能特点,并与其他脏腑共同完成人体正常的气血生化、水液代谢等生理功能。而一旦罹患疾病,其生理功能的失衡与病理变化的表现不仅不同的脏腑有不同的表现,脏与脏、腑与腑、脏与腑之间都会出现相互关联的病理变化,气血津液也随之发生相应的改变。人体由于受生活条件、社会环境、气候变化等外部条件等影响,不同的体质、不同的时间、不同的环境、不同的情况均可发生不同的临床表现。"谨察阴阳之所在而调之,以平为期"(《素问·至真要大论》)。任何疾病的发生、发展,尤其是慢性疾病及疑难杂症均应以立体的思维模式去辨证、去思考、去治疗。调节脏腑功能,使气血通畅,阴阳平衡,以恢复患者脏腑气血的整体协调平衡为指归。

二、膏方重在调整脏腑功能

膏方可由4部分组成,即主方、辅方、佐方、使方。膏方的作用是为了使初生的阳气不要过于萌动,而阳气萌动,肾水封藏不及,是由于肺金收敛的力量不足,肝木疏泄太过,肾水无封藏太过之病,肾水愈能封藏,阳根愈坚固。肺金与肝木功能的发生,是以中气为根本的,中气为营卫气血的生化之源,是人体能量供应的基地,中气的功能是由脾胃和少阳三焦相火共同完成的。《灵枢·五味》曰:"谷始入于胃,其精微者,先出于胃之两焦,以灌五脏,别出两行,营卫之道。""胃者,五脏六腑之海也,水谷皆入于胃,五脏六腑皆禀气于胃。""中焦受气取汁,泌糟粕,蒸津液,化其精微,上注于肺脉,乃化而为血。""食气入胃,散精于肝,淫气于筋。食气入胃,浊气归心,淫精于脉。脉气流经,经气归于肺,肺朝百脉,输精于皮毛。毛脉合精,行气于腑,腑精神明,留于四藏。气归于权衡,权衡以平,气口成寸,以决死生。"肺为营卫输布之枢机,心肝为传化之道,营卫气血是经过肺的宣发和肃降输布全身脏腑经络的。《素问·至真要大论》说:"少阳太阴从本……故从本者化生于本。"所谓"化生于本"乃指腐熟水谷化生营卫气血的功能,少阳三焦相火犹如用锅米水煮饭时的火,少阳三焦相火是营卫气血的制造者,三焦腑腠理是营卫气血的灌注通道,通过通调水道调节营卫气血所包含的津液的功能。"三焦者,人之三元之气也……总领五脏六腑、营卫、经络、内外、左右、上下之气也。三焦通,则内外、左右、上下皆通也,其于周身灌体,和内调外,荣左养右,导上宣下,莫大于此者也……三焦之气和,则内外和。"脾胃为营卫气血生化之源,而完成营卫气血的化生是五脏六腑共同完成的。"天地合气,命之曰人"。人体阴阳的平衡不仅需要营卫气血源源不断地供应,还要依赖先天之本及"神机"与"气立"的相对应。膏方重在顺应天时,整体把握,辨证论治,通过主方、辅方、佐方、使方的有机组合调整脏腑功能,未病救萌,既病防变,使"气立"与"神机"相应,"阳涵于阴"而厚积薄发。

第二章
中医膏方

 第一节　何谓膏方

　　膏方，以剂型为名，属于膏剂，是中医"丸、散、膏、丹、酒、露、汤、锭"8种方剂剂型之一。膏剂以物之精粹为内容，具有凝而不固、甘姜滑腴、滋养膏润的特点。膏剂有外敷和内服两种。外敷膏剂是中医外治法中常用的药物剂型，主要用于皮肤、肛肠等疾患。内服膏剂，后来又称膏方，因其起滋补作用，也称膏滋剂，用于内、外、妇、儿、伤骨、五官等科疾病的治疗和预防，以及补虚强身。

　　膏方是在中医学理论指导下，根据个人体质、疾病特点、中医证型、临床表现（症）而确立的处方。处方遵循中医整体观念和辨证论治的诊疗原则，按照中医君、臣、佐、使原则组方，以大型复方汤剂为基础，选用道地药材，严格制作过程，将中药饮片经多次煎煮、滤汁去渣、加热浓缩后再加入某些辅料而制成的一种稠厚状半流质或冻状的膏样剂型。膏方的处方兼顾患者的病、证、症和体质，是"量体裁衣"式的个性化处方，一人一方，独具特色；同时，具有药物浓度高、体积小、药性稳定、口感好、便于携带的特点。

第二节　膏方的历史

膏方在我国有着悠久的历史。膏方起于汉唐时期,最初以"煎"命名。东汉张仲景《金匮要略》记载的大乌头煎、猪膏发煎,其制法类似现代膏滋方的制法,是内服膏剂的最早记载。唐代孙思邈《备急千金要方》中膏方的制剂采用水煎去渣、取汁、浓缩的方法,有些膏方还加炼蜜收膏,已与现代膏滋方大体一致。如具有养阴润肺、降气化痰功效的苏子煎。这一时期的膏方除用于治疗外,也用于滋补强身,如鹿角胶煎、地黄煎均是具有滋补强壮作用的膏方。

宋元时期,以"膏"命名逐渐取代以"煎"命名。这一时期的膏方,用途日趋广泛,除治疗外,膏方补虚强身的作用受到重视。如《圣济总录》中栝蒌根膏兼有治病和滋养的作用。

明清时期,膏方更趋完善和成熟,表现为膏方的命名正规、制作规范。"膏"专指滋补类方剂,"煎"指水煎剂。膏方数量大大增加,临床运用更加广泛。明朝膏方,组成多简单,广为各类方书记载,流传至今的有龟鹿二仙膏、茯苓膏等。清代膏方不仅在民间应用,宫廷中亦广泛使用,如《慈禧光绪医方选议》有内服膏方近30首。晚清时膏方组成渐复杂,用药往往已达二三十味,甚至更多。收膏时常选加阿胶、鹿角胶、龟甲胶、鳖甲胶等以加强补益阴精的作用,并强调辨证而施,对后世医家影响较大。

新中国成立以后,膏方的发展进入新阶段,表现为应用范围扩大,受益群体增多,膏方著作和收录的膏方数量增加。收录的膏方中有传统膏方,如龟鹿二仙膏等。也有从其他剂型的成方改剂而来,如十全大补汤改为十全大补膏等。其次,开展了膏方的研究,并日益规范。此外,膏方治未病的作用越发得到重视和体现。目前,膏方在全国,尤其在上海、江苏、浙江及广东等地区广泛使用,用于疾病的治疗,特别是疾病的预防、补虚强身和延

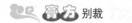

年益寿。

第三节 膏方的种类

根据制作过程是否加入蜂蜜,膏方分为清膏和蜜膏。中药煎煮浓缩后直接收膏者为清膏,收膏时加入蜂蜜称为蜜膏,后者尤其适合年老体弱、有慢性疾病者。

根据处方中是否含有动物胶或胎盘、鹿鞭等动物药,膏方分为素膏和荤膏。素膏由中草药组成,不易发霉,四季均可服用;荤膏中含有动物胶(药),多属温补之剂,不易久存,一般冬季服用。

根据加工途径不同,膏方分为成品膏方和定制膏方。成品膏方是制药厂选用一些疗效确切的膏方方剂,成批生产加工成膏方,作为中成药在医药商店销售,供大家对证(或症)选用,如十全大补膏、二仙膏;定制膏方是医师根据每个人的不同体质、疾病具体情况,以及服用膏方目的而辨证处方,由医院或药店定制加工成膏方,一人一方,每一剂膏方只适合该方本人服用。

第四节 膏方的组成

膏方一般由中药饮片、细料药、胶类、糖类及辅料5部分内容组成。

1. 中药饮片 是膏方的主体部分,是医师通过望、闻、问、切后详细辨证分析,并根据个人体质的不同和病情的需要,所给出处方中的药物部分,是针对性地体现膏方调补身体、防治疾病的效力所在。

处方由医师按照君臣佐使的配伍原则,合理选用配伍所需的中药炮制品而组成。由于综合考虑"疗疾"又"补虚"的双重性,膏方的中药药味比通常处方多,一般为20～30味;且药物剂量应满足一料膏滋药服用时间(45日左右)的剂量。因而膏方中的中药配伍组成的是一个大方剂,通常一料膏方的中药饮片总量在3千克左右,不超过5千克。

2. 细料药 是一些参茸类和其他贵重药物的统称,又称"细贵药材",是处方中体现膏方补益虚损功效的重要组成部分。细料药的品种来源主要有以下方面。

(1)人参类:如生晒参、西洋参、红参、朝鲜参等。

(2)贵重的植物药:如西红花、川贝粉、三七粉、枫斗等。

(3)贵重的菌藻类药:如冬虫夏草、灵芝、灵芝孢子粉等。

(4)贵重的动物药:如羚羊角粉、鹿茸片、海马、海龙、紫河车粉、坎炁、蛤蚧粉、珍珠粉等。

(5)贵重的矿物药:如飞琥珀(琥珀细粉)等。

(6)药食两用的补益药:如黑芝麻、胡桃仁、龙眼肉等。

在加工时,大部分细料药可以在收膏时直接加入,一些需要煎煮的细料药则采用另炖、另煎、烊冲、兑入等方式单独处理,以达到物尽其用、充分表达功效的目的。此外,一些特殊来源的中药如鲜竹沥、青黛等也可单列处理。膏方中的细料药并非多多益善,应根据患者情况和细料药的特点而辨证选用和配伍。

3. 胶类 常用的胶类有阿胶、龟甲胶、鳖甲胶、鹿角胶等。胶类在膏方配伍中不仅是补益虚损的重要组成部分,而且有助于膏滋制剂的固定成形。一剂膏方中胶类的配伍量一般为200~400克,以保证中药收膏成形的效果。各种胶在膏方中的配伍和应用,应按照患者体质条件,参照不同胶的功效特点而辨证选用,可以一胶单用,也可以按一定比例数胶合用。

4. 糖类 冰糖、白糖、红糖、饴糖、蜂蜜是膏滋加工中常用的各种糖,膏方中配伍糖可以掩盖药物的苦味,便于服用;此外,糖也有一定的补益作用,且有助于膏滋剂固定成形。各种糖在品质和功效上略有差异,应根据辨证需要,选择单用糖或者单用蜂蜜,或糖与蜂蜜并用。一料膏方中,糖的用量一般为250~

500克。对于一些低糖摄入的特殊人群,主要是糖尿病患者,处方时选择一些低热量的甜味剂,如元贞糖、木糖醇等,可以增加膏滋的甜味,但不会提高其血糖水平。

5. 辅料 黄酒是膏滋加工中必备的辅料,用于浸泡阿胶等动物类药胶。黄酒是中药炮制加工中常用的一种辅料,具有活血通络、散寒、矫味、矫臭的功效,又是良好的有机溶剂。用黄酒浸泡药胶不仅可以解除各种药胶的腥膻气味,而且可以加强药物在体内的运化吸收作用。黄酒的一般用量为每0.5千克胶剂用250~500克黄酒浸泡。

第五节　膏方和汤剂

膏方和汤剂都是中医方剂中的常用剂型。膏方是在大型复方汤剂的基础上,进一步加工制作而成的膏样剂型。膏方和汤剂的相同之处在于,处方都遵循辨证论治的诊治原则和君臣佐使的组方原则,定制膏方和汤剂也都是一人一方的个体化干预。两者的不同之处如下。

1. 作用特点 汤剂以防治疾病为主,起效快,作用强;膏方以补益虚损为主,通过调补正气而起防治疾病、抗衰延年的作用,作用较缓慢。

2. 服用周期 汤剂服用周期短,一般5~7日为一个周期;膏方服用周期长,一料膏方,一般约45日为一个服用周期。与膏方相比,汤剂可以根据患者病情变化及时调整方药,应用灵活。

3. 药物的数和量 汤剂一般由10余味中药组成。膏方由于含补益药物,性黏腻难化,且服用时间长,处方时除了辨证立法、量体(体质)用药、调畅气血阴阳外,尚要健脾运胃、通补相兼,以保证药物的吸收和消化。因而,膏方药味较多,一般由20~30味中药组成,并且由于膏方缓缓调治,药物的每日用量较

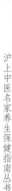

汤剂少。

4. 服用时间　中药汤剂一年四季均可服用;而膏方一般在秋冬季节服用,特别是冬至后的 2 个月内为最佳。此时,食欲旺盛,对食物的消化能力强,而机体代谢低,最适合把营养储存于体内。

5. 服用依从性　膏方省却了汤剂每日煎煮的麻烦;膏剂用量少,体积小,便于携带;口感宜人,克服了汤剂苦涩的缺点。与汤剂相比,膏方的服用依从性好。

第六节　膏方的优点和作用

1. 膏方的优点

(1) 量身定制的个体化干预:膏方处方时,医师需望闻问切四诊合参,并综合患者的既往疾病和身体素质,拟定处方原则,进行选方用药,充分显示了中医整体观念和辨证论治。一人一方,极具针对性。

(2) 补虚强身和防病治病相结合:膏方处方时在针对病证干预的同时,强调气血阴阳的调理,通过纠正人体阴阳气血的不平衡,以求"阴平阳秘,精神乃治"。

(3) 药力缓和,稳定持久:膏方中每日药物剂量相对小,药力缓和;同时,由于膏方服用时间长,药物作用稳定持久,从而达到缓缓调治的效果。

(4) 服用方便,口感宜人:膏方中药物浓度高、药性稳定、体积小、便于携带、服用时无需煎煮、服用方便;由于膏方加入糖类,去除了中药苦涩的口味,口感甘甜中有药香,患者依从性好。

2. 膏方的作用

(1) 防病治病:中医学认为"正气存内,邪不可干",疾病的发生是由于正气虚损,邪气所凑而致。膏方是中医方剂主要剂型之一,以辨证论治为原则,历来用于治疗疾病;同时,膏方又根

据患者体质,调整气血阴阳,匡扶正气,体现出其防病的功效。对于慢性疾病,膏方的防病治病作用尤为突出。

(2) 补虚强身:急性疾病、重大疾病的恢复期、慢性消耗性疾病,以及手术后、产后,患者往往正气虚损,气血不足,脏腑亏损,阴阳失衡。膏方利用中药的偏性和功效可以调补气血,调节脏腑功能,补虚强身,平衡阴阳,从而促进康复和减少疾病。对于气血不足、五脏亏损、体质虚弱的亚健康人群,膏方通过同样的机制调节,增强体质。

(3) 抗衰延年:衰老是随年龄增加而脏腑功能低下,气血衰退所致,表现为头晕目眩、腰膝酸软、神疲乏力、心悸失眠、记忆减退等。膏方调补气血,调节脏腑,健脾益肾填精,补益先天和后天之本,可以起延年益寿、抗衰老的作用。

第七节 膏方和辨证论治

辨证论治是中医的精髓,膏方是中医防治疾病的剂型之一,因此应用膏方必然遵循辨证论治的原则。

膏方因其服用周期长,防治疾病的同时强调补虚强身,所以膏方的辨证论治有其特点,表现在辨体、辨病的基础上辨证论治。

1. 辨体 即辨体质。体质是先天因素和后天因素共同作用的结果,是个体在形态、功能、结构和代谢上相对稳定的特殊状态,往往决定个体生理反应的特异性、对某种致病因子的易感性和所产生病变类型的倾向性。因而,体质是膏方处方选药的重要参考,也是膏方有效并且安全的基础。因膏方服用的周期长,如果不针对体质选用药物,常常会出现不良反应。

2. 辨病 即辨西医学诊断的疾病。每一种疾病都有各自不同的演变规律。辨疾病可以纵向认识疾病发生和发展过程,借助疾病研究进展以及中药药理学研究进展,有针对性地选方、选药。

3. 辨证　辨证即分析、辨认病的证候,辨证过程就是对所收集的病情资料加以综合分析、归纳总结出病的证候的过程。辨证论治是中医的精华,辨体、辨病、辨证相结合的辨证模式,因其重视体质,最能体现"治病求本"的精神,因其注重疾病的发病病机,用药针对性强,最能突出中医治病个体化治疗的优势。

 第八节　为啥民间有"冬令进补,春天打虎"的谚语

"冬令进补,春天打虎"的寓意:在冬天进补(服滋补膏方等),可以强壮身体,到了来年春天,精神抖擞,步行矫捷,思维灵敏。

这句谚语和"春生、夏长、秋收、冬藏"的自然界规律相适应。秋天,"阳气"开始由上升转入下降,至冬天收藏起来好好"养藏";来年春天,"阳气"经过"养藏"后又重新释放,在夏天进一步生长。

1. 冬天需要增加能量　因为经过炎热的夏天,人体耗损大,且进食较少,体质有所减弱;秋天之后,天气快速转凉,冬天的寒冷气候又促使人体甲状腺素、肾上腺素等分泌增加,加速蛋白质、脂肪、糖类(碳水化合物)的分解,以增强机体的御寒能力,因而冬天需要营养以增加能量。

2. 冬天易于吸收和储存营养　冬季外界渐冷,人体为适应气候作出相应调整,消化腺、消化酶分泌增多,消化功能增强,食欲旺盛,生理功能的旺盛有利于营养物质的吸收和利用,可以更多地转化为自身物质;同时,人体在冬季新陈代谢减慢,此时适当补养,可调解和改善人体各器官的生理功能,增强抵抗力,达到防病治病、补虚强身的作用。

当然,"冬令进补,春天打虎"并不意味着只有冬季才可以服

沪上中医名家养生保健指南丛书

用膏方。"春夏养阳,秋冬养阴",只要用药与四时相应,结合季节、气候的易发病症,以及患者的体质、疾病,辨证论治,随证而变,也可以用膏方的形式防治疾病。

第三章
膏方的应用范围

 第一节 膏方的适宜人群

膏方的适宜人群相当广泛。一般而言,凡患有一种或多种慢性疾病须长期服药者,或有反复发作性疾病者,或体质虚弱者,均可服用膏方治疗。主要包括以下人群。

一、慢性疾病患者

对于慢性疾病的治疗,早在《内经》即有"长期治疗,益养益和"的观点。如《素问·五常致大论》篇曰:"经络以通,血气以从,复其不足,与众齐同,养之和之,静以待时,谨守其气,无使倾移……",说明慢性疾病需要长期治疗的重要性。

慢性疾病长期反复发作,导致患者机体阴阳失衡,脏腑功能失调,病情反复,容易复发,或病后经久不愈等。我们在临床实践中,常用汤剂治疗慢性疾病,如慢性支气管炎、支气管哮喘、慢性腹泻、慢性心功能不全等。中药汤剂虽然疗效明显,但煎煮繁琐,口感较差,加之需反复往返就诊,致使许多慢性病患者难以长期坚持。对于此类患者,在冬季来临,慢性病相对稳定之时,常常以患者主要疾病已获疗效的方剂为基础,针对患者病因与体质从本图治,兼顾各系统的其他症状,适当加入滋补之品,做成膏方予以调补。膏方剂型常以糖或蜂蜜调兑,既可缓急、解

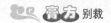

毒、润肺,又起到了一定的养胃护胃作用,弥补了汤剂等剂型不宜久服的弊端,并在此基础上合理配伍以使机体达到"阴平阳秘"的状态。因此,膏方不仅是滋补强壮的补益之品,更是治疗慢性疾病的最佳剂型。实践证明,膏方深受慢性疾病患者欢迎,许多患者通过汤剂与膏方的轮替治疗,取得了单用汤剂无法取得的疗效。

二、亚健康人群

现代社会生活节奏快、工作压力大、劳动强度高,而不良的生活习惯如烟酒、应酬、情绪紧张、睡眠不足等,造成人体的各项正常生理功能大幅度减退,未老先衰,出现头晕目眩、耳鸣眼花、腰痛腿软、神疲乏力、心悸失眠、记忆力降低等,工作、生活质量明显下降,但体格检查往往正常。此种状态称为"亚健康状态",亚健康者多为先天禀赋不足,后天失养,积劳内伤而致气血衰少,若进一步发展必然是正不胜邪而致病。这就非常需要适时进行整体调理,有针对性地服用膏方以增强体魄。可归纳概括为"未病先防,调摄养生""欲病救萌,防微杜渐"。

较长时期以来,"治未病"的医学思想逐渐被淡化。随着现代社会亚健康人群日益增多及老龄化社会的到来,国家人口与健康科技发展战略确定了战略前移的方针:即从疾病为主导向健康为主导转变,重预防、重保健,使人们逐步形成维护和促进健康、不得病或少得病的意识和观念。中医早在《黄帝内经》中就提出了"治未病"的主张,强调未病先防。清代叶天士亦提出:"务必先安未受邪之地。"膏方在治疗实践中具有未病先防,注重养生的思想,贴近生活,贴近民众对身体状况的自我感知,贴近人们对健康长寿的企盼,对增强人民群众健康意识,提高健康素养,实现卫生工作战略前移、重在预防的方针与"治未病"的主导思想一脉相承。膏方针对亚健康状态以补益为主,纠偏祛病,调节阴阳平衡,使机体恢复到最佳状态。如气虚者可选择人参、黄

沪上中医名家养生保健指南丛书

芪、白术等补气药制成膏方,血虚者可选用当归、熟地黄、阿胶等补血药制成膏方。

三、中老年人

从生物学上讲,衰老是生物随着时间的推移,自发的必然过程,它是复杂的自然现象,表现为结构和功能衰退,适应性和抵抗力减退。在生理学上,把衰老看作是从受精卵开始一直进行到老年的个体发育史。从病理学上,衰老是应激和劳损,损伤和感染,免疫反应衰退,营养不足,代谢障碍以及疏忽和滥用积累的结果。

衰老属于中医学"虚劳"的范畴。禀赋薄弱、劳倦过度、饮食损伤、久病失治等多种原因均会导致衰老,其共同点是久虚不复而成劳,五脏功能衰退,气、血、阴、阳亏损是衰老的基本病机。中医所谓"人过四十,阴气自半"。中年以后,气血渐衰,脏腑功能活动逐步减退,如果不加注意,就容易出现体虚或未老先衰的各种病症,如头发早白、头晕眼花、齿摇耳鸣、腰膝酸软、神疲乏力、心悸失眠、记忆衰退等衰老现象。这些症状均可通过膏滋方补益脏腑气血,维持人体阴阳平衡来治疗,可起到强身抗老、延年益寿的作用。中年早衰或年老体弱者均为膏方适应证,辨证应以气、血、阴、阳为纲,五脏虚证为目。由于气血同源,阴阳互根,五脏相关,故应同时注意气血阴阳相兼为病及五脏之间的相互影响。"虚则补之",补益是治疗衰老的基本原则,应根据病理属性的不同,分别采用益气、养血、滋阴、温阳的治法,并结合五脏病位的不同而选方用药,以加强治疗的针对性。对于虚中夹实及兼感外邪者,治疗当补中有泻、补泻兼施,防止因邪恋而进一步耗伤正气。做好调摄护理,对衰老的康复具有重要意义。

四、特殊人群

如处于大病、手术或大创伤后康复期的人群、部分肿瘤患者,以及基于中医体质辨识的体质偏弱人群等。有种观点认为儿童不宜服用膏方,其实体弱多病儿童亦属于膏方的特殊适宜人群。

五、女性

由于生育、月经等生理因素,女性更易出现气血亏损、脾胃虚弱、元气不足及衰老。由于聚血养胎,孕妇在妊娠期间会出现气血相对不足的现象,如果不能保证营养物质的需求,会使不足的情况更加明显,如出现小腿抽筋等。有些妇女在妊娠早期反应较重,影响进食以及气血的化生。这时,进行及时的调补不仅是孕妇本身的需要,也是胎儿健康生长的需要,还可以为分娩做些储备。产后气虚血虚,更年期妇女因肝肾精血亏损、五脏功能失调、阴阳失衡,更有膏方调补的需要。现代女性追求容貌的美丽和年轻,故进补膏方也是保健养颜的方法之一。

当然,膏方虽好,并非人人皆适宜服用。身体健康的未成年人,脾胃衰弱虚不受补者,肝炎、结核等传染病活动期患者,各类疾病急性发作期等均不宜服用膏方。

第二节　哪些疾病适宜膏方调理

膏方适合于人体各系统的许多慢性疾病,如慢性支气管炎、支气管哮喘、慢性腹泻、慢性心功能不全等。即适合长期反复发作,导致患者机体阴阳失衡,脏腑功能失调,病情反复,容易复发,或病后经久不愈等情况的慢性疾病。主要包括以下疾病。

1. 呼吸系统　慢性支气管炎、慢性阻塞性肺疾病、肺源性心脏病、支气管哮喘、支气管扩张症、慢性咳嗽、反复感冒、间质性肺病等。

2. 循环系统　冠心病、陈旧性心肌梗死、心肌炎后遗症、心律失常、心力衰竭、高血压病等。

3. **血液系统** 缺铁性贫血、再生障碍性贫血、血小板减少性紫癜、过敏性紫癜、白细胞减少症、白血病等。

4. **消化系统** 胃食管反流病、胃肠动力障碍性疾病(功能性消化不良、习惯性便秘、慢性腹泻等)、慢性胃炎、消化性溃疡、慢性肠炎、脂肪肝、病毒性肝炎、肝硬化、慢性胰腺炎、慢性腹痛、慢性胆囊炎、胃癌前病变等。

5. **神经系统** 脑卒中后遗症、痴呆(神经变性)、帕金森病、癫痫、偏头痛、重症肌无力、运动神经元病、进行性肌营养不良、睡眠障碍、脑萎缩、面瘫后遗症等。

6. **泌尿生殖系统** 慢性肾炎(蛋白尿、血尿)、肾病综合征、慢性肾功能不全、慢性尿路感染、慢性前列腺炎、肾虚腰痛、慢性肾盂肾炎、肾结石、肾下垂、无症状性血尿、乳糜尿、男性不育症、阳痿等。

7. **内分泌与代谢疾病** 糖尿病、糖尿病肾病、肥胖、高脂血症、痛风(高尿酸血症)等、甲状腺功能亢进症、甲状腺功能减退症、甲状腺炎、尿崩症、肥胖症、皮质醇增多或减少等。

8. **风湿性疾病** 类风湿关节炎、强直性脊柱炎、干燥综合征、系统性红斑狼疮、风湿性关节炎、多发性肌炎皮肌炎、硬皮病、雷诺综合征、白塞综合征等。

9. **伤骨科疾病** 骨质增生、骨质疏松、颈椎病、腰椎间盘突出症、肩周炎、骨关节炎、股骨头无菌性坏死等。

10. **妇科疾病** 月经病、更年期综合征、痛经、不孕症、习惯性流产、产后病、子宫肌瘤、子宫下垂等。

11. **儿科疾病** 食欲不振、久泻、遗尿、哮喘、多动症、反复呼吸道感染、厌食、儿童性早熟等。

12. **皮肤科** 痤疮、白癜风、慢性湿疹、血管炎、黄褐斑、银屑病、冻疮等。

13. **五官科** 梅尼埃综合征、慢性咽炎、失音、过敏性鼻炎、耳鸣等。

沪上中医名家养生保健指南丛书

14. **眼科** 青光眼、老年性白内障、老年性视力减退、视神经萎缩等。

15. **其他** 口疮、口臭、虚汗、体虚低热、早衰等。

此外,良性肿瘤(包括一些良性增生性疾病),如子宫肌瘤、垂体瘤、甲状腺结节、乳房小叶增生等;恶性肿瘤在一定阶段,如手术前后,放疗、化疗之后,可以在进补的同时兼顾治疗所患疾病,对疾病的治疗和康复有益。

第三节 糖尿病、高血脂等患者能否服用膏方

糖尿病与高脂血症皆属于代谢性疾病。糖尿病分为两型,绝大多数为 2 型糖尿病,与胰岛素抵抗及分泌不足有关,属于机体代谢障碍。其中医病机有脾运失司、气虚湿阻、血行瘀滞等。代谢性疾病的中医治疗主要以健脾为核心,配合化湿、活血等方法。中医学认识的脾包括现代医学解剖学上的脾和胰,脾的运化功能与现代医学胰的分泌功能有密切关系,其中包括糖、脂代谢在内,这为从脾论治提供了病理生理学的支持。因此,糖尿病与高脂血症完全可以膏方调理。在辨证施治的过程中,要重视斡旋脾胃、调和气血,使脾胃的运化功能正常,气血充盈调和,全身机体功能正常,达到四季脾旺不受邪的常态以及治病求本的目的。现代中药药理研究表明,有很多中草药都具有不同程度的降糖作用。

糖尿病与高脂血症的膏方尚需控制总能量和脂肪的含量(尤其是超重或肥胖者)。一般而言,每剂膏方的胶类辅料(以蛋白质为主要成分)以 400 克计,每剂膏方服用 45 天,其增加的能量仅占每日正常所需能量的 3% 左右,因此无需过分担忧膏方对糖尿病与高脂血症增加的能量。但仍应限制动物性药物以及芝麻、胡桃等食物的使用,以减少脂肪用量;并以木糖醇代糖类

以矫味。膏方辅料可选用甜菊糖、木糖醇、阿巴斯甜、甜蜜素等，一般慎用冰糖与白糖，以免引起血糖、血脂升高。高脂血症患者常伴有糖尿病或心血管病，亦慎用冰糖与白糖，首选木糖醇。血糖正常者可选蜂蜜，蜂蜜不仅有调味作用，同时也有滋润、补中、解毒与防腐作用。

第四节　肿瘤患者如何服用膏方

《诸病源候论·积聚候》曰："积聚者，由阴阳不和，脏腑虚弱，受之风邪，搏于脏腑之气所为也。"肿瘤是一类特殊的慢性疾病，分为良性肿瘤与恶性肿瘤，其治疗方法各异。良性肿瘤（包括一些良性增生性疾病）如子宫肌瘤、垂体瘤、甲状腺结节、乳房小叶增生皆适合膏方调理。恶性肿瘤是一种特殊的慢性消耗性疾病，容易复发和转移，应视具体情况，采用手术、放疗、化疗或中药治疗。膏方调理可作为一种辅助手段，但化疗、放疗期间一般不宜服用。因为膏方中的阿胶、龟甲胶等高脂厚味之品，可能加重消化道负担，尤其是消化道肿瘤患者，对膏方的应用要慎重。中药治疗肿瘤的特点是缓攻、补虚。早期以攻邪为主，中期则攻补兼施，后期以扶正为主。而中医膏方遵循"阴阳贵乎平，治病必求本"的理论，从整体观念出发，辨证论治，通过扶正和祛邪两方面治疗肿瘤。

肿瘤是整体属虚、局部属实的全身疾病的局部反应，故肿瘤的根本病机是正虚邪实。脏腑失调、精气亏虚、气滞血瘀、痰浊凝聚、毒邪内蕴是肿瘤发生、发展过程中最常见的病理机制。膏方治疗肿瘤应遵循个体化、辨证与辨病相结合、整体治疗与分期论治相结合、中医思维与西医思维相结合的基本原则，重在"调平"，即要着重纠正机体失衡状态，建立新的动态平衡。要建立这种新的平衡，治疗中应注意"调理气机""补益气血""平衡阴阳""健脾补肾"。阿胶、龟甲胶等也有可能会壅遏脾胃之气。因

沪上中医名家养生保健指南丛书

此,在应用膏方治疗肿瘤时,应注重健脾和胃或芳香醒脾药物的应用。

正气虚弱是恶性肿瘤形成和发展的根本条件,手术可损伤患者的正气,使机体的防御、修复功能减弱。所以手术后的肿瘤患者,须把握时机,鼓舞正气,投以补虚药。手术期由于麻醉、机体与心理创伤等因素可导致气机郁结,且手术创伤也会导致气血亏虚。因此手术前后可采用益气养血,辅以行气解郁之膏方,以促进患者术后体力恢复,为后续治疗奠定基础。

 ## 第五节　孕妇和产妇服用膏方的注意事项

膏方作为补剂的常用剂型,同样可以在妇女妊娠期间发挥作用,因此孕妇是可以服用膏方的。但孕妇的恶阻现象大多由脾胃虚弱、胃气不和或肝血不足所致,早孕有呕吐反应时一般不宜服用膏方。孕妇在产前可以根据体质与症候辨证施治:妊娠期间有胎动不安者,可用有益气养血、固肾安胎作用的中药制膏服用;孕妇出现小腿抽筋等现象,可以用养血柔筋的白芍、熟地黄、枸杞子、木瓜、当归、炙甘草等做成膏方服用。有人担心孕妇进补会使生育困难,这是没有道理的。值得一提的是,孕妇服用膏方,应在医师的指导下进行,从少量开始,不宜过多及过分滋腻,否则会影响脾胃功能;还应注意避免处以某些具有滑胎、堕胎性质的药味,以免造成流产。

产妇分娩时失血过多、用力、疼痛、创伤,都会导致气、血、津液的耗损和虚弱。虚弱会带来一系列的不适症状,如眩晕、出汗、便秘、小便不利等等。此外,分娩时胞宫的脉络被损伤,导致脉络瘀阻不通,旧血停留,经气郁滞,从而出现腹痛、小腹硬满、恶露不尽等瘀血停滞的症状。由于气虚血弱而致身体对环境的适应能力下降,产后经常怕冷怕风,容易患感冒,关节冷痛。一般在产妇断乳后,可用膏方调理。当归、益母草皆为温和的补血活血药。温热药物如附子、干姜等可酌情选用但不能太过,因为辛辣温燥药物可助内热,而出现口舌生疮、大便秘结或痔疮等症状。慎用寒凉泻下的药物及滋腻的补药,以免影响新妈妈的脾胃功能。

 ## 第六节 小儿是否适宜服用膏方

不少人认为,成年人尤其是老年人才适宜服用膏方,小儿纯阳之体,生机蓬勃,无须进补。殊不知小儿肺常不足,肺的发育不完善,生理功能不健全,加之寒温不能自调,易患感冒、咳嗽、哮喘、反复呼吸道感染等肺系疾病。脾为后天之本,气血生化之源,小儿脾常不足,运化能力弱,加之饮食不知自调,易发生呕吐、泄泻、食积、厌食、疳证等脾系疾病。肾为后天之本,小儿生长发育、骨骼、脑髓、发、耳、齿等的形体与功能均与肾有着密切的关系,小儿肾常虚,未充之肾精常与其迅速生长发育的需求显得不相适应,易患五迟、五软、遗尿、尿频、水肿等肾系疾病。膏方通过益肺、健脾、补肾等方法,对于上述慢性或反复发作性疾病以及其他病证后体质虚弱的患儿有较好的疗效。

第四章
膏方服用中的注意事项

 ## 第一节　膏方服用的季节

俗话说："三九补一冬，来年无病痛"，可见人们对于冬季进补还是极为看重的，而各种进补的方式中，很多人都会选择以膏方进补为主。原则上膏方一年四季皆可服用，但以秋冬季服用最多，如《黄帝内经》云"冬不藏精，春必病瘟"之说，因冬季后万物收藏，阳气内敛，冬三月为封藏之季节，更适合养藏，起到补养正气充填阴精的效果，而且冬季气候寒冷，更加有利于膏方的保存。冬令膏方一般是从冬至（阳历 12 月 21 日）开始服用，一料膏方一般能服大约 50 天，也就是冬至以后的头九开始，六九结束，或服至立春前结束。如果一冬服二料膏方，服用时间可适当提前。另外，通过膏方滋补，养精蓄锐，达到改善体质、提高生活质量及工作学习效率的目的。

膏方春天原则上仍可以吃，但最好从冬至开始吃，在立春前吃完。因为春季人体脾气较弱，胃肠的消化能力较差，这个时候应当吃些比较清淡的食物。春季进补的原则是以平补为主，忌大热大腻的滋补品。同时，春天对补药的损耗比较多，效果不如冬天，部分患者立春后继续吃冬天的开的膏方则容易出现流鼻血、便秘等不适症状。一般建议冬天没有吃完的膏方，可冷藏保存，这样可在当年冬天接着吃。

第二节 膏方的服用方法

1. 膏方服用的具体方法

(1) 冲服:即取适量膏方,放在杯中,将白开水冲入,搅匀溶化后服下,一般是每次取一匙(10～20克)。

(2) 调服:即把胶质黏稠难化的膏方加黄酒或汤药或水,用碗、杯隔水炖热,调匀后服下。

(3) 噙化:又称含化,即将膏方含在口中,待其溶化后再慢慢下咽,以发挥药效。临床膏方调治慢性咽喉炎多是采用此方法。

2. 膏方服用的具体时间 空腹服、饭前服、饭后服、睡前服等。

滋腻类和补益类膏滋应该空腹服;一般的膏滋可以在饭前食用,如果患者脾胃功能较弱,也可以放在饭后服用,每日服用2次即可;胃肠道疾病药宜在饭前1小时左右服;心、肺等疾病药物一般在饭后半小时;养心安神的膏方宜睡前服。

3. 膏方服用的具体剂量 一般每日2次,每次服1匙(10～20克)。

膏方服用的具体剂量是根据服用膏方者的具体情况和所服膏方性质决定的,一般是早晚各1次,每次约15克,或冲服,或含服,或调服。初次服用者可采取循序渐进的方法,一开始用量减半,服用几天后,身体感觉良好,再逐步恢复到正常剂量。如果是病情较重、体质较强的人,剂量可稍大些;病情轻微的或老年人、妇女、小孩等用量稍小些;有滋补作用、药性较平和的药物,用量可大些。

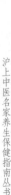

第三节 膏方服用有何禁忌

膏方服用过程中不宜食用生萝卜,因为萝卜有消食导滞的功效,而含有人参、黄芪的膏方有补气作用,吃萝卜会降低膏方疗效。如果膏方中含有首乌,不宜食用含铁剂的食物或药物。服膏方期间还应忌烟酒,少吃油腻食物及海鲜等。另外,膏方不能与牛奶同服,因为牛奶中的钙、磷容易与膏方中的有机物质发生化学反应,生成难溶的化合物,致使牛奶和膏方的有效成分均受到破坏,甚至产生刺激和过敏反应。阳虚便溏者应忌生冷食物;阴虚便秘者应忌辛辣刺激性食物;服用膏方切勿与浓茶、咖啡同饮。

因为膏方总体偏补,而生冷、辛辣、油腻、海鲜等不易消化食物多有刺激性,甚至有过敏反应。生冷食物与膏方性味相冲,多不能食用;油腻和辛辣食物会刺激胃肠道,从而影响膏方的吸收。

按照服药者的体质应忌口,具体如下。

1. 阴虚体质

(1) 忌食辛热食品,如狗肉、牛肉;姜、蒜、葱;甜食。否则,轻则口干咽燥严重,大便燥结;重则可见出血症状。

(2) 忌食海鲜一类的发物,如黄鱼、带鱼等。

2. 阳虚体质

(1) 忌滥用温补肾阳之品。服鹿鞭、牛鞭、羊肉等,注意观察有无虚火,防助火动血,产生变症。

(2) 忌服用寒性食品,如柿子、黄瓜等。

(3) 忌用或过用厚味腻滞之品(防气血流行不畅)。

服用膏方期间如果出现感冒、腹泻、月经期间、咳嗽、慢性病急性发作等,应暂时停服用膏方,待到上述疾病治愈后或月经结束后再服。

第四节 膏方服用前是否需要"开路方"

膏方虽然可以达到补虚扶正、防病治病的目的,但不是人人都适合的。一些急性疾病患者,身有大病,食欲很差,如何能吸收膏方? 还有感冒咳嗽者,也需痊愈后再进补,否则会恋邪留寇,延缓疾病康复。另外,慢性疾病患者在病情发作时,比如肝炎活动期、血糖升高期,也不宜进补。因此,在进补前,最好先吃半个月的"开路方",也就是采用有针对性治疗作用的中药来调理身体。"开路方"主要针对三类人:①脾胃虚弱者,目的是改善消化功能,以便膏方吸收;②对一些体内有痰、湿、瘀等症状者,可通过"开路方"祛除,有利于综合调理;③对药物敏感者,先进行试探性调补,以观察其服药后的反应,便于开出合适的膏方。

第五节 膏方服用期间能否饮茶、喝咖啡

膏方大多数均可加强大脑皮质的兴奋作用,有显著的抗疲劳作用,而茶叶、咖啡、可乐等饮品所含有的咖啡因、茶碱等成分,也具有兴奋高级神经中枢的作用。若服膏滋药同时饮茶、咖啡、可乐等往往可使人过于兴奋,影响大脑休息,出现头痛、头胀、不能入睡的不良反应,不利于调养。同时,茶叶中含有大量鞣酸,遇到补膏中的蛋白质、生物碱或重金属盐等会起化学反应,生成不溶解的沉淀物,影响人体对营养物质及其他有效成分的吸收,降低疗效。

沪上中医名家养生保健指南丛书

第六节　服用膏方如何预防"上火"

冬季吃膏方上火怎么办？有一部分人吃了膏方后有上火的症状,这与当时的气候变化有关,也可能是膏方过度偏补了,这种情况多需要调整。针对服膏方上火的情况,可以有两种方法来解决：①可以减少服用次数,比如每日服 1 次的,改为每 2 日 1 次,或每周 2 次。②可吃一些清润的食物来调理,如多吃水果、蜂蜜水,煲清热下火的汤水来喝,如竹蔗茅根马蹄猪骨汤。但是上火严重,出现流鼻血、咽喉肿痛等情况,就要暂停服用膏方,最好复诊,在医师的指导下作一些调理。

 第七节　服用膏方能否不用溶化直接含服

膏滋方有一种服法叫噙化,亦称"含化"。即将膏滋含在口中,让药慢慢在口中溶化,发挥药效。如治疗慢性咽炎所用的青果膏等采用含服法。但是滋补性质膏方常用的方法是冲化服,取适量膏滋,放在杯中,将开水冲入搅匀,使之溶化后服下,或者隔水蒸烊服用。老人体虚者脾胃虚寒,加开水蒸烊后服用更适宜。

第八节　隔年的膏方能否继续服用

隔年的膏方一般不宜服用。一方面由于人体在一年中体质变化很大,原来制作的膏方不一定能继续适用于当前患者的身体状况；另一方面,膏方一般不用防腐剂,虽然保存在冰箱,但时间过长也会因存放的关系而不能确保膏方是否发生变质。因此,隔年的膏方不建议继续服用,需让医师根据患者当时的情况重新诊断,制订膏方。

第九节　膏方能否与家人同服

膏方不宜与家人共同服用。因为大多数膏方的制作是有针对性的,尤其是量体定制的膏方。无论哪种膏方,只可治疗一定的病症,而不能通治百病。体质每因年龄、性别、先天禀赋、后天调养等不同而各有差异,因此选方用药也因人而异。如老年人脏气衰退,气血运行迟缓,膏方中多加行气活血之品;妇女易于肝气郁滞,故宜辅以疏肝解郁之药;小儿为纯阳之体,不能过早服用补品,如果确实需要,多以甘淡之品调养,如四君子、六味地黄丸等;壮年之人气血尚盛,治疗时多需补泻兼施。除此以外,又有许多个体差异,均需根据具体情况,制订不同的治疗膏方。所以膏方是不能与家人"分享"的,即便患有同一种疾病。

第十节　膏方生"白花"
能否继续服用

膏方多在阴凉低温处储藏,放入冰箱冷藏保存最佳。膏滋存放不当很容易霉变,也就是我们肉眼所看到的膏方生"白花"。这种情况下如果"白花"不厉害,可以把上面的"白花"挖掉,把剩余部分重新入锅蒸沸后再服。如果霉变严重,则不能再继续服用。为防止膏方霉变,膏方要用专用汤匙,启封后及时放入冰箱存放。

沪上中医名家养生保健指南丛书

第十一节 膏方出现"反砂"现象能否服用

有些膏方在存放一段时间后,会有糖的结晶析出,这种现象俗称"反砂"。"反砂"现象并不是一种变质现象,经过适当的加工,这种现象可以纠正,仍然可以服用,所以大可不必将剩下的膏滋丢弃。造成"反砂"现象的原因主要是由于糖的配用量不当或者糖预处理加工不当。家庭自行加工时,可以将容器底部析出的糖分离出来,重新加适量水加热溶解后再与膏方混匀,并适当加热收膏;或直接将可加热容器置于蒸锅内,隔水加热,使膏方中析出的糖溶解,与膏方拌均匀即可。

第十二节 膏方服用期间出现哪些症状需要停服

膏方治疗过程中,如有任何不适,建议停用膏方观察,必要时就医。在服用膏方期间发生各种急性感染时,需要暂时停止服用。发生急性胃炎、肠炎等消化系统功能障碍,如腹痛、腹泻、腹胀纳呆时;发生感冒、发热、咳嗽、多痰或其他急性疾病;发生急性过敏反应,如皮疹、荨麻疹等,也应暂停服用。

第五章
膏方的制作

中医膏方是一种古老的传统剂型，是我国中药传统剂型之一。它既是药品，也是食品，因此它既具有药物的疗效功能，口味也容易为人所接受。膏方从其种类来说可分为成方膏方和中医临方膏方。①成方膏方，是指由药品生产企业按照规定的处方，批量生产加工制成的膏剂。这些膏方的组成比较简单，适用的人群范围较广泛，具有一定的通用性，使用者可结合自身的实际情况，在医师或药师的指导下合理选用。②中医临方膏方，又称为定制膏方，是指由中医师根据临床服用膏方的不同对象，进行详细询问、诊案，将望、闻、问、切四诊合参，辨证论治而开具的膏剂。这种膏方具有因人而异，随证处方的特点。

中医膏方工艺独特，制作讲究。在此，我们向读者介绍它的制作工艺。

 ## 第一节 中医膏方的制作加工

中医膏方的制作是采用传统的加工方法，对处方中的中药饮片、胶类、辅料等分别以不同的处理方法，如先煎、后下、包煎、研粉等，进行加工制作，具有即冲即饮的特点。

一、中药饮片的浸泡和煎煮

1. 中药饮片的浸泡 每料中药饮片都需完全浸没在清水

沪上中医名家养生保健指南丛书

中,水量为药品的8~10倍。各种煎煮方法,中药饮片所需浸泡的时间不同:对于用常规煎煮方法煎制的中药饮片,需要浸泡至少8小时;对于用加压煎煮方法煎制的中药饮片,需要浸泡至少12小时。

2. 中药饮片的煎煮　采用常规煎煮方法煎药的,中药饮片经浸泡后,一般需要煎煮2~3次。第1次煎煮需1.5小时以上,第2次、第3次煎煮都需1小时以上。每次煎煮的加水量约为药料的6倍。

采用加压煎煮方法煎药的,中药饮片经浸泡后,一般需要煎煮2次。第1次煎煮时间需大于1小时,第2次则需大于半小时。

无论采用哪种煎煮方式,每次煎煮之后,都应用压榨法取出药液,以免浪费。在取出药液后,应选用60目筛网进行过滤,并将药液合并后放置10小时左右。待冷却后,再取上清液,选用80目筛网进行过滤,备用。

二、浓缩

煎膏人员将之前煎煮、过滤好的药液放入铜锅(不锈钢锅)内浓缩,并用武火加热至沸腾,然后用文火不断地加热搅拌,让水分蒸发,并捞出上层的浮沫。在加工过程中,煎膏人员还需要注意掌握火候,防止药液沸腾溢出和粘底。如此文火搅拌,直至药液浓缩为稠膏,即得传统的清膏,此时为中医膏方的半成品。

三、收膏

按处方规定,煎膏人员在上述浓缩的清膏中依次趁热兑入事先处理好的辅料及胶类等备用液,适当地调节火候,并继续加热充分搅拌,以免粘底起焦。一些细料药粉以及其他经加工备用的辅料,比如核桃肉、芝麻、龙眼肉等在收膏行将结束时加入,边加热边搅拌,混合均匀,直至成膏。

成膏的判断,按传统经验,药汁在竹片(铲)上"挂旗"或滴水成珠,或观察膏体在加热时呈蜂窝状沸腾时,习称"翻云头",可作为成膏的判断。

四、装膏

在成膏之后,需趁热装入洁净干燥容器中(盛膏容器必须洁净、干燥),不加盖移入凉膏间。凉膏时间一般需要 12 小时以上,采用自然放凉,凉膏必须凉透后再加盖,以免水蒸气回流导致霉变。在凉膏完成后加盖移至成膏间,此工序也是制膏的关键。

第二节　中医膏方成品的质量要求

目前,中医膏方根据传统工艺制作,而且是一人一方,因此较难用统一的质量标准来进行规定。但可以根据《中国药典》附录煎膏剂(膏滋)项下的质量标准,对中医膏方进行相应检查,规范其制法,评判其质量。

1. 中医膏方质量的评判　应无焦臭异味,无糖结晶析出;应进行不溶物抽查,结果符合相应规定;应进行微生物限量抽查,不得检出大肠埃希菌等。

2. 中医膏方制作的管理　应根据药品生产质量管理规范或优良药房工作规范要求,逐步制定相应的管理制度和操作规范,实行全程质量控制;每料中医膏方都应有完整的加工操作记录,其中包括审方、配方、校对、加工操作流程中的人员签名,质量管理人员的签名,操作人员清场记录,质量信息反馈记录等。

中医膏方在我国具有悠久的历史。随着我国中医药事业不断发展,现代制药理论和技术的应用,中医膏方的制作技术也在日臻完善。虽然中医膏方秉承传统工艺,但就整个过程而言,无

论是操作流程、场地、设施设备、人员要求,还是各工段的质量控制以及各项规章制度,都严格执行药品生产质量管理规范,这与古代小作坊制膏有着巨大的差别。现代中医膏方制作更安全、卫生,质量有保障。

 ## 第三节 中医膏方的取用与保存

中医膏方必须妥善保管,应及时放入冰箱或阴凉干燥处,储存不当会发生霉变,不能食用。盛放膏方时最好使用传统的膏方容器——瓷罐。每次取用膏方要用洁净、干燥汤匙。最好准备一个小的容器,放上一周用量,吃完后再添加,既方便又卫生。

在没有冰箱储存条件时,为防止膏方使用中霉变,可用器皿隔水高温蒸透后冷却保存。需要特别注意的是,在冷却时一定要把盖打开,直至完全冷却后,方可盖好密封。

第六章
膏滋补品介绍

 第一节　常用补品的选择应用

　　滋补药品是膏方中不可缺少的重要组成部分,也是人们日常选用的滋补品,它们具有益气养血、补肾壮阳、滋阴填精、润燥生津、纳气定喘等不同的功效。医家根据患者的不同体质,结合临床证候,辨证选用。

　　1. 人参

　　异名:野山参、林下参、园参、生晒参、红参、高丽参、朝鲜参。

　　野山参:完全不受人工干预,在自然环境下生长的称野山参。人工撒播种子后,让其在自然环境中生长的称为林下参,习惯上也作野山参使用。

　　园参:人工栽培的称园参。园参直接干燥后使用称生晒参,加湿蒸煮后干燥的称红参。

　　高丽参:产于朝鲜半岛的人参称高丽参、朝鲜参。

　　五加科多年生草本植物人参的干燥根。主要产于吉林、辽宁、黑龙江等地。

　　【性味归经】甘、微苦,微温。归脾、肺、心经。

　　【功效主治】

　　功效:大补元气,复脉固脱,补益脾气,益肺定喘,生津止咳,安神益智。

沪上中医名家养生保健指南丛书

主治：大失血、大汗、大吐泻以及一切疾病导致的元气虚极欲脱之证。临床常用于倦怠乏力，食欲不振，呕吐泄泻，喘促短气，语声低微，动则喘促，自汗口渴，津伤消渴，失眠多梦，惊悸怔忡，健忘心悸，血虚头晕，体虚外感，妇人崩漏，久泄脱肛，肾虚阳痿，小儿慢惊，久虚不复，一切气血津液不足之症。

现代常用于心源性、失血性、感染性休克，冠心病，心绞痛，心律失常，心力衰竭，风湿性心脏病，肺源性心脏病，肺结核，糖尿病，高胆固醇血症，肿瘤，低蛋白血症，各种神经功能失调，贫血等多种疾病。

【现代研究】人参含 15 种以上人参皂苷、人参酸、胡萝卜甾醇、多种糖类及有机酸、胆碱、维生素等多种成分。能兴奋中枢神经系统，减少疲劳；兴奋垂体-肾上腺系统，增强机体的抗病能力，提高机体对低温、高温的耐受力；有促进性腺激素样作用，促进男女性腺功能；加强心肌收缩力，有类似强心苷作用；降低血糖，调节胆固醇代谢，抑制高胆固醇血症；改善消化吸收功能，促进食欲；有抗利尿及抗过敏作用；刺激造血功能，增强机体免疫力，促进免疫球蛋白生成及白细胞生成，增强网状内皮系统功能；保护肝脏。

【用法用量】煎服，每日 3～10 克。急救虚脱：15～30 克，研末吞服 1～2 克。野山参一般每日 1～3 克。

人参宜炖服，将人参切成 2 毫米药片，放入瓷碗内，加满水，密封碗口，放置于锅内蒸炖 4～5 小时即可服用。也可以 2～3 片含于口中细嚼。此外，煎汤服用或入膏剂、磨粉吞服、开水冲泡及白酒浸泡等均可选用。

【使用注意】本品补气作用较强，不宜用于实证，如外感初起、里热炽盛、肝阳上亢、湿阻、食滞、便结、阴虚火盛等均不宜使用。

本品反藜芦，畏五灵脂，恶皂荚、黑豆，故不能与上药同用，莱菔子也不宜同用。服用人参期间，不宜同时食用萝卜、茶叶等

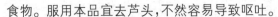

食物。服用本品宜去芦头,不然容易导致呕吐。

野山参、林下参、生晒参性微温,适用于气虚血亏或阴阳两虚的患者。

朝鲜参、红参性偏热,适用于气虚、阳虚、年高体衰者。

2. 西洋参

异名:西洋人参、洋参、西参、花旗参。

五加科植物西洋参的干燥根。栽培。主产于美国及加拿大,我国引种主要地区有黑龙江、吉林、辽宁等地。

【性味归经】 苦、微甘、寒。归心、肺、胃、肾经。

【功效主治】

功效:补气养阴,降火生津。

主治:阴虚火旺、气阴两虚、津液不足、咽干舌燥、口渴心烦、汗出虚热、体倦少气、咳嗽气喘、咯痰带血、失血劳伤、肠热便血等症。

现代常用于久病体虚,冠心病,病毒性心肌炎,慢性支气管炎,肺结核,糖尿病,萎缩性胃炎,贫血,慢性肝炎,慢性肾炎,肿瘤术后、化放疗后等气阴两虚疾病。

【现代研究】 本品含多种人参皂苷、挥发油、树脂、人参多糖、多种氨基酸和多肽等。动物实验有镇静作用,能改善中枢神经功能,抗疲劳,增强耐缺氧能力,增强学习和记忆能力,改善神经衰弱;增强人体免疫功能;改善心肌缺血,预防和改善心脑血管疾病;调节胰岛素分泌,促进糖代谢和脂代谢;有升高白细胞和抗衰老、抗疲劳、抗缺氧、抗癌作用;降低高脂血症。

【用法用量】 本品煎服或炖服每日3～6克,研末吞服每日1克,也可切片含服。

【使用注意】 本品性寒凉,中阳衰微、脾胃有寒湿者忌用。服用本品不宜与藜芦同用。

3. 参三七

异名:山漆、田漆、金不换、血参、田三七、田七。

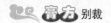

五加科植物三七的干燥根。栽培。主要产于云南、广西等地。

【性味归经】 甘、微苦,温。入肝、胃、大肠经。

【功效主治】

功效:化瘀止血,消肿定痛。

主治:人体各部位出血、吐血、衄血、咳血、便血、尿血、崩漏下血、产后血晕、恶露不下、外伤出血、跌打损伤、瘀血青肿疼痛、心腹疼痛、痛经、痈肿疮疡、肿痛等症。

现代常用于冠心病、心绞痛、高脂血症、上消化道出血、肺结核或肺脓肿咯血、颅脑外伤、血尿、眼出血、血小板减少性紫癜、重症肝炎、慢性肝炎、小儿急性肾炎、脑血管意外、半身不遂、脑动脉硬化等多种疾病。为临床补气活血,化瘀通络之良药。中医学认为气血相关,气行则血行,气虚则瘀停。众多补气之药多有滞气停瘀之弊,唯三七有益气化瘀双赢之功力。

【现代研究】 参三七对心肌缺血-再灌注有很好的保护作用,有抗心律失常,降低血黏度,预防血栓形成,扩张血管,降低血压作用;可改善脑缺血引起的脑能量耗竭,有明显脑保护作用;对中枢神经有镇静、镇痛作用,能增强记忆力,提高学习能力;有抗肿瘤、抗氧化、抗衰老作用。

【用法用量】 煎服每日 3～6 克;研末吞服每日 1～3 克,或泡酒适量服用。外用适量,磨汁涂或研末调敷。因本品价格昂贵,多数研粉吞服。

【使用注意】 本品止血化瘀,止痛,不论外用内服均有良好疗效,治出血尤以瘀滞者为宜,有"止血不留瘀"特点,为伤外科常用药物,著名成药"云南白药"中即有本品。但本品有碍胎元,孕妇忌服。

4. 冬虫夏草

异名:冬虫草、虫草、夏草冬虫。

麦角菌科真菌冬虫夏草菌寄生在蝙蝠蛾科昆虫幼虫上的子

座及幼虫尸体的复合体。野生。主要产于甘肃、青海、西藏、四川及云南等地,以青海、西藏的产品质量较好。

【性味归经】 甘,温。归肺、肾经。

【功效主治】

功效:补肺益肾,止血化痰,固表强身。

主治:肺虚咳嗽、痨嗽痰血、自汗盗汗、阳痿遗精、腰膝酸软、病后体虚、老人畏寒、贫血虚弱等症。

现代常用于肺结核、慢性支气管炎、肺气肿、哮喘、肿瘤、病后体虚、肾虚阳痿、不孕不育、慢性肾衰竭、高血压病、冠心病、高脂血症、病毒性心肌炎、心律失常等疾病。

【现代研究】 本品含粗蛋白、脂肪、虫草酸、多种维生素、烟酸及多种氨基酸。具有镇静、催眠、抗惊厥、抗炎、祛痰和雄性激素样作用;对支气管平滑肌有明显扩张作用。虫草中特有活性物质虫草素、虫草酸、虫草多糖和超氧化物歧化酶对人体具有多种保健作用,在抑制肿瘤生长的同时减轻化疗中的不良反应,延长晚期恶性肿瘤患者生命。有提高机体免疫功能、消除自由基、防衰老等保健作用。虫草也可以表现为免疫抑制作用,能够在器官移植术后有效抑制排斥反应及抗感染。

【用法用量】 煎服常用剂量为1~3克,因其价格昂贵,长服可每日2~4根;研末吞服或入丸、散,每日1~2克;或可与鸡、鸭、鸽、猪肉炖汤服用,也可单纯炖服。鲜品虫草应先剥去虫体带有泥土的菌膜,然后参照干品虫草服用方法即可。

【使用注意】 凡外感发热或消化不良者宜慎用,阴虚劳热、相火偏旺者亦当慎用。因本品货源紧缺,近年价格暴涨,市场上伪品以假冒真者不乏有之。选购虫草当以身干,条粗,虫体色黄,丰满肥壮,背部有环纹20~30个,头部红棕色,腹面有足8对,断面类白色,子座短,气香者为佳。

5. 石斛

异名:金钗石斛、黄草、小黄草石斛、耳环石斛、鲜石斛、川石

沪上中医名家养生保健指南丛书

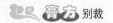

斛、金石斛、霍山石斛、黑节草。

为兰科多年生常绿草本植物金钗石斛及其多种同属植物的茎。野生和栽培均有。主要分布于四川、贵州、云南、湖北、广西、台湾及长江流域各地。各种石斛的主产地不同。

【性味归经】甘,微寒。归胃、肺、肾经。

【功效主治】

功效:养胃生津,滋阴清热,明目强腰。

主治:适用于热病津伤、余热未清、虚热盗汗、失眠心悸、咽燥喑哑、口干烦渴、食少干呕、目暗昏花、翳障遮目、下肢痿软、步履乏力、消渴多饮、消瘦多食,能补五脏虚劳羸瘦,强阴,久服厚肠胃。

现代常用于慢性胃炎、糖尿病、白内障、肿瘤、夜盲症。

【现代研究】石斛含石斛碱、石斛胺、石斛次碱、石斛星碱、石斛因碱等生物碱及黏液质淀粉等,具有止痛退热作用,对呼吸和血压有一定的抑制作用,能促进胃液分泌,增强机体的免疫力,有抗肿瘤、抗疲劳、抗氧化、降血糖、降血压、清咽和抗衰老的作用,还能保护肝脏、止咳化痰、防辐射等。

【使用注意】本品恶凝水石、巴豆,畏僵蚕、雷丸,上述药品不宜同用。本品因性微寒,脾胃虚寒者、湿阻气滞者不宜使用。温热病不可过早使用以防滋补恋邪。

【用法用量】煎汤用量:干品为6～10克,入复方宜先煎,单用须久煎,也可熬膏或入丸、散用。鲜品15～30克,鲜品可嚼食,也可以榨汁、煎煮、入膳、浸酒等方式服用。

6. 燕窝

异名:白燕、燕窝菜。

为雨燕科动物金丝燕及多种同属燕类用唾液或唾液与绒羽等混合凝结所筑成的巢窝,多见于热带沿海地区险峻的岩洞深暗处。主要产地为印度尼西亚、泰国、马来西亚、越南、缅甸、菲律宾及我国福建、海南等地。

【性味归经】甘,平。归肺、胃、肾经。

【功效主治】

功效:益肺润燥,补气养胃,补肾缩泉,为调理虚损之圣药。本品补而不燥,润而不滞。

主治:咳嗽痰喘、咯血、吐血、噎膈反胃、久痢久疟、小便频数。

现代常用于肺结核、慢性支气管炎、肺气肿、肺源性心脏病、肿瘤、支气管扩张、咳血、病毒性心肌炎、冠心病、更年期综合征、脑动脉硬化、久病体虚、老人小儿夜尿等疾病。

【现代研究】本品以蛋白质为主,含多种氨基酸、多糖、钙、磷、钾等营养成分,有特殊的生物活性蛋白分子、表皮生长因子等功效。能刺激细胞生长、繁殖、再生,组织修复和提高免疫功能;具有养颜、延缓脑组织衰老及消除氧自由基、抗辐射、防治动脉粥样硬化的作用;对绝经女性的骨质流失和皮肤老化具有改善作用;有强心、增加心肌收缩能力;能抗病毒,抑制血凝反应。

【用法用量】本品宜炖服或入膏剂,炖服宜每次3~6克,炖前应先清水浸发后,去毛清洗,放入炖盅隔水文火炖30~60分钟。空腹食用最易吸收。

【使用注意】本品虽属清补,但外感未罢者、湿浊痰滞者、肺胃虚寒者不宜使用。本品伪劣较多,须鉴别。

7. 西红花

异名:番红花、藏红花。

为鸢尾科植物番红花花柱的上部及柱头。主产于地中海及中亚。1979年从日本引进种植,在上海、浙江、江苏、山东等地试种成功。

【性味归经】甘,寒。归心、肝经。

【功效主治】

功效:活血祛瘀,散郁开结,凉血解毒。

主治:痛经闭经、月经不调、产后恶露不净、腹中包块疼痛、

跌打损伤、抑郁痞闷、惊悸发狂、麻疹透发不畅、温病发斑、热入血分等症。

现代常用于麻疹,或合并肺炎、冠心病、心绞痛、心肌梗死、脑血管意外、糖尿病血管病变、月经失调、痛经、闭经、跌打损伤、神经衰弱等疾病。

【现代研究】 本品含藏红花素、藏红花苦素、挥发油、维生素B₂等。能抗氧化,抑制肿瘤组织细胞的生长,降血脂,改善动脉粥样硬化,抗血小板聚集,预防血栓形成;有效抑制因心肌缺血引发的心肌梗死,能抗心律失常,提高出血性休克的存活率;能扩张肾毛细血管,增加肾脏血流量,保护肾脏;能抗炎镇痛;保护神经系统,保护神经元细胞免受损伤,改善阿尔茨海默病;减轻糖尿病大血管病变。

【用法用量】 本品以内服为主,煎服每次 0.3～0.5 克,也可冲泡,研末吞服或浸酒饮用。一般 3～6 克番红花放入 500 毫升酒中泡浸 1～2 日即可,每日宜少量适度饮服。

【使用注意】 本品活血动胎,故孕妇忌用。

临床常用红花,又名草红花、刺红花、红蓝花,与本品不同,其乃菊科一年生草本植物红花的筒状花冠,味辛,性温,归心、肝经,功能活血化瘀,祛瘀止痛。

8. 蛤蚧

异名:对蛤蚧、仙蟾、蚧蛇、大壁虎。

为壁虎科动物蛤蚧除去内脏的干燥体。野生和饲养。主要产地为广西、云南等地。国外多来自泰国、印度尼西亚、柬埔寨、越南等地。

【性味归经】 咸,平。归肺、肾经。

【功效主治】

功效:补肺气,益肾气,定喘嗽,益精血。

主治:肺肾气虚、咳嗽气喘、肺痿、咯血、骨蒸潮热、阳痿遗精、五更泄泻、小便频数等症。

现代临床常用于慢性支气管炎、支气管哮喘、肺结核、肺源性心脏病、肺气肿、神经衰弱、糖尿病、前列腺病、更年期综合征、月经失调、不孕、先兆流产、性功能减退、男性不育、阳痿、疝气、尿频淋沥等疾病。

【现代研究】本品含肌肽、胆碱、卡尼汀、鸟嘌呤及蛋白质、脂肪等成分。有雄性激素作用,能增加小鼠前列腺、精囊、提肛肌的重量;还有雌激素样作用,能改善大鼠卵巢功能,促进优势卵泡和黄体的发育,改善无排卵性宫血和无排卵性患者的卵巢功能。有增强免疫功能、抗肿瘤、抗炎、平喘、延缓衰老、抗应激等作用。

【用法用量】内服可煎汤入药,每日 3~6 克,或入丸、散、膏剂服用。

【使用注意】外感风寒咳嗽或痰热未清者忌用。

9. 海龙

异名:海蛇、海钻、水雁、杨枝鱼。

为海龙科动物刁海龙、拟海龙、尖海龙、蓝海龙、低海龙等多种海龙除去皮膜和内脏的干燥体。主产于广东、海南、福建、山东沿海。

【性味归经】甘、咸,温。归肝、肾经。

【功效主治】

功效:补肾壮阳,催生下胎,消肿散结。

主治:肾虚阳痿、遗精不育、肾虚喘促、妇女难产、胞衣不下、癥瘕积聚、瘰疬瘿瘤、痈肿疔疮、跌打损伤、老人体弱、精神疲惫者。

现代常用于性功能障碍、阳痿不举、慢性淋巴结炎、淋巴结结核、单纯性甲状腺结肿等疾病;对化疗后白细胞减少也有一定作用。

【现代研究】尖海龙含胆甾醇、胆甾烯及游离脂肪酸等,海龙的乙醇提取物能增加雄鼠的精子数和精子存活率,能提高性

功能;增加雌鼠的子宫重量,提高雌激素水平,兴奋子宫,加强收缩,提高频率;能明显增加小鼠胸腺重量,增加白细胞数,提高免疫功能;对子宫颈癌、肺鳞癌、直肠癌有一定抑制作用。

【用法用量】 内服煎服每日3～6克;外用研末磨粉,适量外敷;浸酒,30～50克加入500毫升酒中浸泡7～10日;或入丸、散、膏剂服用。

【使用注意】 本品性温,阴虚火旺忌用。孕妇忌用。

10. 海马

异名:大海马、水马、马头鱼、龙落子、虾姑。

为海龙科动物线纹海马、刺海马、大海马、三斑海马或小海马等多种海马除去内脏的干燥全体。主产于广东、福建、海南、浙江、台湾等沿海。养殖或野生。

【性味归经】 甘、咸,温。归肝、肾经。

【功效主治】

功效:补肾壮阳,调气活血,散结消肿。

主治:肾虚阳痿、遗精不育、遗尿、虚喘、宫寒不孕、癥瘕积聚、跌打损伤、痈疮肿痛,还可催生堕胎。

现代常用于男性不育、性功能障碍、慢性支气管炎、哮喘、女性不孕、骨折、前列腺疾病、遗尿、老人健忘、早衰、更年期综合征。

【现代研究】 本品含蛋白质、多种氨基酸及钙、镁、锌、铁等无机元素。有性激素样作用,促使雄鼠前列腺、精囊、肛提肌重量显著提高,增加精子数和精子存活率;延长雌鼠动情期,增加子宫及卵巢重量;对大鼠脑血栓形成有显著抑制作用,能增加耐缺氧能力,增强记忆和纠错能力;提高机体免疫功能和应激能力,抗衰老作用。

【用法用量】 内服煎服3～6克;或入丸、散、膏剂服用;外用研末磨粉,适量局部外敷;浸酒,30～50克加入500毫升酒中浸泡7～10日。

【使用注意】本品性温,孕妇及阴虚火旺者忌用。不育不孕及性功能障碍者、非肾虚阳衰者也应慎用。

11. 鹿茸

异名:斑龙珠、鹿虫、嫩鹿茸、黄毛茸、青毛茸。

为鹿科动物梅花鹿或马鹿的雄鹿未骨化密生茸毛的幼角,前者称为花鹿茸,后者称为马鹿茸。前者分布于东北、华北、华东、西北、西南;后者分布于西北、东北、华北、西南地区。养殖。

【性味归经】甘、咸,温。归肝、肾经。

【功效主治】

功效:补肾壮阳,益精血,强筋骨,止血固带,托疮毒。

主治:肾阳虚衰、阳痿滑精、宫冷不孕、虚劳羸瘦、神疲畏寒、头晕目眩、耳鸣耳聋、腰背酸痛、小儿五迟、女子崩漏带下及阴疽等症。

现代常用于性功能减退、小儿发育迟缓、再生障碍性贫血、血小板减少症、白细胞减少症、病后体衰、神经衰弱、月经失调、女子不孕、骨关节病变、冠心病等多种疾病。

【现代研究】本品含鹿茸精、硫酸软骨素 A、雌酮、多量骨胶原、蛋白质。鹿茸精中含多种氨基酸,是良好的强壮剂,能提高机体的工作能力,增强体质,减轻疲劳,强身健体,促进病后恢复;能改善睡眠,增强食欲,改善营养不良及蛋白质营养障碍,增强人体的能量代谢;增加红细胞、血红蛋白和网织红细胞,升高白细胞;增强机体的新陈代谢;能强心,恢复心脏疲劳,抗心律失常;促进骨折愈合,有性激素样作用,能促进排卵,提高人体免疫功能。

【用法用量】口服:研粉冲服 1～2 克,亦可浸酒服用,或入丸、散、膏剂服用。

【使用注意】本品辛温,纯阳之质,凡下元虚弱、真阳不足者宜用,但阴虚阳亢、内热炽盛、外邪未罢者不宜使用。服用不善往往发生吐血、衄血、尿血、目赤头晕、中风昏厥等症。

12. 鹿鞭

异名:鹿肾、鹿冲。

为鹿科动物梅花鹿、马鹿或其他鹿的干燥带睾丸的阴茎。主产于黑龙江、吉林、辽宁、河北、青海、甘肃、四川、云南等地。

【性味归经】 甘、咸,温。归肝、肾、膀胱经。

【功效主治】

功效:补肾壮阳,益精血,活血催乳。

主治:体虚劳损、腰膝酸软、肾虚阳痿、耳鸣耳聋、宫寒不孕、产后乳少等症。

现代常用于性功能障碍、老年体虚、不育不孕、产后乳少等疾病。

【现代研究】 本品含蛋白质、脂肪、甾体激素、维生素 C、维生素 A 及多种无机物质。具有性激素样作用。

【用法用量】 内服煎汤 6~9 克;研粉入丸散 1~2 克;亦可浸酒或入膏剂服用。

【使用注意】 阴虚火旺者忌用。

13. 黄狗肾

异名:狗鞭、狗精、牡狗阴茎。

为犬类动物狗雄性的外生殖器。

【性味归经】 咸,温。归肾经。

【功效主治】

功效:温肾壮阳,补精益髓。

主治:肾阳不足所致的阳痿遗精、阴囊湿冷、带下清稀、腰膝酸软等症。

现代常用于男性性功能减退、不育不孕、产后虚劳、形体羸弱等疾病。

【现代研究】 本品含雄性激素、蛋白质、脂肪等。能提高性功能,增强体质。

【用法用量】 煎服 3~9 克,或研末入丸散,每次 1~2 克,也可浸酒服用或入膏剂服用。

【使用注意】阴虚火旺者忌用,阳物(阴茎)易举者禁用。

14. 蛤蟆油

异名:蛤蟆、雪蛤、哈什蟆、田鸡油、虾蟆。

为蛙科动物中国林蛙雌蛙的干燥输卵管。野生。主产于黑龙江、吉林、辽宁、四川、内蒙古等地。

【性味归经】甘、咸,平。归肺、肾经。

【功效主治】

功效:补肾益精,润肺养阴。

主治:病后体虚、产妇及老人虚弱、肺痨咳嗽吐血、阴虚潮热盗汗、月经失调。

现代常用于肺结核、更年期综合征、月经失调、卵巢功能早衰、产后失调、慢性支气管炎、支气管哮喘、不孕不育、肝病、肿瘤放化疗后、脑动脉硬化、健忘早衰、神经衰弱。

【现代研究】本品含蛙醇、三磷酸腺苷、二磷酸腺苷、蛋白质、氨基酸,以及雌二醇、睾酮、孕酮等性激素。具有抵抗放射线照射伤害及提高免疫力,以及明显抗缺氧、耐高温、抗疲劳作用;有显著镇咳、祛痰、镇静、抗焦虑作用;改善学习记忆能力,提高脑组织细胞的供氧及利用氧能力;增强性功能,增强机体生殖器官抗氧化能力,延缓衰老;抗肿瘤,增加白细胞,调节体内激素、血脂平衡,保护肝脏;滋阴养颜,美白皮肤。

【用法用量】内服3~6克。清水浸泡1~2小时,待其胀发洗净,放入盛器内加水,隔水蒸或慢火煮,待其完全呈半透明胶质状后加冰糖少许,每日1次,空腹食用更佳。

【使用注意】本品滋腻,脾胃虚弱、纳少便溏者慎服。乳腺病、卵巢及子宫肌瘤等患者慎服。

15. 灵芝

异名:灵芝草、木灵芝、菌灵芝。

为多孔菌科植物紫芝或灵芝的干燥子实体。前者分布于华

沪上中医名家养生保健指南丛书

南及浙江、福建等地。后者分布于华东、西南、河北、山西等地。

【性味归经】甘、微苦,平。归心、脾、肺经。

【功效主治】

功效:滋补强壮,止咳平喘,养心安神,补益精气,舒利关节。

主治:虚劳体弱、头晕神疲、咳嗽气喘、心悸怔忡、失眠多梦、消化不良等症。

现代常用于老年慢性支气管炎、支气管哮喘、白细胞减少症、高脂血症、冠心病、心律失常、急性和慢性传染性肝炎、肿瘤、高血压、糖尿病、动脉血管硬化等疾病。

【现代研究】灵芝含有三萜类、甾类、肽类、多糖等多种生物碱和矿物质。对人体具有全方位的保健作用,能提高人体的白细胞水平,抑制癌细胞增长,有抗肿瘤、防癌作用;对各种原因引起的肝损伤有保护作用,改善肝功能;能清除自由基,抗氧化,延缓衰老,还能调节中枢神经系统,治疗神经衰弱;调整免疫功能,降血压,降血糖,降血脂和抗过敏作用;有显著的镇咳祛痰、平喘作用;扩张冠状动脉,改善心肌缺氧。

【用法用量】煎服每日6～10克,入丸、散1～3克,也可浸酒或入膏剂。

【使用注意】灵芝应选子实体深褐色,无异味,子实体朵型大,菌盖厚,质地致密,完整,有光泽者为佳。灵芝孢子的有效成分超过母体,相当于子实体的数倍,破壁孢子粉可用蜂蜜调匀后开水冲服。

16. 紫河车

异名:胞衣、胎衣、人胞。

为健康产妇的胎盘。

【性味归经】甘、咸,温。归肺、肝、肾经。

【功效主治】

功效:温补肾精,滋养气血,益肺定喘。

主治:阳痿遗精、头晕耳鸣、腰酸肢楚、月经失调、卵巢功能早衰、不孕不育、体虚乏力、面色萎黄、气急喘促、产后少乳等症。

现代常用于再生障碍性贫血、白细胞减少症、神经衰弱、肺结核、慢性支气管炎、支气管哮喘、性功能减退、卵巢功能早衰、不孕症、月经失调、慢性肝病、小儿发育不良、遗尿等疾病。

【现代研究】 本品含绒毛膜促性腺激素、雌激素、孕激素、乙酰氨基葡萄糖、甘露糖、多种氨基酸及多种抗体。能增强机体抵抗力，预防和控制病毒感染，对胃溃疡有一定防治作用；可促进身体性腺器官的发育，能提高性激素水平，改善卵巢功能，抗衰老。

【用法用量】 本品新鲜可洗净炖煮加酒去腥分次服用，也可焙干研末吞服，每日1～3克，或入丸、散、膏剂服用。

【使用注意】 本品性温峻补，非虚寒者不宜妄用，乳腺病、卵巢及子宫肌瘤等患者慎用。

第二节　胶类的选择应用

膏滋药顾名思义，其剂型为膏状，具备服药时间相对较长、容易保存的特点。中药煎剂虽有质地较稠、出膏较多的药物，但缺少胶类药物往往难以使药汁变稠、收膏成形。尤其动物类胶具有较强的滋补药力，能提升膏剂的滋补作用，因此胶类药物是膏方组方中不可缺失的重要组成内容。由于各种胶类性味不同，功效各有所长，临床当辨证使用。现就各自性味主治功效简单介绍如下。

1. 阿胶

异名：生阿胶、炒阿胶、陈阿胶、驴皮胶、阿胶珠。

为马科动物驴的皮去毛后熬制而成的胶块。主产于山东、浙江，以山东为最著名。

【性味归经】 甘、平。归肺、脾、肾经。

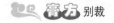

【功效主治】

功效:补血养血,滋阴润燥,止血安胎,息风止痉。

主治:血虚萎黄、眩晕心悸、肢痿无力、心烦失眠、虚风内动、肺燥咳嗽、劳嗽咯血、吐血尿血、便血、月经失调、崩漏、妊娠胎漏、虚劳失血、关节疼痛等症。

现代常用于血小板减少性紫癜、贫血症、再生障碍性贫血、白细胞减少症、先兆流产、上消化道出血、功能性子宫出血、神经衰弱、支气管扩张及肺结核咯血等疾病。

【现代研究】 本品为明胶蛋白,含有甘氨酸、脯氨酸、谷氨酸等几十种氨基酸及多种金属元素。有理想的补血作用,可升高红细胞和血红蛋白;有抗休克作用;有防治进行性肌营养障碍的作用;改善体内钙平衡,促进钙吸收。

【用法用量】 内服:黄酒或开水烊化,兑服或入汤剂溶化,每日3~9克,或入丸、散、膏剂服用,也可单独熬膏服用。

【使用注意】 因本品性质滋腻,有碍消化,凡脾胃虚弱、湿浊内阻、纳食不化、呕吐泄泻者忌用。

2. 龟甲胶

异名:龟版膏、龟胶、龟版胶。

为龟科动物乌龟的甲壳熬煮成的固体胶块。

【性味归经】 甘、咸,平。归肝、肾、心经。

【功效主治】

功效:滋阴填精,养血止血。

主治:肝肾不足、精血亏损所致骨蒸潮热、烦热惊悸、遗精盗汗、头晕眼花、心慌气短、面色萎黄、腰膝酸软、吐血衄血、崩漏带下、月经失调等症。

现代常用于内分泌功能障碍、性功能减退、重度贫血、肺结核、月经失调等疾病。

【现代研究】 本品含动物胶、角蛋白、钙、磷及多种氨基酸。有增加白细胞数量,提高网状内皮系统吞噬功能,提高机体免疫功能,有抗肿瘤的作用;能增强子宫的收缩力,兴奋子宫;对骨质疏松有一定作用。

【用法用量】内服,黄酒或开水烊化兑服或入汤剂溶化,每次3~9克,或入丸、散、膏剂服用。

【使用注意】脾胃虚弱、湿浊未清、纳食不化、腹满痞胀、便溏呕吐者忌用。

3. 鳖甲胶

为鳖科动物鳖的背甲熬煮成的固体胶块。

【性味归经】咸,微寒。归肺、肝、肾经。

【功效主治】

功效:滋阴退热,软坚散结,补血消瘀。

主治:阴虚潮热、虚劳咳血、久疟不愈、癥瘕积聚、痔核肿痛、血虚经闭。

现代常用于肺结核、淋巴结核、慢性肝病、肝脾大、消耗性疾病的发热、月经失调、崩漏下血、痔疾、更年期综合征等疾病。

【现代研究】本品含动物胶、角蛋白、碘、维生素D等。能抑制结缔组织增生,提高血浆白蛋白,促进造血功能,改善贫血,增加免疫功能;保护肾上腺皮质功能;并有一定镇静作用。

【用法用量】内服,黄酒或开水烊化兑服或入汤剂溶化每次3~9克,或入丸、散、膏剂服用。

【使用注意】本品性寒滋腻,脾胃虚弱、寒湿内滞、消化不良、纳少便溏者忌用。本品功能消瘀散结,孕妇慎用。

4. 鹿角胶

为鹿科动物梅花鹿或马鹿的角经熬制而成的胶块。主产于吉林、辽宁、黑龙江、北京、山东等地。

【性味归经】甘、咸,温。归肾、肝经。

【功效主治】

功效:温补肝肾,益精养血,安胎止血,强筋壮骨。

主治:肝肾精血不足、阳痿滑精、腰膝酸冷、头晕耳鸣、虚劳

沪上中医名家养生保健指南丛书

羸瘦、妇女宫寒不孕、胎动不安、崩漏带下、吐血、衄血、便血、尿血、阴疽肿痛疮疡等症。

现代常用于性功能减退、不孕不育、贫血、骨质疏松、月经失调、先兆流产等疾病。

【现代研究】本品含胶质、磷酸钙、碳酸钙、氮化物及多种氨基酸。对人体淋巴母细胞转化有促进作用,能促进周围血液中的红细胞、白细胞、血小板数量增加;对豚鼠进行性营养障碍症有显著的防治和治疗作用;能促进钙的吸收和潴留,增高血中钙含量;有消炎、消肿和抗过敏作用。

【用法用量】内服,开水或黄酒烊化每次 3～6 克,或入丸、散、膏剂。

【使用注意】凡阴虚阳亢及火热内蕴之出血、咳嗽、疮疡、疟痢者禁用。本品剂量宜从小量开始,缓慢增加,不可骤用大量,以防阳升风动或伤阴动血。

5. 黄明胶

异名:牛皮胶、广胶、明胶、海犀胶。

为牛科动物黄牛的皮所熬的胶。全国大部分地区均饲养,以南方水稻地区为多。

【性味归经】甘,平。归肺、大肠经。

【功效主治】

功效:滋阴润燥,养血止血,活血消肿,解毒。

主治:虚劳肺痿、燥热咳嗽、咯血吐衄、崩漏、尿血、便血、下痢、跌打损伤、痈疽疮疡、水火烫伤、胎动下血等症。

现代常用于各种出血症、体虚劳损、跌打损伤、痈疖、烧烫伤、功能性子宫出血、先兆流产等多种疾病。

【现代研究】本品含钙、氮、糖及多种氨基酸。有补血作用,能使血红蛋白明显增加;抗疲劳,增加机体的免疫功能;对大鼠胃黏膜有促进修复和保护作用。

【用法用量】内服,开水或黄酒烊化每次 3～9 克,或入丸、散、膏剂服用;外用,适量,烊化局部涂。

【使用注意】本品性腻味甘平,功效近似阿胶,也宜于虚热者。但脾胃湿阻、胃纳不佳者慎用。

6. 桑葚膏

为桑科植物桑的果穗桑葚子煎熬至膏状,兑炼蜜成膏。

【性味归经】甘、酸,寒。归肝、肾经。

【功效主治】

功效:滋补肝肾,聪耳明目,养血安神,生津止渴,润肠通便。

主治:肝肾不足、精血亏损、耳鸣目花、头晕失眠、腰酸膝软、遗精、便秘、少年发白、口干消渴等症。

现代常用于贫血、失眠、糖尿病、高脂血症、习惯性便秘、更年期综合征、月经失调、肿瘤化放疗后等多种疾病。

【现代研究】本品可提高机体免疫功能,有效拮抗氢化可的松的免疫抑制作用;可促进淋巴细胞的转化及 T 细胞成熟,预防因白细胞减少而引起的各种疾病;能促进造血细胞生长,提升红细胞和血红蛋白,改善小鼠的血虚状态;有抗衰老、抗氧化、降血糖、降血脂、抗肿瘤作用。

【用法用量】开水冲服 9~15 克,或入丸、散、膏剂服用。

【使用注意】本品性寒润肠,脾胃虚寒、便溏者慎用。

第三节 糖类的选择应用

膏滋药中常常使用饴糖、冰糖、蜂蜜、黄糖等各种糖类,既可增加滋补性及稠黏度,又可矫正药物的苦味,便于服用;而且在冬季温度较低的环境下便于保存,使膏滋不易变质。

各种糖由于功效品质稍有不同,医者在配方中根据不同病情体质,在膏方配制中分别选择合适的糖加入膏剂中。

1. 冰糖

为白砂糖煎炼而成的冰块状结晶。全国各地均产。

【性味归经】甘,平。归脾、肺经。

【功效主治】

功效:健脾和胃,补中益气,润肺止咳,清热化痰,祛烦消渴,养阴生津,止汗解毒。

主治:中气不足、肺热咳嗽、咯痰带血、阴虚久咳、口燥咽干、咽喉肿痛、小儿盗汗、风火牙痛等症。

现代常用于慢性咳嗽、低血糖、急性中毒等。

【现代研究】本品能补充体内水分和糖分,具有补充体液、供给能量、补充血糖、强心利尿、解毒等作用。

【用法用量】内服:煎汤,9～15克,含化、溶化饮,或入丸、膏剂。

【使用注意】糖尿病患者忌服。

2. 饴糖

异名:饧、胶饴。

以高粱、米、大麦、粟、玉米等淀粉质的粮食为原料,经发酵糖化制成的食品。全国各地均产。

【性味归经】甘,温。归脾、胃、肺经。

【功效主治】

功效:补中缓急,润肺止咳,生津润燥,解毒。

主治:劳倦伤脾、里急腹痛、肺燥咳嗽、吐血、口渴、咽痛、便秘等症。

现代常用于咳嗽、腹痛便秘、药物中毒、胃和十二指肠溃疡的辅助治疗。

【现代研究】本品主要含麦芽糖、蛋白质、脂肪、维生素 B_2、维生素 C、烟酸和铁等。

【用法用量】内服:煎汤,10～15克,含化、溶化饮,或入丸、膏剂。

【使用注意】脾胃湿热、中满呕哕者不宜。

3. 蜂蜜

异名：石蜜、石饴、蜂蜜、蜜糖、沙蜜。

为蜜蜂采集花蜜，经自然发酵而成的黄白色黏稠液体。

【性味归经】甘，平。归脾、胃、肺、大肠经。

【功效主治】

功效：调补脾胃，缓急止痛，润肺止咳，润肠通便，润肤生肌，解毒。

主治：脘腹虚痛、肺燥咳嗽、肠燥便秘、目赤口疮、溃疡不敛、风疹瘙痒、水火烫伤、手足皲裂。

现代常用于心脏病、高血压、肺病、眼病、肝脏病、痢疾、便秘、贫血、神经系统疾病、胃和十二指肠溃疡等的辅助治疗。外用还可以治疗烫伤、滋润皮肤和防治冻伤。

【现代研究】本品含有多种无机盐及维生素、铁、钙等多种有机酸和微量元素，还有果糖、葡萄糖、淀粉酶、氧化酶、还原酶等。能改进血液的成分，有扩张冠状动脉和营养心肌的作用，改善心肌功能，对血压有调节作用；能迅速弥补体力，消除疲惫，增强抵抗力；有保肝、抗菌消炎、促进组织再生作用；可使胃酸分泌正常，增强肠蠕动，显著缩短排便时间。

【用法用量】内服：溶化饮，10～15克，或入丸、膏剂。外用：适量，涂敷。

【使用注意】痰湿内蕴、中满痞胀及大便不实者禁服。未满周岁的婴儿不宜吃蜂蜜。

4. 红糖

是禾本科草本植物甘蔗的茎经压榨取汁炼制而成的赤色结晶体。全国各地均产。

【性味归经】甘，温。归肝、脾经。

【功效主治】

功效：润心肺，和中助脾，缓肝气，解酒毒，补血，破瘀。

主治：心腹痛胀，口干发热，感受风寒致恶寒咳嗽、咽喉肿

沪上中医名家养生保健指南丛书

疼,经行腹痛,产后恶露不下,酒毒。

现代常用于风寒感冒、腹痛、咳嗽、月经失调、痛经、产后、老人及大病初愈者等。

【现代研究】本品含有 95% 左右的蔗糖、苹果酸、核黄素、胡萝卜素、烟酸、维生素和微量元素。有抗衰老、促进造血功能、增加血液循环、化瘀生新之功效。

【用法用量】内服:溶化饮,15～25 克,或入丸、膏剂。

【使用注意】阴虚内热、消化不良者和糖尿病患者不宜食用。此外,在服药时,也不宜用红糖水送服。

5. **元贞糖**　是以麦芽糊精、阿斯巴甜、甜菊糖、罗汉果糖、甘草提取物等配料制成的食用糖。其特点如下。

(1) 高营养:不含糖精,添加天然甜味物质甜菊糖、罗汉果糖、甘草提取物等。

(2) 高甜度:甜度相当于蔗糖的 10 倍。

(3) 超低能量:能量仅为同等甜度蔗糖的 5%。

(4) 有益健康:可按个人喜好食用,对人体血糖值不产生升高影响。

(5) 适合人群:适合所有人群,对嗜糖又惧糖者、糖尿病患者是最佳选择。

6. **木糖醇**　是从白桦树、橡树、玉米芯、甘蔗渣等植物中提取出来的一种天然植物甜味剂,是一种具有营养价值的特殊甜味剂。常温下甜度与蔗糖相当,低温下甜度达到蔗糖的 1.2 倍。

【功效主治】甜味剂,保肝,防龋齿,减肥。

现代常用于糖尿病,肥胖患者以及口香糖、巧克力、硬糖及多种食品中。

【现代研究】本品是由碳、氢、氧元素组成的碳水化合物。木糖醇适宜用于糖尿病患者的甜味剂、营养补充剂和辅助治疗剂。

【用法用量】我国规定可用于糕点、饮料、糖果,以代替蔗糖,按生产需要适量使用。

【使用注意】木糖醇不易被胃酶分解而直接进入肠道,过量食用对胃肠有一定刺激,可能引起腹部不适、胀气、肠鸣;还会使血脂升高,因此糖尿病患者不宜过多食用木糖醇。

 第四节　市售膏方的成品介绍

成方膏方的特点是:经典方或传统方的膏方,由专门厂家生产,具有国家批准的药品生产批准文号,处方固定,疗效确切。批量生产加工制成的膏方,以中成药的销售方式在药房进行销售。这些膏方的组成内容一般比较简单,适用的人群范围比较广泛,具有一定的通用性。成方膏方,顾客可结合自身身体状况,选购服用。此类膏方在药房中常见的有益母草加工制成的益母草膏,桑葚制成的桑葚膏,枇杷叶制成的枇杷叶膏,人参、鹿茸制成的二仙膏,天门冬、麦门冬制成的二冬膏,还有更多药物组成制备的十全大补膏等。成方膏方可分为两大类。

一、补益类

1. 补气

（1）参鹿补膏

【处方】鸡血藤 160 克,女贞子 120 克,墨旱莲 80 克,仙鹤草 80 克,熟地黄 80 克,淫羊藿 60 克,狗脊(砂烫去毛)60 克,白术(麸炒)60 克,锁阳 40 克,党参 40 克,续断 40 克,玉竹 20 克,干鹿肉 20 克(或鲜鹿肉 60 克),人参 16 克。

【制法】以上 14 味,先将人参与鹿肉加水煎煮 2 次,分取煎液后,残渣再与鸡血藤等 12 味药加水煎煮 2 次,分取煎液,残渣压榨,榨出液与上述煎液合并,滤过,静置,取上清液浓缩成膏。每 100 克浓缩膏加白糖 129 克,先将白糖用适量水溶化,滤过,再与浓缩膏混合浓缩至相对密度为 1.40～1.41(25℃)的清膏,

沪上中医名家养生保健指南丛书

加入苯甲酸钠适量,混匀,即得。

【性状】 本品为棕色稠厚的半流体;味甜、微涩。

【功能与主治】 益气养血,补肾壮阳。用于精神疲乏、气血不足、腰膝酸软。

【用法与用量】 口服,每次 10～15 克,每日 2 次。

【贮藏】 密封,置阴凉处。

(2) 黄芪健胃膏

【处方】 黄芪 350 克,白芍 210 克,桂枝 105 克,生姜 105 克,甘草 105 克,枣 105 克。

【制法】 以上 6 味,生姜、桂枝提取挥发油,残渣与其余黄芪等 4 味加水煎煮 2 次,每次 2 小时,合并煎液,滤液,静置,倾取上清液浓缩至稠膏。另取饴糖 700 克制成糖浆,加入稠膏,搅匀,继续浓缩至规定的相对密度,待冷,加入上述挥发油,搅匀,制成 860 克,即得。

【性状】 本品为深棕色的黏稠液体;味甜、微辛。

【功能与主治】 补气温中,缓急止痛。用于脾胃虚寒,腹痛拘急,心悸自汗,并用于胃和十二脂溃疡,胃肠功能紊乱。

【用法与用量】 口服,每次 15～20 克,每日 2 次。

【注意】 舌红苔黄、消化道出血时忌用。

【贮藏】 密封,置阴凉处。

2. 补血

(1) 益血膏

【处方】 黄芪 124.1 克,当归 99.3 克,川芎 82.7 克,益母草 248.3 克,菟丝子 82.7 克,大黄 24 克,木香 24.9 克,白芍 124.1 克,地黄 124.1 克,何首乌(黑豆酒炙)82.7 克,枸杞子 82.7 克。

【制法】 以上 11 味,当归、川芎、木香提取挥发油,蒸馏后的水溶液另器收集,药渣与其余黄芪等 8 味,加水煎煮 2 次,第 1 次 3 小时,第 2 次 1 小时,合并煎液,滤过,滤液与上述水溶液合并,浓缩至相对密度 1.35～1.40(50℃)的清膏。每 100 克清膏加炼蜜 100 克,混匀,放冷,加入当归等挥发油,混匀,即得。

【性状】 本品为黑褐色的稠厚半流体;味甜、微苦而涩。

【功能与主治】 益精血,补肝肾。用于气虚血亏引起的面色萎黄、精神倦怠、头晕目眩,妇女血虚,月经不调,血小板减少,血红蛋白降低。

【用法与用量】 口服,每次 10～20 克,每日 3 次。

【规格】 每瓶装 100 克。

【贮藏】 密封,置阴凉处。

(2) 升血膏

【处方】 熟地黄 70 克,川芎 35 克,黄芪(蜜炙)105 克,白扁豆 84 克,大枣 70 克,茯苓 70 克,当归 70 克,白芍 70 克,陈皮油(冷轧)0.56 毫升,白术(炒)70 克,甘草(蜜炙)21 克,赭石(煅)105 克。

【制法】 以上 12 味,取赭石加水适量,用枸橼酸调节至 pH 3～4,煎煮 2 次,每次 3 小时,合并煎液,静置滤过,取滤液加蔗糖 392 克煎煮 1 小时,备用。余下除陈皮油外,其余地黄等 10 味,加水煎煮 2 次,每次 3 小时。合并煎液,静置,滤过,滤液浓缩至适量,加入赭石蔗糖煎煮液,饴糖 235 克,继续浓缩成稠膏,加入陈皮油和适量苯甲酸钠,搅匀,即得。

【性状】 本品为棕褐色的稠厚半流体;气香,味甜。

【功能与主治】 益气养血。用于小儿贫血、面色萎黄、头晕乏力等症。

【用法与用量】 口服,1～3 岁每次 10～15 克,4～7 岁每次 25 克,每日 2 次。

【贮藏】 密封,置阴凉处。

(3) 阿胶补血膏

【处方】 阿胶 150 克,熟地黄 300 克,党参 300 克,黄芪 150 克,枸杞子 150 克,白术 150 克。

【制法】 以上 6 味,除阿胶外,将熟地黄加水煎煮 2 次,合并

沪上中医名家养生保健指南丛书

煎液,滤过,静置取上清液备用。其余白术、枸杞子用60%乙醇,党参、黄芪用25%乙醇按流浸膏与浸膏剂项下的渗漉法进行渗漉,合并滤液,静置,滤过。加入阿胶、熟地黄上清液和单糖浆等,混匀,减压浓缩至规定的相对密度,滤过,放冷,即得。

【**性状**】本品为棕褐色的半流体;味甜、微苦。

【**功能与主治**】滋阴补血,补中益气,健脾润肺。用于久病体弱、血亏目昏、虚痨咳嗽。

【**用法与用量**】口服,每次20克,早晚各1次。

【**规格**】每瓶200克。

【**贮藏**】密封,置阴凉干燥处。

3. 气血双补

(1) 十全大补膏

【**处方**】党参80克,白术(炒)80克,茯苓80克,甘草(蜜炙)40克,当归120克,川芎40克,白芍(酒炒)80克,熟地黄120克,黄芪(蜜炙)80克,肉桂20克。

【**制法**】以上10味,加水煎煮3次,第1、2次各2小时,第3次1小时,合并煎液,滤过,滤液静置24小时,取上清液减压浓缩至相对密度为1.28~1.32(85~90℃)的清膏。每100克清膏加炼蜜700克,混匀,加热至沸,滤过,即得。

【**性状**】本品为深棕色的稠厚半流体;味甜、微苦。

【**功能与主治**】温补气血,用于气血两亏引起的面色苍白、气短心悸、体倦乏力、四肢不温。

【**用法与用量**】温开水冲服,每次10~15克,每日2次。

【**注意**】外感未愈、实热内盛者不可用,忌食生冷油腻。

【**贮藏**】密封。

(2) 人参养荣膏

【**处方**】人参100克,白术(土炒)100克,茯苓75克,甘草(蜜炙)100克,当归100克,熟地黄75克,白芍(麸炒)100克,黄芪(蜜炙)100克,陈皮100克,远志(炒)50克,肉桂100克,五味子(酒蒸)75 克,大枣 100 克,生姜 50 克。

【制法】以上 14 味,加水煎煮 3 次,第 1、2 次各 2 小时,第 3 次 1 小时,合并煎液,滤过,滤液静置 24 小时,取上清液,减压浓缩至相对密度为 1.28～1.32(85～90℃)的清膏。每 100 克清膏加炼蜜 700 克,混匀,加热至沸,滤过,即得。

【性状】本品为深棕色的稠厚半流体;味甜、微辛。

【功能与主治】温补气血。用于心脾不足、气血两亏、形瘦神疲、食少便秘、病后虚弱。

【用法与用量】温开水冲服,每次 10 克,每日 2 次。

【贮藏】密封,置阴凉处。

4. 补阴

(1) 六味地黄膏

【处方】熟地黄 320 克,山茱萸(制)160 克,牡丹皮 120 克,山药 160 克,茯苓 120 克,泽泻 120 克。

【制法】以上 6 味,加水煎煮 3 次,第 1、2 次各 2 小时,第 3 次 1 小时,合并煎液,滤过,静置,取上清液减压浓缩至相对密度为 1.28～1.32(85℃)的清膏。每 100 克清膏加炼蜜 300 克,混匀,即得。

【性状】本品为棕色的稠厚半流体;味甜、微酸。

【功能与主治】滋补肾阴。用于肾阴亏损、头晕耳鸣、腰膝酸软、盗汗遗精、消渴等症。

【用法与用量】温开水冲服,每次 10～15 克,每日 2 次。

【贮藏】密封,置阴凉处。

(2) 清热凉血膏

【处方】黄芩 500 克,地黄 500 克。

【制法】以上 2 味,加水煎煮 3 次,合并煎液,滤过,滤液浓缩成相对密度为 1.28～1.30(25℃)的清膏。每 500 克清膏加炼蜜 1000 克,浓缩至规定的相对密度,加苯甲酸钠适量,混匀,滤过,即得。

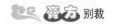

【性状】本品为黑褐色的稠厚半流体;味甜、微苦。

【功能与主治】滋阴,清热,凉血。用于孕妇上焦火盛、头晕目眩、口舌生疮、耳鸣牙痛、孕妇血热子烦。

【用法与用量】口服,每次 15 克,每日 2 次。

【注意】痰湿气郁之子烦者忌服。

【规格】每瓶装 30 克、60 克、120 克

【贮藏】密封,置阴凉干燥处。

5. 补阳

添精补肾膏

【处方】党参 45 克,远志(甘草制)45 克,淫羊藿 45 克,黄芪(蜜炙)45 克,茯苓 45 克,狗脊 45 克,肉苁蓉(酒蒸)45 克,熟地黄 60 克,当归 45 克,巴戟天(酒制)45 克,杜仲(盐炒)45 克,枸杞子 45 克,锁阳(酒蒸)45 克,川牛膝 45 克,龟甲胶 45 克,鹿角胶 30 克。

【制法】以上 16 味,龟甲胶、鹿角胶加适量水溶化,其余党参等 14 味,加水煎煮 2 次,每次 2 小时,滤过,合并滤液,浓缩至相对密度为 1.1～1.2(50～55℃)的清膏。加蔗糖 500 克,溶解,煮沸,滤过,滤液与龟甲胶、鹿角胶液混匀,浓缩至规定的相对密度,即得。

【性状】本品为棕褐色的稠厚半流体;味甜、微苦。

【功能与主治】壮元阳,补精血。用于肾阳亏虚、精血不足、腰膝酸软、形寒肢冷、阳痿泄精、神经衰弱。

【用法与用量】冲服或炖服,每次 9 克,或按医嘱。

【注意】伤风感冒忌服。

【贮藏】密封,置阴凉处。

6. 阴阳双补

龟鹿二仙膏

【处方】龟甲 250 克,鹿角 250 克,党参 47 克,枸杞子 94 克。

【制法】以上4味,龟甲加水煎煮3次,每次24小时,合并煎液,滤过,滤液静置;鹿角锯成长6～10厘米的段,漂泡至水清,取出,加水煎煮3次,第1、2次各30小时,第3次20小时,合并煎液,滤过,滤液静置;党参、枸杞子加水煎煮3次,第1、2次各2小时,第3次1.5小时,合并煎液,滤过,滤液静置。合并上述3种滤液,滤过,滤液浓缩成清膏。取蔗糖2 200克,制成转化糖,加入上述清膏中,混匀,浓缩至规定的相对密度,即得。

【性状】本品为红棕色的稠厚半流体;味甜。

【功能与主治】温肾益精,补气养血。用于久病肾虚、腰酸膝软、精血不足、遗精阳痿。

【用法与用量】口服,每次15～20克,每日3次。

【注意】脾胃虚弱者慎用。

【贮藏】密封,置阴凉处。

二、疗疾类

1. 化痰散结

(1) 消瘰夏枯草膏

【处方】夏枯草480克,玄参10克,昆布6克,浙贝母10克,桔梗6克,甘草6克,当归10克,白芍(炒)10克,川芎6克,红花4克,香附(制)20克,陈皮6克,乌药10克,僵蚕10克。

【制法】以上14味,加水煎煮2次,第1次4小时,第2次3小时,合并煎液,滤过,滤液浓缩成稠膏。加入炼蜜160克搅匀,继续浓缩至规定的相对密度,即得。

【性状】本品为棕褐色的稠厚半流体;气微,味甘、微苦。

【功能与主治】清火化痰,调气散结。用于瘰疬、瘿瘤。

【用法与用量】口服,每次15克,每日2次。

【贮藏】密封,置阴凉处。

(2) 复方夏枯草膏

【处方】夏枯草2 400克,香附(制)100克,甘草30克,僵蚕

(麸炒)50 克,白芍(麸炒)50 克,当归 50 克,陈皮 30 克,桔梗 30 克,川芎 30 克,红花 20 克,昆布(漂)30 克,浙贝母 50 克,玄参 50 克,乌药 50 克。

【制法】 以上 14 味,加水煎煮 2 次,第 1 次 5 小时,第 2 次 4 小时,合并煎液,滤过,滤液浓缩成清膏。另取白蜂蜜 800 克加热熔化,滤过,炼至黄色,与清膏混合,浓缩至规定的相对密度,即得。

【性状】 本品为棕褐色稠膏,味甜而微咸。

【功能与主治】 清火散结。用于瘰瘤瘰疬、结核作痛。

【用法与用量】 温开水冲服,每次 9～15 克,每日 2 次。

【注意】 感冒时暂停服用。

【贮藏】 密封,置阴凉处。

2. 祛风湿

老鹤草膏

【处方】 本品为老鹤草制成的煎膏。

【制法】 取老鹤草,加水煎煮 3 次,合并煎液,滤过,滤液浓缩至相对密度为 1.38～1.40(20℃)的清膏。每 100 克清膏加炼蜜 200 克,混匀,浓缩至相对密度 1.38～1.40(20℃)。

【性状】 本品为褐紫色的稠厚半流体;味甜、微苦。

【功能与主治】 通经活血,驱风除湿。用于筋骨不舒、手足麻木、风湿作痛。

【用法与用量】 口服,每次 15 克,每日 2 次。

【贮藏】 密封,置阴凉处。

3. 清热化痰

蛇胆川贝膏

【处方】 蛇胆汁、川贝母、桑白皮、麻黄、枇杷叶、桔梗、牛白藤、白薇、肿节风、百部、薄荷油。

【制法】 以上 11 味,除蛇胆汁、薄荷油外,川贝母粉碎成中粉,按流浸膏剂与浸膏剂项下的渗漉法,用 70% 乙醇作溶剂,浸渍 18 小时后,以每分钟 1～3 毫升的速度进行渗漉,收集初漉液 20 毫升,另器保存。继续渗漉至漉液无生物碱反应为止,收集续漉液,回收乙醇并浓缩至适量,加到初漉液中,滤过,从滤器上加 70% 乙醇,使成 32 毫升,备用。其余枇杷叶等 8 味加水煎煮 2 次,每次 2 小时,合并煎液,滤过,滤液浓缩至适量,加入含适量苯甲酸的乙醇溶液,混匀,备用。另取适量饴糖,煮沸 30 分钟,与上述两种溶液合并,加入蛇胆汁,加薄荷油的乙醇溶液、含适量苯甲酸的乙醇溶液与适量的枸橼酸,并加水至规定量,混匀,滤过,即得。

【性状】本品为棕色的稠厚半流体;味甜、微苦,有清凉感。

【功能与主治】清热润肺,化痰止咳。用于痰热咳嗽。

【用法与用量】口服,每次 14～20 克,每日 3 次。

【贮藏】密封,置阴凉处。

4. 润肺化痰

(1) 贝母二冬膏

【处方】川贝母 150 克,天冬 400 克,麦冬 400 克。

【制法】以上 3 味,川贝母按流浸膏剂与浸膏剂项下的渗漉法,用 70% 乙醇作溶剂,浸渍 24 小时后,以每分钟 1～3 毫升的速度缓缓渗漉,待可溶性成分完全漉出,收集漉液,回收乙醇。天冬和麦冬加水煎煮 3 次,每次 2 小时,合并煎液,静置,滤过,滤液浓缩至适量,与上述漉液合并,浓缩成清膏。另取蜂蜜 800 克,煮沸,滤过,与清膏合并,混匀,浓缩至规定的相对密度,即得。

【性状】本品为深棕黄色的稠厚半流体;味甜、微苦。

【功能与主治】润肺化痰止咳。用于阴虚肺燥、咳嗽咽干、痰少而黏之症。

【用法与用量】口服,每次 9 克,每日 2 次。

【注意】风寒咳嗽所致痰多、白沫患者忌用。

【贮藏】密封,置阴凉处。

（2）雪梨膏

【处方】本品为梨制成的煎膏剂。

【制法】取鲜梨切碎，榨汁，梨汁另器保存；梨渣加水煎煮2次至味尽，合并煎液，滤过，滤液与梨汁合并，浓缩成相对密度为1.33～1.38（20℃）的清膏。取梨清膏1 000克，加水适量，煮沸，静置沉淀，取上清液滤过。取砂糖2 000克及枸橼酸3克，加水适量煮沸，滤过，加入上述滤液中，浓缩至规定的相对密度，即得。

【性状】本品为深棕色的稠厚半流体；味甜。

【功能与主治】清肺热，润燥止渴。用于干咳、久咳。

【用法与用量】开水冲服，每次9～15克，每日2～3次。

【贮藏】密封，置阴凉处。

（3）贝母梨膏

【处方】川贝母40克，梨膏1 000克。

【制法】以上2味，川贝母粉碎成细粉；梨膏用适量水加热溶化，静置，滤过，滤液浓缩成相对密度为1.21～1.25（80℃）的清膏。另取白糖300克制成单糖浆，加入清膏中，浓缩至稠膏状，加入川贝母细粉，混匀，即得。

【性状】本品为深棕色的稠厚半流体；味甜、微酸涩。

【功能与主治】润肺，止咳，化痰。用于咳嗽痰多、咯痰不爽、咽喉干痛。

【用法与用量】口服，每次10～15克，每日2次。

【贮藏】密封，置阴凉处。

养生小贴士

自制梨膏法：取梨洗净，捣碎，加水煎煮2次，每次1小时，合并煎液，滤过，滤液浓缩成相对密度为1.38（80℃）以上的清膏，即得。

5. 清肺止咳喘

(1) 清肺抑火膏

【处方】 黄芩 140 克,大黄 120 克,天花粉 80 克,栀子 80 克,桔梗 80 克,前胡 40 克,苦参 60 克,知母 60 克,黄柏 40 克。

【制法】 以上 9 味,加水煎煮 3 次,合并煎液,滤过,浓缩成清膏。500 克清膏加炼蜜 1 000 克,加苯甲酸钠 0.3%,混匀,浓缩至规定的相对密度,过滤,即得。

【性状】 本品为黑褐色的稠厚半流体;味甜、微苦。

【功能与主治】 清肺止咳,降火生津。用于肺热咳嗽、痰涎壅盛、咽喉肿痛、口鼻生疮、牙齿疼痛、牙根出血、大便干燥、小便赤黄。

【用法与用量】 口服,每次 5 克,每日 2 次。

【注意】 风寒咳嗽者及孕妇忌服。

【规格】 每瓶装 30 克、60 克、120 克。

【贮藏】 密封,置阴凉干燥处。

(2) 清金止嗽西瓜膏

【处方】 西瓜 72 000 克,紫苏叶 60 克,苦杏仁(炒)60 克,桔梗 60 克,麦冬 60 克,麻黄 60 克,罂粟壳(蜜炙)60 克,桑白皮(蜜炙)60 克,瓜蒌皮 60 克,茯苓 60 克,枳壳(麸炒)60 克,生姜 60 克,枇杷叶(蜜炙)30 克,五味子(醋炙)30 克,薄荷 30 克,清半夏 30 克,川贝母 30 克,款冬花 30 克,甘草 30 克,化橘红 20 克,地黄 20 克,萝卜 240 克。

【制法】 以上 22 味,西瓜切块,搅拌取汁,滤过,残渣加水煎煮,滤过,滤液与西瓜汁合并,浓缩至相对密度为 1.45(50℃)的清膏。其余紫苏叶等 21 味加水煎煮 3 次,合并煎液,滤过,浓缩至相对密度为 1.45(50℃测)的清膏,加入上述清膏混匀。每 100 克清膏加炼蜜 200 克及冰糖 100 克,加热,混匀,即得。

【性状】 本品为棕红色的黏稠半流体;味甜。

【功能与主治】 润肺止嗽,化痰定喘。用于肺经燥热引起的

沪上中医名家养生保健指南丛书

咳嗽痰少、久咳不止、喘息胸闷、口干舌燥、咽喉痒痛。

【用法与用量】口服，每次 10～20 克，每日 2～3 次。

【规格】每瓶装 50 克。

【贮藏】密封，置阴凉干燥处。

6. 补肺止咳喘

(1) 参贝北瓜膏

【处方】北瓜清膏 95 克，党参 140 克，浙贝母 100 克，南沙参 140 克，干姜 250 克。

【制法】以上 5 味，除北瓜清膏外，其余党参等 4 味加水煎煮 2 次，第 1 次 1.5 小时，第 2 次 1 小时，分别滤过，滤液静置，取上清液合并，浓缩成相对密度为 1.28～1.30(80～85℃) 的清膏。另取蔗糖 250 克，赤砂糖 250 克，加水 500 克，加热溶解，加酒石酸 0.5 克，煮沸 2 小时。加入上述清膏、北瓜清膏及饴糖1500 克，混匀，浓缩至规定的相对密度，滤过，即得。

【性状】本品为棕褐色的稠厚半流体；味甜、微辛。

【功能与主治】平喘化痰，润肺止咳，补中益气。用于哮喘气急、肺虚咳嗽、痰多津少。

【用法与用量】口服，每次 15 克，每日 3 次。

【贮藏】密封，置阴凉处。

养生小贴士

北瓜清膏制作方法：取鲜北瓜洗净，切成块状，水煎 2 次，第1 次 1 小时，第 2 次 0.5 小时，分别滤过，静置，合并上清液，浓缩至相对密度为 1.38，即得。

(2) 白及膏

【处方】本品为白及制成的煎膏剂。

【制法】取白及 250 克，加水煎煮 2 次，滤过，合并滤液，静置，滤过，浓缩成清膏。加入炼蜜 400 克，继续浓缩至规定密度，即得。

【性状】本品为棕黄色的黏稠液体；味甜、微苦。

【功能与主治】收敛,止血,补肺。用于久年咳嗽、肺痿咯血、肺结核、慢性气管炎、百日咳、肺气肿、久咳伤肺、咯血吐血。

【用法与用量】口服,每次2汤匙,每日2次。

【注意】肺胃有实火者忌用;不宜与乌头类药材同用。

【贮藏】密封,置阴凉处。

7. 健脾消导

(1) 胃肠复元膏

【处方】枳壳(麸炒)100克,太子参100克,大黄150克,蒲公英300克,木香100克,莱菔子(炒)200克,赤芍150克,紫苏梗100克,黄芪150克,桃仁150克。

【制法】以上10味,除大黄粉碎成细粉外,其余枳壳等9味,加水煎煮2次,每次2小时,滤过,合并滤液,浓缩至相对密度为1.15~1.25(60℃)的清膏。每100克清膏加炼蜜100克,大黄粉15克,加热混匀,即得。

【性状】本品为棕褐色的稠厚半流体;味甘、微苦。

【功能与主治】益气保元,化瘀去毒,理气通下。用于胃肠手术后腹胀、胃肠活动减弱、老年性慢性便秘、气虚腹胀等。

【用法与用量】口服,腹部手术前1~3日,每次15~30克,每日2次或遵医嘱;术中胃肠吻合完成前,经导管注入远端肠管40~60克(用水稀释2~3倍)或遵医嘱;术后6~8小时,口服,每次20~30克,每日2次或遵医嘱;老年性便秘每次10~20克,每日2次或遵医嘱。

【注意】孕妇及腹泻者忌服。

【规格】每瓶装100克。

【贮藏】密封,置阴凉处。

(2) 儿宝膏

【处方】太子参120克,北沙参75克,茯苓120克,山药120克,山楂(炒)45克,麦芽(炒)45克,白扁豆(炒)120克,陈皮45克,白芍(炒)45克,麦冬45克,葛根(煨)45克。

沪上中医名家养生保健指南丛书

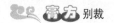

【制法】以上 11 味,加水煎煮 2 次,第 1 次 4 小时,第 2 次 3 小时,滤过,合并滤液,静置,取上清液浓缩至相对密度为 1.17～1.19(85℃)的清膏。另取饴糖 250 克,加热煮沸,滤过,按每 100 克清膏用蔗糖 200 克,制成转化糖液,加入枸橼酸 3 克,搅匀后,再加入上述清膏,与糖液混匀,浓缩至规定的相对密度,即得。

【性状】本品为棕褐色的稠厚半流体;味甜、微酸。

【功能与主治】健脾益气,生津开胃。用于小儿面黄体弱、纳呆厌食、脾虚久泻、精神不振、口干燥渴、盗汗等。

【用法与用量】口服,1～3 岁每次 10 克,4～6 岁每次 15 克,6 岁以上每次 20 克～25 克,每日 2～3 次。

【贮藏】密闭,置阴凉处。

8. 理血调经

(1) 复方益母草膏(安坤益母草膏)

【处方】益母草 1 440 克,当归 144 克,川芎 144 克,白芍 144 克,地黄 144 克,木香 48 克。

【制法】以上 6 味,加水煎煮 3 次,第 1 次 3 小时,第 2 次 2 小时,第 3 次 1 小时,合并煎液,滤过,滤液浓缩至相对密度为 1.45(50℃)的清膏。每 100 克清膏加炼蜜 100 克,加热混匀,即得。

【性状】本品为棕黑色的稠厚半流体;气微香,味苦、甜。

【功能与主治】调经养血,化瘀生新。用于血瘀气滞引起的月经不调、行经腹痛、量少色暗、午后作烧、产后瘀血不净。

【用法与用量】口服,每次 10～20 克,每日 2～3 次。

【注意】孕妇忌服。

【规格】每瓶装 100 克。

【贮藏】密封,置阴凉处。

(2) 八珍益母膏

【处方】益母草 200 克,熟地黄 100 克,川芎 50 克,当归 100

克,党参50克,白芍(酒炒)50克,茯苓50克,白术(炒)50克,甘草25克。

【制法】以上9味,益母草切段洗净,加水煎煮2次,每次3小时,合并煎液,滤过,静置,取上清液浓缩成稠膏状。其余党参等8味加水煎煮2次,第1次3小时,第2次2小时,合并煎液,滤过,滤液浓缩成稠膏状。与上述益母草稠膏混匀,加入红糖400克搅匀,收膏,制成1000克,即得。

【性状】本品为棕黑色的稠厚半流体;气味甘甜。

【功能与主治】补气血,调月经。用于妇女气血两虚、体弱无力、月经不调。

【用法与用量】口服,每次10克,每日2次。

【规格】每瓶装100克。

【贮藏】密闭,置阴凉干燥处。

9. 活血止痛

(1) 双丹膏

【处方】丹参300克,牡丹皮150克

【制法】以上2味,加水煎煮2次,每次2小时,合并煎液,滤过,滤液减压浓缩至相对密度为1.15~1.20(80~85℃)的稠膏。加炼蜜700克混匀,煮沸,滤过,制成1000克,即得。

【性状】本品为红棕色的半流体;味甜、微涩。

【功能与主治】养心活血,化瘀止痛。用于血瘀胸痹、冠心病、高血压见以上证候者。

【用法与用量】口服,每次20克,每日2次。

【规格】每瓶装250克、500克。

【贮藏】密闭,置阴凉处。

(2) 仙桃草膏

【处方】本品为仙桃草制成的煎膏剂。

【制法】取仙桃草1000克,加水煎煮2次,每次2小时,合并煎液,静置,滤过,滤液浓缩成相对密度为1.33~1.35(热测)

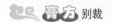

的清膏。取蔗糖 400 克加水溶化,滤过,与清膏混匀,浓缩成 660 克,即得。

【性状】本品为黑色的稠厚半流体;味甜、微苦。

【功能与主治】活血止血,消肿止痛。用于跌打损伤及各种出血。

【用法与用量】口服,每次 12 克,每日 2 次。

【贮藏】密封,置阴凉处。

10. 补肾固精

(1) 金樱子膏

【处方】金樱子 1 000 克。

【制法】将金樱子加水煎煮 3 次,第 1 次 3 小时,第 2、3 次各 2 小时,合并煎液,滤过,滤液浓缩成清膏。取蔗糖 1 000 克,制成转化糖,加入上述清膏中,混匀,浓缩至规定的相对密度,即得。

【性状】本品为棕黄色的稠厚半流体,味甜、酸、涩。

【功能与主治】补肾固精。用于肾虚所致遗精、遗尿、白带过多。

【用法与用量】口服,每次 9～15 克,每日 2 次。

【贮藏】密封,防热。

(2) 桑葚膏

【处方】本品为桑葚制成的煎膏。

【制法】取桑葚 500 克,加水煎煮 2 次,每次 2 小时,合并煎液,滤过,滤液浓缩成稠膏。另取蔗糖 1 500 克制成糖浆,加入稠膏中,搅匀,继续浓缩,制成 5 000 克,即得。

【性状】本品为棕褐色的黏稠液体,味甜。

【功能与主治】补肝肾,益精血。用于肝肾精血亏损引起的身体消瘦、腰膝酸软、遗精盗汗、头晕眼花、口渴咽干。

【用法与用量】口服,每次 10 克,每日 2 次。

【贮藏】密封,置阴凉处。

11. 利水、通淋、排石

排石膏

【处方】 连钱草 400 克,忍冬藤 100 克,木通 60 克,石韦 60 克,瞿麦 60 克,徐长卿 60 克,滑石 100 克,冬葵子 60 克,车前子 60 克,甘草 100 克。

【制法】 以上 10 味,加水煎煮 2 次,每次 2 小时,合并煎液,静置,滤取上清液,浓缩至适量。另取蔗糖 150 克制成糖浆,加入上述浓缩液中,继续浓缩至规定的相对密度,即得。

【性状】 本品为深棕色的稠膏;味甜。

【功能与主治】 利水、通淋、排石。用于肾脏结石、输尿管结石、膀胱结石等泌尿系统结石症。

【用法与用量】 口服,每次 15 克,每日 3 次,可酌加蔗糖后开水冲服。

【贮藏】 密封,置阴凉处。

12. 清热解毒

连翘败毒膏

【处方】 大黄 40 克,连翘 40 克,金银花 40 克,紫花地丁 30 克,蒲公英 30 克,栀子 30 克,白芷 30 克,黄芩 30 克,赤芍 30 克,浙贝母 30 克,玄参 30 克,桔梗 30 克,木通 30 克,防风 30 克,白鲜皮 30 克,甘草 30 克,天花粉 20 克,蝉蜕 20 克。

【制法】 以上 18 味,取大黄粉碎成细粉,过筛,备用;蒲公英、金银花、连翘加水煎煮 2 次,木通、蝉蜕加水煎煮 1 次,其余地丁等 12 味加水煎煮 3 次,合并以上煎液,滤过,滤液浓缩至相对密度 1.25~1.26(25℃)清膏。加入上述大黄细粉,混匀。每 500 克清膏加炼蜜 100 克,加入苯甲酸钠 0.3%,混匀,浓缩至规定的相对密度,即得。

【性状】 本品为棕褐色的稠厚半流体。味甜、微苦。

【功能与主治】 清热解毒,消肿止痛。用于疮疖溃烂、灼热发烧、流脓流水、丹毒疮疹、疥癣痛痒。

沪上中医名家养生保健指南丛书

【用法与用量】 口服，每次 15 克，每日 2 次。

【规格】 每瓶装 30 克、60 克、120 克。

【注意】 孕妇忌服。

【贮藏】 置阴凉处。

各论 各种常见病的膏方介绍

第一章
呼吸系统疾病

 第一节 概述

　　呼吸系统慢性疾病如慢性支气管炎、慢性阻塞性肺疾病、支气管扩张症、支气管哮喘等在临床上表现出迁延难愈、反复发作、进行性加重的特点。我们强调中西医结合的综合治疗，而膏方的干预在整个治疗体系中占有相当重要的地位。膏方不仅有滋补强身作用，还可以疗疾治病，对于一些反复发作、虚实错杂、迁延缠绵的慢性呼吸系统疾病尤其适合。

　　呼吸系统慢性疾病或因虚致实，或因实致虚，迁延日久，多呈虚实夹杂、本虚标实。若遇某些诱发因素，如外感风寒、饮食劳倦、七情触犯，则更虚其本，而形成虚者愈虚、实者愈实的恶性循环。故而此时的疾病多处于以本虚为主导，夹杂邪实的过程。膏方扶助正气、调理阴阳，使正虚得复，故可阻遏外邪侵袭，提升自身之抗邪能力，则邪实亦可驱除。医师在膏方处方前，通过望、闻、问、切详细收集四诊信息，定其病位，辨其病性，进行处方，可望起到以下几方面作用。

1. 膏方对于呼吸系统疾病的作用

　　（1）缓解患者的临床症状：首先可以缓解患者的临床症状，如减轻咳嗽，减少痰量，改善气喘、胸痛等。

　　（2）对患者进行全面调治：由于膏方组成中药味多于平时

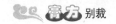

处方,故有较多的余地对患者进行全面调治,还可以起到间接的、整体的治疗作用。如通过加入玉屏风散扶正固表的方法,可以增强免疫力,从而减少患者感冒的次数及严重程度。而感冒是诱发这些呼吸系统慢性疾病急性发作的常见因素,控制感冒频发对于这些患者十分必要。

(3) 改善患者的体质:如哮喘患者多肾阳不足而表现出畏寒肢冷、腰酸膝软、神疲乏力,支气管扩张患者则多见肝肾阴虚或肺肾阴虚而出现潮热盗汗、口干舌燥、失眠等。通过膏方调理,或抑阴扶阳,或养阴清热,纠其偏,复其平,改善体质,从本源上解决问题。

(4) 辅助激素使用患者的减量和撤停:对于部分哮喘患者,长期吸入糖皮质激素,通过数年的膏方调治,逐渐减少激素剂量,或可以完全停用。再如间质性肺病患者使用口服激素时,膏方的干预一方面可以通过清热养阴减少激素使用所致的盗汗、潮热、烦躁等不良反应,另一方面也可以使患者激素减量的过程较为顺利,较少出现反跳。

2. 注意事项 《黄帝内经》云:"阴平阳秘,精神乃治。"呼吸系统疾病膏方的调治,同样当以平为期,需注意以下几点。

(1) 虽然传统中医学观点认为余邪未清不可轻投补剂,但呼吸系统慢性疾病中咳、痰、喘常须臾不离,或虽然数月不发,遇某些诱发因素如外感风寒等一触即起,很难保证其于服食膏方期间片刻不发。这些慢性疾病往往表现为以虚损为主导的临床过程,而其中夹杂标实的证候也多因虚而起,所以非标本兼治而不能去,兼用扶正祛邪使邪去正安,正盛邪怯。若泥膏方补剂,大量施以补益之品,全不顾其标中之邪实,则邪势日盛,消蚀正气,则补剂之功尚未见,而正气之损则益甚。更有补益滋腻之品与邪相恋,反不能凑补养之功。故标本当共治,可攻补兼施。

(2) 肺为燥金,喜凉润而恶温燥;脾为湿土,喜温燥而恶寒润。所以治肺病以凉润之品为要,但不能过用。在肺系疾病的膏方用药上讲究润中有燥,以润为主;润以养肺,燥祛痰湿;润燥合用,互制其弊。

(3) 呼吸病膏方处方时需重视中土脾胃之气,"肺为贮痰之器,脾为生痰之源"。对一些长期慢性咳嗽、咯痰量多、神疲乏力、自汗气短、食少便溏、舌质淡嫩边有齿印的肺脾气虚证,以六君子汤或参苓白术散加味。意取培土生金,以杜痰源。

(4)《内经》云:"肺与大肠相表里",肺气肃降,有助于大肠传导功能的发挥;大肠传导功能正常,则有助于肺的肃降。肺与大肠一表一里相互交合。肺病日久,肺气不能化精以滋灌大肠,则见肠燥便秘;腑气不通,肺气肃降难以下达,则喘益甚。临证呼吸病兼有便秘之时,注重通腑以肃降肺气,可选用肉苁蓉、桑葚子、淫羊藿,温肾益精通便,并以桃仁、杏仁、黑芝麻、瓜蒌仁等滑润之品润肠通便,使腑气通,肺气降,表里兼顾,平喘、通便一举两得。

(5)《素问·咳论》篇云:"五脏六腑皆令人咳,非独肺也。"现代医学也已认识到许多脏腑的疾病均可造成咳嗽,如鼻后滴漏综合征、咽炎、心功能不全、胃食管反流、肾功能不全等均可致咳。例如,胃食管反流可以引起哮喘、支气管扩张症、慢性咳嗽、肺部炎症等。在治疗以上疾病屡治不效,"山重水复疑无路"时,换一种思路从脾胃论治,可收到"柳暗花明又一村"之效。

第二节　慢性阻塞性肺疾病

一、临床特点与病机分析

慢性阻塞性肺疾病简称慢阻肺,是一种以持续气流受限为特征的可以预防和治疗的疾病,其气流受限多呈进行性发展,与气道和肺组织对烟草烟雾等有害气体或有害颗粒的慢性炎性反应增强有关。慢阻肺与慢性支气管炎和肺气肿密切相关。肺功

沪上中医名家养生保健指南丛书

能检查对确定持续气流受限,进而确定慢阻肺的诊断有重要意义。在吸入支气管舒张剂后,$FEV_1/FVC < 70\%$,且能排除其他引起气流受限的肺部疾病,则可以诊断为慢阻肺。

慢阻肺的特征性症状是慢性和进行性加重的呼吸困难、咳嗽和咳痰。慢性咳嗽和咳痰常先于呼吸困难多年而存在,然而有些患者也可以无慢性咳嗽和咳痰的症状。

1. **呼吸困难**　慢阻肺最重要的症状,也是患者体能丧失和焦虑不安的主要原因。患者常描述为气短、气喘和呼吸费力等。早期仅在劳力时出现,之后逐渐加重,以致日常活动甚至休息时也感到气短。

2. **慢性咳嗽**　通常为首发症状,初起咳嗽呈间歇性,早晨较重,以后早晚或整日均有咳嗽,但夜间咳嗽并不显著,少数病例咳嗽不伴有咳痰。

3. **咳痰**　咳嗽后通常咳少量黏液性痰,部分患者在清晨较多,合并感染时痰量增多,常有脓性痰。

4. **喘息和胸闷**　这不是慢阻肺的特异性症状,部分患者特别是重症患者有明显的喘息,听诊有广泛的吸气相或呼气相哮鸣音,胸部紧闷感常于劳力后发生,与呼吸费力和肋间肌收缩有关。

5. **其他症状**　在慢阻肺的临床过程中,特别是程度较重的患者可能会发生全身性症状,如体重下降、食欲减退、肌肉萎缩和功能障碍、精神抑郁和(或)焦虑等。

慢阻肺临床症见胸满如窒、胸痛短气、呼吸欠畅,甚至喘息不得卧。证属中医学"咳嗽""喘病""肺胀""痰饮""肺痿"等范畴。患者多有饮邪伏肺,且以寒饮为主,多偏于虚寒体质,属本虚标实之证。病位在肺,继则影响脾肾,后期及心肝。本虚多为气虚、气阴两虚,发展为阳虚;标实为气滞、痰浊、水饮、瘀血。气虚、血瘀、痰阻则贯穿于肺胀之始终。临床上一般实证为主者,多处于西医所谓之急性加重期;虚证为主者,多为西医所谓稳定期。膏方的治疗主要针对稳定期。稳定期常见肺气虚、肺脾气虚、肺肾气虚、肺肾气阴两虚等证。血瘀既是慢阻肺的主要病机环节,也是常见兼证。急性加重期以清热、涤痰、活血、宣肺降气、开窍而立法,兼顾气阴。稳定期以益气(阳)、养阴为主,兼祛痰活血。

二、处方经验

膏方处方时,对慢阻肺予以化痰祛瘀、止咳平喘、益肺健脾、补肾固本等多方位治疗,可以起到缓解症状、控制病情的作用。

1. 补肺健脾,降气化痰法

症状:咳嗽,喘息,气短,动则加重,纳呆,乏力,或伴有食少,脘腹胀,或便溏,舌体胖大或有齿痕,舌苔薄白或白腻,脉沉细或细弱。

证型:肺脾两虚。

治则:补肺健脾,降气化痰。

方药:生黄芪、炒党参、防风、炒白术、姜半夏、茯苓、陈皮、炒苏子、薏苡仁、桔梗、白扁豆、怀山药、山茱萸、补骨脂、猪苓、枳壳、大枣、炙甘草、生晒参等。

随症加减:痰液清稀者予细辛、半夏、五味子加二陈汤。咯痰不爽,可与三子养亲汤(苏子、白芥子、莱菔子);痰黄予黄芩、海浮石、天竺黄、制胆星。

2. 补肾益肺,纳气定喘法

症状:咳嗽,喘息,气短,动则加重,或伴有神疲,乏力,腰膝酸软,面目水肿,耳鸣,夜尿多,咳而遗溺,舌质淡、舌苔白,脉沉细或细弱。

证型:肺肾两虚。

治则:补肾益肺,纳气定喘。

方药:生黄芪、麦冬、五味子、天冬、百合、防风、炒白术、茯苓、陈皮、炒苏子、薏苡仁、熟地黄、怀山药、山茱萸、附子、肉桂、

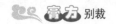

补骨脂、白果、仙灵脾、地龙、赤芍、炙甘草、人参(或红参)、鹿角胶、蛤蚧、胎盘粉等。

随症加减:痰多色白稀薄,泡沫,胸闷,不能平卧,恶寒,舌苔白滑,脉弦紧者,多属外寒内饮,加麻黄、桂枝、干姜、白芍、细辛、法半夏等温肺化饮;痰多色白黏,口黏腻,舌苔白腻,脉滑,为痰湿阻肺,加用法半夏、枳壳、白芥子、莱菔子等燥湿化痰,宣降肺气。

3. 补肺滋肾,纳气定喘法

症状:咳嗽,喘息,气短,动则加重,伴乏力,自汗,盗汗,腰膝酸软,易感冒,或伴口干,咽干,干咳,痰少,咯痰不爽,手足心热,耳鸣,头昏,头晕,舌质淡或红,舌苔薄少或花剥,脉沉细或细数。

证型:肺肾气阴两虚。

治则:补肺滋肾,纳气定喘。

方药:黄芪、黄精、(熟)地黄、枸杞子、麦冬、五味子、山茱萸、泽泻、茯苓、紫苏子、浙贝母、牡丹皮、地龙、百部、陈皮、炙甘草、人参(或西洋参)、阿胶、蛤蚧、胎盘粉等。

随症加减:兼见苔腻,舌干少津或有裂纹,为痰湿内蕴,兼有阴血不足,加半夏、当归以养阴血,化痰浊;若兼有小便不利或小便增多皆归之于肾,加桑螵蛸、石菖蒲、菟丝子、益智仁、当归、蚕茧壳;咳剧者,加紫苑、百部、款冬花、半夏、天浆壳、乌梅、诃子;兼咳嗽,痰多色黄为痰从热化,加浙贝母、桑白皮、黄芩、开金锁、鱼腥草等。

4. 温补脾肾,化痰祛瘀法

症状:咳嗽,痰白,喘息,气短,动则加重,面色㿠白无华,纳呆,乏力,脘腹胀,或便溏,畏寒肢冷,腰膝或下腹冷痛,夜尿多,咳而遗溺,舌体胖大或紫暗,有齿痕,苔白滑或白腻,脉沉细或脉沉无力,或脉涩。

证型:脾肾阳虚,痰瘀互结证。

治则:温补脾肾,化痰祛瘀。

方药：生黄芪、炒白术、干姜、五味子、炒苏子、熟地黄、怀山药、山茱萸、附子、肉桂、川芎、赤芍、桃仁、红花、当归、地龙、大枣、补骨脂、人参（或红参）、鹿角胶、蛤蚧、胎盘粉等。

随症加减：痰多，痰白稀薄泡沫状，胸闷，不能平卧，恶寒，舌苔白滑，脉弦紧者，多属外寒内饮，加麻黄、桂枝、白芍、细辛、法半夏、杏仁、炙甘草等；瘀血严重者，可加用三棱、莪术以破瘀，或虫类化瘀药如地鳖虫等；如兼见肢肿，可在温补脾肾的基础上加用泄肺逐水方药，如葶苈子、防己、椒目等。

膏方组成药味多于平时处方，可以对更多的兼症进行调理。慢阻肺常伴有一些显著的肺外效应，包括抑郁、体重减轻、营养不良、骨质疏松和骨骼肌功能障碍等。如慢阻肺合并抑郁表现，在膏方中可加入疏肝解郁药物以从肝治肺；或化痰开窍，以醒神思；或宣肃肺气，以展情怀。膏方可有效改善患者体质：慢阻肺患者多表现为咳嗽气喘，乏力气短，易感冒等肺气虚症候；或纳呆食少，胃脘胀满，腹胀便溏等脾气虚症候；或神疲乏力，腰膝酸软等肾气虚证候。通过补肺健脾，补肺滋肾，可改善患者体质及相应证候，使慢阻肺症状得到逐步控制。

总之，慢阻肺缓解期治疗以益气健脾补肾为要，尤其需重视培补肾阳。凡肺胀患者舌质润泽者，皆可以温药配伍。长期服用紫河车，对慢阻肺有益，故河车粉为膏方之必用细料。临床辨证除了辨证与辨病外，还需结合辨人。各人体质不同，性别也影响治疗的侧重，例如男性以温肾阳为主，女性以补肾阴为多。如慢阻肺合并肺结核、支气管扩张等，需慎用辛温燥热之剂。但慢阻肺毕竟是慢性虚损性疾病，难图速效，《医宗必读·喘》所谓："治虚者补之未必即效，需悠久成功，期间转折进退，良非易也"，所以建议连续服用膏方2～3个冬季，以巩固疗效。

三、膏方举隅

患者，男，65岁，于2012年11月7日初诊。患者有慢性咳

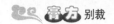

嗽、咯痰 10 余年,活动后气急 5 年。痰液多为白色泡沫状,爬楼梯或一般活动后即感觉气喘。有吸烟史 30 余年,每日 1 包,已戒烟 5 年。肺功能检查:吸入支气管舒张剂后,FEV_1/FVC:52%;FEV_1%:48.5%。平素畏寒,易感冒,胃纳尚可,大便溏薄,腰酸,夜尿频多。舌质淡胖,苔白腻,脉细滑。证属肺脾肾三脏同病,阳虚痰饮内伏。治拟益气健脾,补肾纳气,温化痰饮。

膏方:生黄芪 240 克,炒党参 200 克,防风 120 克,炒白术 150 克,姜半夏 100 克,茯苓 150 克,陈皮 100 克,炒苏子 150 克,薏苡仁 300 克,桔梗 60 克,白扁豆 200 克,熟地黄 150 克,怀山药 150 克,山茱萸 120 克,附子 90 克,炒杜仲 150 克,炒川断 150 克,补骨脂 150 克,炙款冬 100 克,当归 90 克,枳壳 120 克,大枣 100 克,白果 90 克,黄芩 90 克,炒狗脊 150 克,川石斛 150 克,五味子 100 克,干姜 100 克,细辛 60 克,炒白芍 150 克,桂枝 90 克,地龙 150 克,川芎 90 克,炙甘草 100 克。

阿胶 200 克,鹿角胶 200 克,蛤蚧 1 对,胎盘粉 60 克,饴糖 200 克,冰糖 200 克,黄酒 500 克。

服用膏方后,患者次年咳嗽、咯痰、气急诸症俱减,感冒及急性发作次数也明显减少,且大便成形,夜尿次数减少,唯睡眠不佳。主动要求续服膏方。舌胖色淡红,苔薄腻,脉细滑。再宗前法,兼养心神:

膏方:前方去川断,减干姜 60 克,加远志 90 克,石菖蒲 90 克,莲子肉 200 克,酸枣仁 150 克。

四、预防与调摄

预防慢阻肺的关键是禁烟,及时戒烟,避免长期暴露于烟雾、粉尘或油烟中,烹饪时应开启脱排油烟机。且需重视对原发病的治疗,一旦罹患慢性支气管炎、哮喘、慢性咳嗽、喘病、肺结核等肺系疾病,应积极治疗,以免迁延不愈,发展为本病。有以上有害烟尘接触史者,一旦出现呼吸困难,应及时行肺功能检查,争取早期诊断,及时治疗。加强体育锻炼,同时注意防寒保暖,以尽量减少或避免感冒。步行是最简单而有效的锻炼方式,适合于所有尚未丧失活动能力的慢阻肺患者。体能稍好的患者还可以练习太极拳、八段锦,甚至登楼梯、骑自行车等运动。运动强度宜循序渐进,即运动后达到有呼吸困难或吃力的感觉,但还在可以耐受的范围内,且经过自然休息可以恢复的程度。其他如呼吸锻炼(腹式呼吸、缩唇呼吸、六字诀、回春功等)皆值得推荐。慢阻肺患者常伴有低体重与营养不良,应加强营养支持,宜少食多餐,细嚼慢咽。饮食宜高蛋白、富含维生素、易消化,避免摄入高碳水化合物和高能量饮食(主要是粮食等含淀粉和糖分较高的食物),以免产生过多二氧化碳。多食蔬菜、水果。鼓励少量多次饮水(每日 1500 毫升以上),以稀释痰液利于排出。控制钠盐的摄入。调节心理十分重要,应认识到慢阻肺是一种可以预防及治疗的慢性疾病,以乐观的态度配合治疗,树立信心。如因外感诱发,立即治疗,以免加重。夏季可冬病夏治,服用中药调理;秋季可接种流感疫苗;冬季可服用膏方增强抗病能力。有水肿者应进低盐或无盐饮食。

第三节　慢性支气管炎

临床特点与病机分析

慢性支气管炎,俗称"老慢支"或"慢支",是由于感染或非感染因素引起气管、支气管黏膜及其周围组织的慢性非特异性炎症。属中医学"咳嗽""痰饮"的范畴。慢支的西医诊断标准已沿用多年,其定义如下。

(1) 临床上以咳嗽、咯痰为主要症状,或伴有喘息,每年发病持续 3 个月,并连续 2 年或 2 年以上者。

(2) 排除具有咳嗽、咯痰、喘息症状的其他疾病。胸部 X 线

摄片检查正常或肺纹理增粗。每年发病不足 3 个月,而有明确的客观检查依据者,也可以诊断。

　　临床上以咳嗽、痰多,伴有或不伴气促等症状为特征,多发于中老年人,多在冬春季发病。病情可因急性发作而加重,发作时咳嗽加剧,痰量增多,喘促不宁,有的患者甚至不能平卧。咳嗽和咳痰,尤以晨间起床后明显,痰量也以清晨较多,在稳定期多为白色泡沫样痰。慢支与慢阻肺密切相关,在临床症状上多有重叠。其区别在于,如患者仅有慢支的症状,而在肺功能检查时未达到持续气流受限的标准,则不能诊断为慢阻肺。

　　慢支多由吸烟、环境污染、慢性感染、饮食起居等多种因素长期互相作用,逐渐引起肺脾虚弱,复感外邪侵袭,诱发成疾。肺主气,司呼吸,外合皮毛;肺气虚弱,外卫空疏,利于六淫外邪乘虚而入,邪客于肺,使肺气不得正常宣降,故咳嗽、气喘之症遂作。脾主运化,脾虚则运化失职,不但饮食谷物精微上奉日少,水湿亦因之停聚为痰饮,痰饮上逆,阻塞气道,故喘促痰多。肾主纳气,主水主命门火,肾虚则气不归根,故动则气促;肾阳亏虚命火不足,则水失其制,上泛为痰。

二、处方经验

　　针对慢支的临床特点与病因病机,其咳嗽、咯痰更为明显,而气喘相对较轻,因此膏方处方中治"咳"与治"痰"是重点。一般而言,慢支与慢阻肺两者皆可养肺健脾,补肾纳气,佐以化痰平喘,但慢支偏于养肺健脾,止咳祛痰,兼顾补肾纳气,化痰祛瘀。

1. 补气益肺,化痰蠲饮法

症状:咳嗽痰多,色白黏腻,恶寒,或胸闷,懒言少语,易感冒,舌体胖大或有齿痕,舌苔薄白或白腻,脉沉细或沉弦。

证型:肺气亏虚,痰饮内伏。

治则:补气益肺,化痰蠲饮。

方药:生黄芪、炒党参、防风、炒白术、姜半夏、茯苓、陈皮、炒苏子、桔梗、细辛、干姜、五味子、白芍、炙甘草、生晒参、胎盘粉等。

随症加减:痰色黄为痰从热化,加黄芩、海浮石、天竺黄、浙贝母、桑白皮、制胆星;痰白量多,加苍术、薤白;咯痰不爽,可予三子养亲汤(苏子、白芥子、莱菔子)。

2. 益气健脾,燥湿化痰法

症状:咳嗽,痰多,神疲,乏力,胃胀纳差,大便溏薄,或有喘息,气短,动则加重,舌质淡,苔白腻,脉沉细或细滑。

证型:肺脾两虚,痰浊内阻。

治则:益气健脾,燥湿化痰。

方药:生黄芪、党参、炒白术、茯苓、陈皮、半夏、炒苏子、木香、砂仁、薏苡仁、怀山药、白扁豆、山茱萸、补骨脂、白果、仙灵脾、炙甘草、人参(或红参)、鹿角胶、蛤蚧、胎盘粉等。

随症加减:痰多色白,恶寒,舌苔白滑,脉弦紧者,多属外寒内饮,加麻黄、桂枝、干姜、白芍、细辛等温肺化饮;痰多色白黏,口黏腻,予加用枳壳、白芥子、莱菔子等。

3. 润肺止咳,补肾纳气法

症状:咳嗽,痰黏量少,口干,咽干,气短,动则加重,或伴手足心热,耳鸣,头昏,头晕,自汗,盗汗,腰膝酸软,夜尿多,舌质红,舌苔薄少或花剥,脉沉细或细数。

证型:肺肾阴虚。

治则:润肺止咳,补肾纳气。

方药:南北沙参、黄芪、黄精、(熟)地黄、当归、麦冬、五味子、山茱萸、泽泻、茯苓、紫苏子、浙贝母、牡丹皮、地龙、百部、陈皮、炙甘草、人参(或西洋参)、龟甲胶、蛤蚧、胎盘粉等。

随症加减:咯痰不爽,加瓜蒌皮、川贝母;兼咳嗽,痰多色黄为痰从热化,加浙贝母、桑白皮、黄芩、开金锁、鱼腥草等;咳剧者,加紫菀、百部、款冬花、天浆壳、乌梅、诃子。

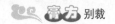

4. 补肺益肾,祛瘀化痰法

症状:咳嗽,痰白,喘息,气短,动则加重,畏寒肢冷,腰膝或下腹冷痛,夜尿多,或伴乏力,腰膝酸软,咳而遗溺,舌体胖大或紫暗,有齿痕,苔白滑或白腻,脉沉细或脉沉无力,或脉涩。

证型:肺肾两虚,痰瘀互结。

治则:补肺益肾,祛瘀化痰。

方药:生黄芪、人参(或红参)、炒白术、干姜、五味子、炒苏子、熟地黄、怀山药、山茱萸、附子、肉桂、川芎、赤芍、桃仁、当归、丹参、地龙、大枣、益智仁、补骨脂、鹿角胶、蛤蚧、胎盘粉等。

随症加减:痰多,痰白稀薄泡沫状,胸闷,不能平卧,恶寒,舌苔白滑,脉弦紧者,多属外寒内饮,加麻黄、桂枝、白芍、细辛、法半夏、杏仁、炙甘草等;瘀血严重者,可加用三棱、莪术以破瘀,或虫类化瘀药如地鳖虫等;如兼见肢肿,可在温补脾肾的基础上加用泄肺逐水方药,如葶苈子、防己、椒目等。

三、膏方举隅

患者,女,62岁,2011年11月2日初诊。反复咳嗽、白黏痰近20年,每年症状持续超过3个月,冬天加重,夏天减轻,有时胸闷。肺功能提示轻度小气道阻塞,胸片示肺纹理增多。另有高血压病史10年。症见怕冷,喜厚衣,遇冷风症状加重,易感冒。每遇急性加重,输液治疗效果不理想。胃纳一般,二便尚调。舌嫩红有裂纹,苔薄腻,脉细滑。证属气阴两虚,痰湿内蕴。拟益气养阴,化痰止咳。

膏方:党参200克,黄芪200克,南北沙参各150克,天麦冬各150克,黄芩150克,当归100克,白芍150克,茯苓150克,白术150克,防风120克,陈皮100克,半夏150克,生熟地黄各120克,野荞麦根300克,蒲公英300克,百部150克,夏枯草150克,浙贝母120克,紫菀100克,冬花100克,前胡100克,白前100克,淮山药300克,山茱萸120克,枸杞子100克,仙灵脾

100 克,巴戟天 150 克,黄精 300 克,桂枝 150 克,女贞子 200 克,甘草 60 克。

阿胶 200 克,龟甲胶 100 克,鳖甲胶 100 克,蛤蚧 1 对,胎盘粉 60 克,川贝粉 30 克,饴糖 250 克,冰糖 250 克,黄酒 500 克。

2013 年 11 月复诊,咳嗽、咯痰明显减轻,畏寒及易感冒均有好转,拟前方酌情加减继服。

四、预防与调摄

慢支的预防调摄与慢阻肺相似,室内空气宜保持清洁新鲜。冬日严寒,尤应保温取暖,以免受寒复发。应及时戒烟,避免长期暴露于烟雾、粉尘或油烟中,厨房应安装脱排油烟机。对可疑过敏物,如沥青、花粉、冷风、油漆、尘粉、农药、杀虫剂等均需避免接触,以免诱发急性发作。饮食调理方面宜高蛋白质、高维生素、高纤维素。故宜多食用瘦肉、豆制品、鱼类、蘑菇等高蛋白质食物及蔬菜水果、豆类、乳类、黑木耳等含维生素量较多的食物;而粗食、糠麸、蔬菜等属于高纤维素食物;均应经常食用,有助于增加营养、改善体质以及大便通畅、排除毒素。慢支患者病程较长,大多脾肺肾阳气不足,不耐寒凉食品。应尽量少食荞麦、莴笋、黄瓜、丝瓜、冬瓜、西瓜皮、苦瓜、芹菜、菠菜、菱角、茭白、马齿苋、柿子、荸荠、甘蔗、螃蟹、蛤蜊、田螺、螺蛳、牡蛎、蚌肉等。忌油炸及辛辣食物,以免助热生痰。鱼、虾、蟹、蛋类及奶制品易引起过敏反应,也应慎食。加强体育锻炼、呼吸锻炼。掌握有效咯痰的技术。夏季可冬病夏治,服用中药调理;秋季可接种流感疫苗等。

 ## 第四节 支气管哮喘

一、临床特点与病机分析

支气管哮喘简称哮喘,是常见的慢性呼吸道疾病。临床上

沪上中医名家养生保健指南丛书

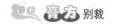

表现为反复发作的喘息、气急、胸闷、咳嗽等症状,常在夜间和(或)清晨发作、加剧,大多数患者可经药物治疗得到控制。支气管哮喘的现代医学定义是"一种慢性气道炎症性疾病,这种慢性炎症与气道高反应性的发生和发展有关"。哮喘的发病是遗传和环境两方面因素共同作用的结果。

1. 诊断标准

(1) 反复发作喘息、气急、胸闷、咳嗽等,多与接触过敏原、冷空气、物理化学性刺激以及上呼吸道感染、运动等有关。

(2) 双肺可闻及散在或弥漫性,以呼气相为主的哮鸣音。

(3) 上述症状和体征可经治疗缓解或自行缓解。

(4) 除外其他疾病所引起的喘息、气急、胸闷和咳嗽,如左心功能不全、慢阻肺、上气道阻塞性病变、支气管扩张、变应性肉芽肿性血管炎(CSS)、变应性支气管肺曲霉病等。

(5) 临床表现不典型者(如无明显喘息或体征),可根据条件做以下检查,如任一结果阳性,可辅助诊断为支气管哮喘。①简易峰流速仪测定最大呼气流量(日内变异率≥20%);②支气管舒张试验阳性。但本病长期反复发作可造成气道增厚、狭窄,即所谓"气道重塑",支气管舒张试验可为阴性。

2. 临床分期 根据发作的频繁程度,支气管哮喘又可以分为以下3期。

(1) 急性发作期:是指喘息、气促、咳嗽、胸闷等症状突然发生,或原有症状急剧加重,常有呼吸困难,以呼气流量降低为其特征,常因接触变应原、刺激物或呼吸道感染诱发。

(2) 慢性持续期:是指患者每周均不同频度和(或)不同程度地出现症状(喘息、气急、胸闷、咳嗽等)。

(3) 临床缓解期:指经过治疗或未经治疗症状、体征消失,肺功能恢复到急性发作前水平,并维持3个月以上。膏方治疗一般适合于临床缓解期和慢性持续期。

哮喘属中医学"哮证""喘证"的范畴。临床见喉中哮鸣阵阵、上气喘咳、胸膈满闷如塞,伴形寒畏冷、神疲怠倦等症。其中医病机为先天禀赋不足,肺虚输布失司,脾虚运化失健,肾虚通调不利,日久水津内聚为痰,宿痰内伏,一遇外邪触发,则痰随气升,交阻气道而致。因此哮喘其标在肺,其制在脾,其本在肾,宿痰内伏为其发病宿根。此外,血瘀亦是重要的致病因素,痰与瘀血互结,流连难去,而沉疴难起。

历代医家通过临床实践,认为久喘虚喘的治疗应以"肾"为主。名中医吴银根教授认为,阳虚寒胜是本病的主要病机。临床研究表明,哮喘患者阳虚者占80%以上,即使哮喘患者无腰酸畏寒等脾肾阳虚的表现,亦存在隐性虚损。肾阳为脾阳之根、水之主,寄元阴元阳,对维持津液代谢起关键作用。故温补脾肾为治疗大法。若肾气不足者,以仙灵脾、巴戟天、肉苁蓉、补骨脂等为主组方。若病情进一步发展为肾阳虚者,则用桂枝、附子、鹿角片、蛇床子、仙茅、仙灵脾、葫芦巴温肾助阳,并用鹿角胶收膏,还可加用红参大补元气。名中医徐敏华教授认为补肾之法,根据不同人群,可有侧重:青年女性着重肾阴,老年男性着重肾阳,幼少培补先天,改善体质。

二、处方经验

1. 益气固表,补肾纳气法

症状:气短声低,动则尤甚,或喉中有轻度哮鸣声,咳痰清稀色白,面色㿠白,常自汗畏风,易感冒,每因劳倦、气候变化等诱发哮病,舌淡苔白,脉细弱或虚大。

证型:肺肾两虚,卫表不固。

治则:益气固表,补肾纳气法。

方药:生黄芪、炒白术、五味子、防风、茯苓、苏子、熟地黄、怀山药、山茱萸、仙灵脾、巴戟天、肉苁蓉、补骨脂、地龙、僵蚕、白果、炙甘草、人参(或红参)阿胶、蛤蚧、胎盘粉等。

随症加减:若怕冷畏风明显,加桂枝、白芍、姜、枣调和营卫;

若气阴两虚,咳呛,痰少质黏,口咽干,舌质红者,可用生脉散加北沙参、玉竹等益气养阴。

2. 温补脾肾,化痰平喘法

症状:痰多气短,纳呆,乏力,脘腹胀,或食油腻易于腹泻,每因饮食不当则易诱发哮病,或便溏,畏寒肢冷,腰膝或下腹冷痛,夜尿多,舌质淡,苔薄腻或白滑,脉沉细或脉沉无力。

证型:脾肾两虚。

治则:温补脾肾,化痰平喘。

方药:生黄芪、炒白术、茯苓、陈皮、姜半夏、苏子、怀山药、山茱萸、附子、鹿角片、蛇床子、仙茅、仙灵脾、葫芦巴、补骨脂、白果、炙甘草、人参(或红参)、阿胶、蛤蚧、胎盘粉等。

随症加减:伴有痰白稀薄,泡沫,胸闷,不能平卧,恶寒,舌苔白滑,脉弦紧者,多属寒饮内伏,加麻黄、桂枝、干姜、细辛、五味子等;伴痰多色白黏,口黏腻,舌苔白腻,脉滑者,加用枳壳、南星、白芥子、莱菔子、鬼箭羽、泽漆等。

3. 补肾调肝,降逆平喘法

症状:平素短气息促,动则尤甚,吸气不利,或喉中有轻度哮鸣,腰膝酸软,脑转耳鸣,劳累后易诱发哮病,或颧红,烦热,胸闷不舒,嗳气,舌红苔少,脉细弦数。

证型:肝气郁闭,肾失摄纳。

治则:补肾调肝,降逆平喘。

方药:黄精、(熟)地黄、枸杞子、麦冬、五味子、山茱萸、山药、泽泻、茯苓、紫苏子、浙贝母、牡丹皮、郁金、柴胡、地龙、炙甘草、人参(或西洋参)、阿胶、蛤蚧、胎盘粉等。

随症加减:痰黏不易咯出者,酌加桔梗、贝母、皂角刺等以化痰止咳;伴有胃食管反流者,加代赭石、旋覆花、半夏、瓦楞子、海螵蛸;伴大便秘结者,予全瓜蒌、厚朴、生白芍、生首乌、槟榔。

在哮喘的膏方用药中,一些虫类药如僵蚕、蝉蜕、地龙、全蝎等祛风通络平喘疗效卓著,但易出现胃肠道反应,脾胃虚弱者慎用,或伍以健胃药物。哮喘膏方的细料包括阿胶、龟甲胶、鳖甲胶、蛤蚧、胎盘粉、鹿角胶等,多为血肉有情之品,补肺肾、益精血功效尤著。用参则可用红参,适合哮喘阳虚寒胜者。

二、膏方举隅

患者,男,28岁,于2009年11月18日初诊。患者有支气管哮喘史20余年,经常胸闷、气喘,痰液为白沫状。平素畏寒,乏力,胃纳不佳,大便溏薄,夜寐欠安,口干不欲饮。舌质淡胖,苔薄白,脉沉弦。证属脾肾两亏,痰饮内伏。治拟健脾补肾,温化痰饮,降逆平喘。

膏方:南北沙参各150克,天麦冬各150克,黄精200克,党参300克,生黄芪200克,防风100克,炒白术150克,姜半夏100克,茯苓150克,陈皮100克,麻黄60克,细辛50克,炒白芍150克,五味子150克,川连30克,白果150克,平地木150克,佛手60克,生熟薏苡仁各150克,炒山药300克,白扁豆300克,莲子肉300克,补骨脂150克,桂枝60克,菟丝子150克,沉香30克,仙灵脾200克,川芎100克,熟地黄100克,潼白蒺藜各300克,苏子150克,鹿角片60克,黄荆子150克,炙甘草100克。

龟甲胶200克,鹿角胶200克,蛤蚧1对,胎盘粉60克,饴糖250克,冰糖250克,黄酒500克。

二诊:服用膏方后,患者次年胸闷、气喘俱减,胃纳改善,有时上腹胀。要求续服膏方。舌胖色淡红,苔薄白,脉略弦。再宗前法,去南北沙参、麻黄,加蝉衣60克,大腹皮100克。

三诊:连续服用膏方2年后,胸闷、气喘、胃纳显著改善。基本不用西药,有时胸闷,血压正常偏高。宗前法酌情加减,予地龙200克,老鹳草200克。

四诊:连续服用冬季膏方3年后,哮喘基本稳定,胃纳佳。年中有1次小发作,血压略高,易疲劳。舌淡红,苔薄腻,脉弦滑。证属肺肾两亏,肝阳偏亢。拟补益肺肾,滋阴潜阳。前方去

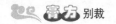

鹿角片,加龟甲 150 克,石决明 300 克,桑寄生 150 克。

五诊:支气管哮喘经膏方调理,数年来少有发作,生活质量明显提高,唯血压稍高,有时头晕痛。宗前法补益肺肾,滋阴潜阳,去甘草,加夏枯草 150 克,天麻 120 克,脐带 10 条。

四、预防与调摄

预防方面,注重宿根的形成及诱因的作用,故应注意气候影响,做好防寒保暖,防止外邪诱发。避免接触刺激性气体及易致过敏的灰尘、花粉、食物、药物(如阿司匹林等)和其他可疑异物;避免饲养猫、犬等宠物;在花粉较多的季节如春秋季,应避免去郊外、公园等处,或戴上口罩;居室中不使用地毯、羽绒或蚕丝衣被等。宜戒烟酒,饮食宜清淡而富营养,忌生冷、肥甘、辛辣、海膻发物等,以免伤脾生痰;避免饮食过咸或过甜。防止过度疲劳和情志刺激。鼓励患者根据个人身体情况,选择太极拳、内养功、八段锦、散步或慢跑、呼吸体操等方法长期锻炼,避免剧烈运动。增强体质,预防感冒。食疗方面可选用白果杏仁生姜粥等。

第五节 支气管扩张症

一、临床特点与病机分析

支气管扩张症简称支扩,是各种原因引起的支气管病理性的不可逆性扩张,导致反复发生化脓性感染的慢性气道炎症。主要表现为慢性咳嗽、咳大量脓痰或反复咯血,易于反复发作急性感染,严重者后期可发展至肺源性心脏病、右心衰竭与呼吸衰竭。其病因与支气管-肺组织感染、支气管阻塞、全身性疾病,以及支气管先天性发育阻碍和遗传因素有关,部分患者早年有麻疹、百日咳、肺炎或肺结核等病史。其他还有体液免疫缺陷:抗体产生不足、先天或获得性低丙种球蛋白血症(尤其是 IgG 或

IgG 亚型缺乏者)、胃食管反流、变态反应性支气管病、分枝杆菌感染、类风湿关节炎、炎症性肠病等。26%～53%的患者未能明确病因。根据慢性咳嗽、大量脓痰、反复咯血和肺部同一部位反复感染等病史,进一步通过胸部 CT(尤其是高分辨率 CT)明确诊断。支扩的高分辨率 CT 主要表现为支气管内径与其伴行动脉直径比例的变化,正常值为0.62±0.13,支气管扩张时常大于1。此外还可见到支气管呈柱状及囊状改变、气道壁增厚(支气管内径<80% 外径)、黏液阻塞、"树枝发芽征"及"马赛克征"。当 CT 扫描层面与支气管平行时,扩张的支气管呈"双轨征"或"串珠"状改变;当扫描层面与支气管垂直时,扩张的支气管呈环形或厚壁环形透亮影,与伴行的肺动脉形成"印戒征";当多个囊状扩张的支气管彼此相邻时,则表现为"蜂窝状"改变;当远端支气管较近段扩张更明显且与扫描平面平行时,则呈"杵"状改变。根据 CT 所见支扩可分为 4 型,即柱状型、囊状型、静脉曲张型及混合型。X 线胸部平片诊断支扩的敏感性不高。早期轻症患者,一般后前位 X 线胸片常无特殊发现,或仅有患侧肺纹理增强。疾病后期,X 线胸片显示不规则环状透光阴影,或呈"蜂窝状"(所谓"卷发影"),有一部分患者仅表现为咯血,而无痰或少痰,称为干性支扩。

　　支扩见反复咳嗽、咳大量脓性痰,或伴咯血。证属中医学"咳嗽""咯血""肺痈"等范畴。其主要病机是痰瘀阻肺,郁而化热。吴银根教授认为,支扩中医辨证以痰热、肝火、风火为标,肺弱气阴两虚为本,多数患者存在气阴两虚、正气亏耗,符合"正虚邪犯""久病必虚"的理论,说明正虚邪犯是支扩的发病基础。支扩乃经年宿疾,痰湿深伏不去,久郁必化热。痰、热、瘀是 3 个病理环节,但不是独立存在的,而是在疾病的发展过程中,相互兼杂,互为因果的,其中"痰、热"是关键。病程迁延日久,郁热损伤肺阴,出现肺热阴虚。病情反复发作,损伤肺气,肺虚日久及脾,肺脾两虚,津失输布,转输不利,更易聚而为痰。肺气亏虚,卫外

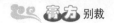

不固,更易感受外邪而致病情反复发作。

咯血是支扩的主要临床症状之一,其病因病机如《不居集·咳血》云"总由火克肺金,肺燥血出。若不用滋养真气,补水生金剂多,何以望痊"。此一由肝郁化火,郁火伤肺,肺金受邪,不能生水,水火失济,则阴火亢盛,而为痰血凝结;一由肝肾阴液不足,水亏则火盛,火盛则刑金,金病则肺燥,肺燥则络伤而咳血,液涸而成痰;此外,还可由外感风热或风寒之邪,蕴结不解而化热,热壅于肺则咳血。

二、处方经验

支扩的治疗目的主要是:抑制感染与炎症的恶性循环,减少急性加重频率,提高生活质量,防止疾病进展。这也是膏方治疗的目标。由于支扩常伴有痰热证,即便热证不明显,其肺经之痰也易于化燥生热,热伤脉络而致咯血。故病家对于温补之膏方是否会增加咯血频率,颇有疑惑。一些医家对于支扩膏方之遣方用药,亦感棘手。其实,只要辨证准确,治法上兼顾寒热虚实的平衡,药物组配得当,膏方治疗支扩自有良效,而无动血之虞。

支扩稳定期辨证多为肺脾气虚或气阴两虚证,与痰热夹杂。治疗以调补为主,培土生金以治生痰之源,润燥养阴以护阴液,辅以清热化痰、通瘀通络。因此,支扩的基本治疗原则是扶正、化痰与清热。我们常用"支扩稳定方"(麦冬、生黄芪、茯苓、桔梗、薏苡仁、金荞麦、紫草、白及)为基本方加减,在膏方治疗中,依据不同患者的临床特征,灵活变通,有所侧重。

1. 益气养阴,化痰清热法

症状:痰黄黏痰或脓痰,或有痰中带血,或伴有自汗,盗汗,乏力懒言,口干苦,午后潮热,面部潮红,舌红,无苔或少苔,脉细。

证型:气阴两虚。

治则:益气养阴,兼清痰热。

方药:南北沙参、天麦冬、生地黄、黄精、女贞子、黄芪、桔梗、白及、紫草、茯苓、金荞麦、薏苡仁、白术、防风、黄芩、紫花地丁、冬瓜子、紫菀、浙贝母、旱莲草、丹皮、甘草、阿胶、龟甲胶、胎盘粉。

随症加减:若痰量不多,质黏难咯出,加玄参、川贝母、天花粉、海浮石、海蛤壳等;兼有痰中带血,急躁易怒,口苦等属肝郁化火者,佐以清肝火,加栀子、夏枯草、青黛等;伴头晕,耳鸣,腰酸,动则气喘等,加补肾药物如山茱萸、熟地黄、仙灵脾、巴戟天、蛤蚧、鹿衔草等;痰热重者,酌加鱼腥草、胆南星、半枝莲、蒲公英、虎杖、瓜蒌等。

2. 健脾补肺,清肺化痰法

症状:咯黄或白黏痰,乏力,纳呆,胸脘痞闷不适,或自汗,头晕,易感冒,舌淡红,苔薄腻或厚腻,脉细或细滑等征象。

证型:肺脾气虚。

治则:益气健脾,培土生金,兼清肺化痰。

方药:党参、姜半夏、陈皮、黄芪、桔梗、白及、紫草、茯苓、金荞麦、薏苡仁、苍白术、防风、紫花地丁、胆南星、冬瓜子、紫菀、蒲公英、浙贝母、甘草、阿胶、龟甲胶、胎盘粉、饴糖。

随症加减:便溏,加白扁豆、淮山药、石榴皮;若兼有头晕,耳鸣,腰酸,动则气喘等,加补肾药物如山茱萸、仙灵脾、巴戟天、补骨脂、蛤蚧、鹿含草等;伴有胸痛或胸闷,可予郁金、瓜蒌、蒲黄、徐长卿等。

养生小贴士

其中薏苡仁(亦称薏苡仁)一味,甘、淡、微寒,既能健脾化痰,兼可清热排脓;常用量30克,是支扩治疗中不可多得的佳品。

3. 养阴柔肝,宁络止血法

症状:咯黄或白黏痰,有时痰中带血,伴头晕目眩,口干,胸胁隐痛,腰膝酸软,大便干结,甚或五心烦热,舌红,无苔或少苔,脉细弦。

沪上中医名家养生保健指南丛书

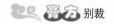

证型：肝肾阴虚。

治则：养阴柔肝，宁络止血。

方药：太子参、生地黄、玄参、南北沙参、麦冬、当归、玉竹、贝母、白芍、女贞子、旱莲草、藕节、蒲黄、景天三七、黄芩、地锦草、田七、花蕊石、茜草、白及、侧柏叶、阿胶、龟甲胶。

随症加减：兼肝郁化火者，佐以清肝火，药用牡丹皮、栀子、夏枯草、青黛等；痰热重者，加紫草、紫花地丁、鱼腥草、胆南星、蒲公英等；大便干结，予大黄、虎杖等。

养生小贴士

一些炒炭类止血药如藕节炭、地榆炭、侧柏炭等对于大便溏薄伴有瘀血者尤为适合。对于既往出血频繁者，对于补气药的使用需十分审慎。故常于大堆养阴清热药中酌情加用，或以药性较为平和的太子参代替党参、黄芪，并合用止血药物。

支扩患者体质较弱，容易感冒，而感冒又能诱发支扩的急性加重，严重影响生活质量。其主要病机为肺气不足，表卫不固，宜在膏方中加入玉屏风散，扶正固表，预防感冒，可明显减少患者感冒的次数及减轻支扩发作。收膏时龟甲胶、鳖甲胶、阿胶皆可用，但阿胶用量不可过重，可用西洋参以益气养阴，或生晒参，需避免红参，以避温燥。同时注意用药的动静升降平衡，避免用药偏颇，防止补益太过而恋邪，攻邪过猛而伤正。

三、膏方举隅

患者，女，58岁，2012年11月7日初诊。反复咳嗽、黄脓痰40余年，伴胸背疼痛，时有痰中带血，动则气喘，畏寒少汗，咽痒，胃纳佳，时有便秘，夜尿频，腰酸耳鸣，口干，睡眠不佳。胸部CT示两肺多发支气管扩张。既往中西医治疗效果欠佳。舌淡红，苔腻色微黄，脉细滑。证属痰热内蕴，气血两亏，肺肾俱虚，瘀血阻络。拟清肺化痰，益气养血，补肺益肾，祛瘀止痛。

膏方:黄芪 200 克,南沙参 200 克,天麦冬各 150 克,百合 150 克,生熟地黄各 150 克,黄精 300 克,黄芩 300 克,当归 100 克,白芍 150 克,半夏 150 克,桔梗 100 克,白及 60 克,凤凰衣 60 克,西青果 100 克,丹参 200 克,景天三七 300 克,紫草 150 克,紫花地丁 300 克,大狼把草 150 克,灵芝 200 克,茯苓神各 150 克,野荞麦根 300 克,薏苡仁 300 克,冬瓜子 200 克,半枝莲 300 克,紫菀 100 克,生蒲黄 150 克,川连 60 克,夏枯草 150 克,鹿含草 150 克,山茱萸 120 克,浙贝母 120 克,旱莲草 100 克,丹皮 100 克,野菊花 150 克,益智仁 120 克,狗脊 120 克,桑葚子 150 克,甘草 50 克。

阿胶 100 克,龟甲胶 300 克,蛤蚧 1 对,胎盘粉 60 克,珍珠粉 10 克,蜂蜜 500 克。

复诊(2013 年 11 月):咳嗽减轻,黄脓痰减少,胸背疼痛明显减轻,偶有痰中带血。服用膏方后,感觉疗效明显,且服用方便易于接受,当年连续服用了两贴膏方(累计服用 3 个月左右)。仍有夜尿频,睡眠不佳。舌淡红,苔薄腻,脉细滑。拟前方去西青果、大狼把草,加覆盆子 120 克,远志 90 克,石菖蒲 100 克继服。因膏方疗效明显,患者要求在冬季服用两贴膏方(累计服用 3 个月左右)。

三诊(2014 年 12 月):患者诉服用膏方后,咳嗽、黄脓痰明显减少,精力较前旺盛,胸背已无明显疼痛,夜尿减少。仍觉睡眠不佳,口干舌燥,脱发。舌淡红,苔薄腻,脉细滑。拟益气养阴,养血安神,补肺益肾,兼清痰热。前方去覆盆子、鹿含草,加芦根 300 克,夜交藤 300 克,西洋参 100 克,枫斗 20 克继服。

四、预防与调摄

使患者懂得所患疾病的性质,导致疾病进展的危险因素,自我管理与求助的时机,掌握正确的咳痰与体位引流方法等。应避免危险因素,如戒烟、避免受凉等,加强劳动保护和体育锻炼,

预防感冒。一般应当忌饮酒、辛辣和温热性食物(如辣椒、胡椒、花椒、羊肉、狗肉、公鸡肉、牛肉、荔枝、龙眼肉等);多食蛋、肉、鱼、奶和新鲜蔬菜。

排痰是支扩最重要的非药物疗法之一,运用人力或机械,包括胸部叩击、震动、体位引流、机械辅助的咳嗽及气道震荡等,以帮助黏痰的排出。痰量>30毫升/日应体位引流,使患肺处于高位,宜安排在早餐前或睡前,每日2～4次,每次15～30分钟,同时间歇做深呼吸后用力咳痰,提高引流效果。

指导患者掌握饮食营养知识,嘱其多食高蛋白易消化食物,多食蔬菜、水果,多饮水,少食脂肪食物。有益的食品诸如梨、罗汉果、柿、枇杷、无花果、荸荠、萝卜、冬瓜、丝瓜、薄荷、胖大海、荸荠、海蜇、豆腐、白菊花、金银花、百合、甘蔗、豆浆、蜂蜜、饴糖、白木耳、柿霜、柿饼、海松子、花生、柑橙、芹菜、茭白、蕹菜、菊花脑、菠菜、莴苣、茼蒿、枸杞头、马兰头、荷叶、藕、地瓜、黄瓜、绿豆、绿豆芽、田螺、螺蛳、香蕉、苦瓜、番茄、竹笋、瓠子、菜瓜、海带、紫菜等食品。

食疗:川贝研极细末,取5～10克兑入稀粥中(贝母粥),每日1～2次,经常服之。其他如紫菜汤、绿豆粥、薏苡仁粥等皆可作为食疗之品。滋补药物可酌情选用西洋参与白参,忌用红参,以免火上浇油。

为增强免疫力,可每年接种流感疫苗,还可接种肺炎球菌疫苗。肺康复训练包括呼吸肌与耐力训练等。

支扩常因感染导致急性加重。如果出现至少一种症状加重(痰量增加或脓性痰、呼吸困难加重、咳嗽增加、肺功能下降、疲劳乏力加重)或出现新症状(发热、胸膜炎、咯血),往往提示出现急性加重。此时应立即就医,及时予抗生素及其他治疗,以免延误病情。

第六节 反复感冒

一、临床特点与病机分析

感冒大多由病毒引起,少部分由细菌引起。细菌感染可直接感染或继发于病毒感染之后,各种导致全身或呼吸道局部防御功能降低的原因,如受凉、淋雨、气候突变、过度疲劳等可使原已存在于上呼吸道的或从外界侵入的病毒或细菌迅速繁殖,从而诱发本病。老幼体弱、免疫功能低下或患有慢性呼吸道疾病的患者易感。主要表现为鼻部症状,如喷嚏、鼻塞、流清水样鼻涕,也可表现为咳嗽、咽干、咽痒或灼热感,甚至鼻后滴漏感。2～3天后鼻涕变稠,常伴咽痛、流泪、味觉减退、呼吸不畅、声嘶等。可有发热及全身症状,或仅有低热、不适、轻度畏寒、头痛。体检可见鼻腔黏膜充血、水肿,有分泌物,咽部轻度充血。感冒可以引起原有呼吸道疾病(如慢气、慢阻肺、支气管哮喘、支扩等)的急性加重。一般成人每年发生感冒2～4次,儿童发生率更高,每年6～8次。全年皆可发病,冬春季较多。此外,流行性感冒为流感病毒所致的急性呼吸道传染性疾病,传染性强,常有较大范围的流行。临床特点为全身症状重,畏寒、高热、全身酸痛、眼结膜炎症明显,而鼻咽部症状较轻。感冒可以造成严重的社会经济负担,少数可以引起严重并发症甚至死亡。

早在《内经》已经认识到感冒主要是外感风邪所致。《素问·骨空论》指出:"风从外入,令人振寒,汗出,头痛,身重,恶寒。"六淫病邪风寒暑湿燥火均可为感冒的病因,因风为六气之首,"百病之长",故风为感冒的主因。反复感冒在中医学中归属于"体虚感冒"的范畴,多因素体正气亏虚,或大病、久病后正气未复,肺卫不固,外邪入侵所致。六淫病邪或时行病毒能够侵袭

人体引起感冒,除因邪气特别盛外,总是与人体的正气失调有关。或是由于正气素虚,或是素有肺系疾病,不能调节肺卫而感受外邪。正气失调,腠理不密,邪气得以乘虚而入。因此,感冒是否发生决定于正气与邪气两方面的因素。有人常年不易感冒,是正气较强常能御邪之故,有人一年多次感冒,即是正气较虚不能御邪之故。"邪之所凑,其气必虚",提示了正气不足或卫气功能状态暂时低下是感冒的决定因素。

二、处方经验

反复感冒多因素体正气亏虚,有许多患者并无基础疾病,而表现为亚健康状态。膏方调治以益气固表为主,兼顾原有疾病的调治。

1. 益气固表、扶正培本法

症状:自汗畏风,易疲劳,易感冒,每因劳倦、气候变化等诱发,舌淡苔白,脉细弱或虚大。

证型:肺气亏虚,卫外不固。

治则:益气固表。

方药:生黄芪、炒白术、五味子、防风、红景天、茯苓、炙甘草、黄精、山药、大枣、人参、阿胶、胎盘粉、蜂蜜等。

随症加减:若怕冷畏风明显,加桂枝、白芍、姜、枣调和营卫;伴有面色少华,肢端畏寒等血虚表现者,加当归、熟地黄、川芎、白芍等;若气阴两虚,咳嗽痰少质黏,口咽干,舌质红者,可加麦冬、北沙参、玉竹、西洋参等益气养阴。

一般以玉屏风散(黄芪、白术、防风)合四君子汤加减为主方,根据患者的体质、年龄、病程与虚损程度进行调治。治上病、初病,方宜轻灵,不宜过分滋补。

2. 健脾补肺,培土生金法

症状:纳呆,乏力,脘腹胀,或有消瘦,便溏,易疲劳,易感冒,每因劳倦、气候变化等诱发,舌质淡,苔薄腻或白滑,脉沉细或脉沉无力,舌淡苔白,脉细弱或虚大。

证型:肺脾两虚。

治则:健脾补肺,培土生金。

方药:生黄芪、炒党参、防风、炒白术、姜半夏、茯苓、陈皮、砂仁、薏苡仁、桔梗、白扁豆、怀山药、枳壳、大枣、炙甘草、生晒参、饴糖等。

随症加减:伴有过敏性鼻炎、哮喘者,加白芍、白芷、黄荆子、乌梅、苍耳子、佛耳草、辛夷;挟有痰饮者,酌加干姜、细辛、紫菀;兼有痰热者,可配黄芩、开金锁、蒲公英、鱼腥草。

3. 补肺益肾,扶正固本法

症状:多见于病程较长、虚损较重或年龄偏大者,症见气短,动则加重,易感冒,伴乏力,腰膝酸软,或自汗,盗汗,耳鸣,头晕,舌质淡或红,舌苔薄少或花剥,脉沉细或细数。

证型:肺肾两虚。

治则:补肺益肾,扶正固本。

方药:生黄芪、白术、茯苓、防风、生熟地黄、怀山药、山茱萸、丹皮、黄精、麦冬、仙茅、仙灵脾、葫芦巴、补骨脂、炙甘草、人参、阿胶、蛤蚧、胎盘粉等。

随症加减:偏阴虚者,加南北沙参、天冬、玉竹、五味子、白芍、桑葚子、女贞子、龟甲、龟甲胶等补肾填精;偏阳虚者,酌加杜仲、附子、桂枝、益智仁、葫芦巴、鹿角胶等补肾阳;多汗者,加煅龙骨、煅牡蛎、浮小麦、五倍子。

三、膏方举隅

患者,女,22 岁,于 2013 年 11 月 6 日初诊。平素经常感冒,兼有慢性鼻炎,有时手指颤抖。胃纳佳,大便次数较多,多梦。月经延迟,量正常,伴有痛经。舌淡红,胖嫩,苔薄腻,脉细软。证属肺脾不足,气血两虚。治拟益气固表,养血调经。

膏方:党参 200 克,生黄芪 300 克,茯苓 120 克,防风 120

克,炒白术 150 克,姜半夏 150 克,辛夷 60 克,细辛 60 克,桂枝 100 克,丹皮 100 克,桃仁 60 克,泽兰 100 克,生蒲黄 100 克,生姜 100 克,生熟地黄各 150 克,川芎 100 克,当归 120 克,川怀牛膝各 100 克,南沙参 150 克,天麦冬各 100 克,山药 300 克,白扁豆 150 克,莲子肉 300 克,黄精 300 克,开金锁 300 克,五味子 100 克,桑叶 150 克,羊乳根 300 克,连翘 100 克,炙甘草 50 克。

阿胶 300 克,龟甲胶 100 克,蛤蚧 1 对,胎盘粉 80 克,饴糖 250 克,冰糖 250 克,黄酒 500 克。

二诊:服用膏方后,患者次年感冒次数明显减少,大便次数已正常,多梦、痛经亦明显好转。唯鼻炎仍频发,常有偏头痛。要求续服膏方。舌胖嫩,苔薄白,脉细滑。再宗前法,去连翘、桑叶,加白芷 100 克,藁本 100 克,蜂房 100 克。

四、 预防与调摄

加强体育锻炼,增强机体适应气候变化的调节能力,在气候变化时适时增减衣服,注意防寒保暖,慎接触感冒患者以免时邪入侵等,对感冒的预防有重要作用。尤其是时行感冒的流行季节,预防服药一般可使感冒的发病率大为降低。主要药物有贯众、大青叶、板蓝根、鸭跖草、藿香、佩兰、薄荷、荆芥等。不过随着季节的变化,预防感冒的药物亦有所区别。如冬春季用贯众、紫苏、荆芥;夏季用藿香、佩兰、薄荷;时邪毒盛,流行广泛用板蓝根、大青叶、菊花、金银花等。常用食品如葱、大蒜、食醋亦有预防作用。

感冒患者应适当休息,多饮水,饮食以素食流质为宜,慎食油腻难消化之物。卧室空气应流通,但不可直接吹风。药物煎煮时间宜短,取其气全以保留芳香挥发有效物质,无汗者宜服药后进热粥或覆被以促汗解表,汗后及时换干燥洁净衣服免再次受邪。

第二章
心血管系统疾病

 第一节　概述

常见于心血管系统的慢性疾病有冠状动脉粥样硬化性心脏病、慢性心功能不全、病毒性心肌炎、心律失常、慢性肺源性心脏病、心脏神经官能症、高血压等。临床以心悸、胸闷胸痛、气急喘促、水肿眩晕等为主要症状，病情较重，病程偏长，迁延难治。这些疾病常常是病位在心，但与肺、脾、肝、肾功能的失调，与痰浊、瘀血、气滞、六淫之邪的侵袭，都有密切的关系。属于中医学"心悸""怔忡""胸痹""咳嗽""喘证""痰饮""眩晕""头痛""水肿"等范畴。大多属于本虚标实，虚实夹杂。膏方调治心血管系统疾病适用于病情相对稳定的阶段，以治本为主。通过气血、阴阳、脏腑功能的调理，结合祛邪、活血化瘀、理气通络、化痰逐饮、温阳散寒、滋阴潜阳、利水退肿等多种治法，标本兼治。以达到扶助正气，祛除病邪，协调脏腑功能，平衡阴阳，提高患者抗病能力，减轻病情，祛病延年的目的。本病由于病程较长，正气虚衰，膏方调治中可根据病情加入血肉有情之品，如阿胶、鹿角胶、鳖甲胶、龟甲胶。大凡气血虚弱可加阿胶或龟甲胶，阴虚可加鳖甲胶，阳虚可加鹿角胶，阴阳两虚可龟甲胶或鳖甲胶加鹿角胶并用。元气亏损可用人参大补元气，但选择中当辨证使用。野山参、林下山参、生晒参性平，西洋参偏凉，红参偏温，各有不同适

沪上中医名家养生保健指南丛书

应证。蛤蚧、冬虫夏草、紫河车、鹿茸等各有主治,应合理选用,使用不当会适得其反,造成不良反应。

第二节　冠状动脉粥样硬化性心脏病

一、临床特点和病机分析

冠状动脉粥样硬化性心脏病指冠状动脉粥样硬化使血管腔阻塞、狭窄,导致心肌缺血缺氧,甚至坏死的一种心脏病,简称冠心病,又称缺血性心脏病。本病多发于 40 岁以上,男性多于女性。易患因素为高脂血症、高血压、糖尿病和吸烟。

由于冠状动脉的病变部位、范围、程度不同,本病表现为不同的临床特征,一般可分为以下 5 种类型。

1. **隐匿性或无症状性冠心病**　临床无症状,但有心肌缺血的心电图改变。

2. **心绞痛**　发作时胸骨后疼痛,心电图出现 S－T 段压低和 T 波改变。

3. **心肌梗死**　典型的病史为严重而持久的胸痛,心电图出现异常持久的 Q 波或 QS 波及持续 1 天以上的演进性损伤电流,血清酶改变。陈旧性心肌梗死常见肯定性心电图改变。

4. **缺血性心肌病**　表现为心脏增大、心力衰竭和心律失常。

5. **猝死**　突发心脏骤停而死亡,由于冠状动脉急性变化,血流突然减少,引起心电不稳定而发生猝死。

冠心病从临床症状分析,属于中医学"胸痹""心痛""厥心病""真心痛"的范畴,气滞血瘀是本病的主要病机。《灵枢·五邪》:"邪在心,则病心痛。"《灵枢·脏气法时论》:"心病者,胸中痛,胁支满,胁下痛,膺背肩胛间痛,两臂内痛。"现代张仲景《金匮要略》指出:"阳微阴弦,即胸痹而痛。所以然者,责其极虚。"

108

强调宣痹通阳为主治疗大法。本病属本虚标实,本虚为心的气血阴阳不足;标实为血瘀、寒凝、气滞、痰浊。其发病与寒邪内侵、饮食不当、情志失调、年迈体虚有关。本病病位在心,但与脾、肾、肝、肺均有密切关系。除猝死及急性心肌梗死外,中医中药及中西医结合治疗对增加冠状动脉血流量,改善心肌供血,修复损伤的心肌,缩小梗死的面积,改善心肌细胞的活力等均有较好的疗效。

中医治疗冠心病强调辨证论治,活血化瘀、辛温通阳、泄浊化痰、补养扶正、益气温阳、滋阴益肾等不同治法,按病情、虚实、主次、缓急而兼顾同治。平时治疗治本为主,补而兼通;急性发作时以治标为先,以通为主,通补兼施。

膏方调治冠心病适宜于冠心病相对稳定的阶段,是标本兼治,以本为主的调治方法。本病以中老年人为多,大部分为久病,正气渐虚,气血亏损,脏腑功能失调。由于病程较长,迁延日久,反复发作,导致因实致虚,因虚致实,久久难愈,正气日损,寒邪、瘀血、痰浊互结加重气滞血瘀,使胸痛、心悸、气短、喘促等症状日益加重,心绞痛、心肌梗死进一步发展,严重影响了患者的健康和生活质量。膏方调治以扶正治本为主,益气养血,调理脏腑,平和阴阳,结合理气导滞、活血化瘀、化痰逐饮、温阳散寒等标本兼治,以通为补,使邪实去、正气复、心脉通、脏腑和,从而缓解病情,减轻症状,提高患者的抗病能力和生活质量。

二、处方经验

冠心病的主要特征是胸闷胸痛,甚至放射至背部及左肩臂,短气喘息,心悸不宁,不能安卧。但由于患者的病情轻重不一,病程长短差异,伴发其他疾病的不同,加之年龄、性别、家庭情况、性格脾气、饮食习惯等等多方面的影响,临床症状除主要特征外,常常表现为本虚标实,虚实夹杂,各有不同的兼证。正邪的轻重、气血阴阳的亏损、脏腑功能的失调都当全面考虑。因

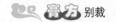

此,膏方调治必须全面分析病情,审证求因,具体分析,按辨证大致有以下几种调治方法。

1. 通阳散寒,化瘀通络法

症状:冠心病多发于中年以上人群,多因气候骤冷或感受寒邪而发病加重,胸闷胸痹,心痛,心悸气短,入夜不能安卧,形寒背冷,冷汗自出,四肢不温,苔薄白,脉沉紧而细。

证型:心阳心气虚弱,无力鼓动血液运行,寒凝心脉。

治则:维护心阳为主,配合祛瘀化痰,散寒通络。

方药:人参、黄芪、瓜蒌皮、薤白头、桂枝、紫丹参、砂仁、参三七、当归、白芍、茯苓、陈皮、白术、姜半夏、广郁金、枳壳、焦山楂、甘草、生姜、阿胶。

随症加减:胸痛彻背,痛如针刺,加蒲黄、五灵脂、红花、地鳖虫;汗出短气,加炒防风、白术、党参;脘痞胸痛,加香附、木香、柴胡;形寒背冷,加制附子、细辛。

2. 益气活血,化痰通络法

症状:胸闷胸痛,气短喘促,心悸怔忡,倦怠少气,动则汗出,口唇紫绀,痰多色白,舌淡红,苔薄白,脉细缓或结代。

证型:心肺气血两虚,痰浊挟瘀血内滞。

治则:益气养心,化痰降气,活血通络。

方药:人参、黄芪、丹参、瓜蒌皮、广郁金、枳壳、白芍、当归、麦冬、五味子、旋覆花、代赭石、苏子、杏仁、姜半夏、白术、茯苓、甘草、生姜、谷芽、麦芽、阿胶。

随症加减:痰多白沫,加厚朴、陈皮、干姜;咳嗽咯痰不爽,加象贝母、桔梗、枳壳、桃仁;形寒肢冷,加鹿角胶、细辛、制附子、桂枝;动则喘促,加鹅管石、紫河车、蛤蚧。

3. 调肝理气,祛瘀通络法

症状:心情不畅,胸痹胸痛,痛如针刺,惊悸不寐,怵惕惊恐,心烦少悦,胸闷时欲太息,两胁掣痛,苔薄黄,舌红,脉细弦。

证型:肝气郁结,肝胆气机不畅,气滞血瘀。

治则：疏肝理气，化瘀通痹。

方药：柴胡、枳壳、白术、白芍、黄芩、瓜蒌、广郁金、当归、丹参、香附、钩藤、龙齿、石菖蒲、参三七、生蒲黄、远志、茯苓、酸枣仁、甘松、焦山楂、麦芽、甘草、阿胶。

随症加减：胁胀胸闷，加八月扎、川楝子；腹胀痞满，加大腹皮、木香、青皮；口苦心烦，加山栀、丹皮、夏枯草；胁痛如针刺，加五灵脂、地鳖虫、制乳香、西红花。

4. 运脾理气，化痰宽胸法

症状：形体肥胖，胸闷胸痛，痰多气短，倦怠乏力，纳呆便溏，咯吐痰涎，苔白腻，脉细滑。

证型：脾胃运化失健，气血生化无源，气血运行不畅，痰浊内阻，胸阳失展。

治则：益气运脾，理气化痰，活血宽胸。

方药：党参、苍术、陈皮、姜半夏、枳壳、丹参、参三七、红花、赤芍、茯苓、木香、砂仁、厚朴、香附、瓜蒌皮、广郁金、薤白头、谷芽、麦芽、生姜、甘草、阿胶。

随症加减：形寒肢冷痰多，加桂枝、干姜、人参、川芎；神疲汗出少气，加黄芪、当归、人参、桂枝；胸闷胸痛，半夜憋醒，加延胡索、当归、桃仁、地鳖虫。

5. 益气温肾，回阳启痹法

症状：胸闷胸痛持续偏甚，短气喘促，动则尤甚，心悸怔忡，倦怠形寒，面色㿠白，四肢清冷，肢体肿胀，苔白腻，舌淡胖，脉沉细或迟或结代。

证型：高年肾阳虚衰，寒饮凝聚，挟瘀血内阻。

治则：益气温阳，补肾纳气，活血通络。

方药：黄芪、人参、熟附块、川桂枝、丹参、红花、参三七、当归、白芍、熟地黄、淮山药、山茱萸、泽泻、丹皮、五味子、白术、茯苓、陈皮、姜半夏、龙骨、牡蛎、生姜、焦山楂、六曲、大枣、甘草、阿胶。

随症加减：心悸怔忡明显，加麦冬、酸枣仁、苦参、毛冬青、万

年青根;气急喘促痰白,加细辛、干姜、补骨脂、坎炁、紫河车、蛤蚧;便溏肢冷,加干姜、补骨脂、鹿茸、煨肉果;阴阳两虚,加麦冬、黑料豆、枸杞子、生地黄、龟甲胶。

三、膏方举隅

患者,男,63 岁,2009 年 11 月就诊。花甲之年,脏腑气血已衰,今年 2 月心悸胸闷,西医拟诊不稳定性心绞痛,建议冠脉造影,经中药调治后,胸痛明显减轻。面色少华,少气乏力,头晕已瘥,腑行溏薄,形寒肢冷,腰背酸楚,夜寐欠安,苔薄舌嫩红脉沉细软。心脾肾三脏同病,气虚瘀阻,胸阳失展,太阴脾运失健,少阴作强无权。再拟益气血,温心阳,运脾胃,补肾填精,化痰祛瘀,缓缓调治。

膏方:清炙芪 300 克,西潞党 200 克,软柴胡 90 克,升麻 60 克,大川芎 90 克,粉葛根 120 克,生熟地黄各 150 克,全当归 100 克,赤白芍各 90 克,淮山药 150 克,山茱萸 120 克,茯苓神各 150 克,炒枣仁 150 克,芡实 200 克,川桂枝 60 克,熟附块 60 克,广陈皮 90 克,天麦冬各 90 克,五味子 60 克,炒枳壳 120 克,西砂仁 30 克,姜半夏 120 克,巴戟肉 120 克,散红花 60 克,丹皮参各 150 克,苍白术各 90 克,佛手片 60 克,地鳖虫 90 克,茶树根 200 克,补骨脂 90 克,川断仲各 120 克,川牛膝 120 克,瓜蒌皮 150 克,广郁金 120 克,生甘草 90 克,大红枣 100 克,湘连肉 200 克。

陈阿胶 200 克,鹿角胶 200 克,红参 50 克,生晒参 100 克,龙眼肉 150 克,藏红花 10 克,饴糖 300 克,黄酒 500 克,收膏。

膏方调治后精神明显好转,胸痛减轻,翌年冠脉造影为冠状动脉缺血,连续多年调治,病情基本稳定。

四、预防和调摄

冠状动脉粥样硬化始于儿童及青少年时期,发病率随着年龄增长而增高,程度也随年龄增长而加重。男性 50 岁、女性 60 岁以后其发病率明显增高,心肌梗死的危险性随之加大。由于其发病率高、死亡率高,严重危害人类的身体健康,被称为"人类第一杀手",故而对冠心病的预防和调摄就显得极为重要。

现代医学对冠心病提倡三级预防。一级预防针对未发生冠心病的危险人群;二级预防针对冠心病的早期患者;三级预防是预防冠心病的恶化及并发症的发生。

一级预防是"未病先防",干预易感人群的危险因素,预防的重点是男性、有过早患冠心病的家族史、吸烟、高血压、高胆固醇血症、糖尿病、有明确的脑血管或周围血管阻塞既往史,以及重度肥胖者。其中高血压、高胆固醇血症和吸烟是冠心病的 3 个主要危险因素。除了性别和家族史外,其他危险因素都是可以治疗或预防的。

二级预防是"欲病救萌",指对已经发生冠心病的患者早发现、早诊断、早治疗,通过规范的治疗、健康的生活方式和合理的饮食,有效地控制危险因素,减轻症状,防止病情进展,改善预后,减少并发症,降低急性冠脉事件的发生率。

三级预防是"既病防变",通过规范的治疗,有效控制危险因素,预防冠心病的恶化及并发症的发生。此措施无论对冠心病患者或冠心病高发危险人群都十分必要。

日常的生活调摄需要注意以下几个方面。

首先提倡慎起居,保持良好生活习惯,调整生活节奏,养成早睡早起的习惯,保证充足的睡眠。养成定时排便的习惯,防止便秘,不能过度用力排便,以防止急性冠脉事件发生。

其次,当顺应四时气候变化,调适寒温,尤其要防寒保暖,避免严寒刺激。隆冬季节,天气寒冷,不宜过早出门,外出应戴帽子和口罩。夜间起床要注意穿衣保暖。夏天室内空调不宜温度过低。

再者,要注意饮食有节,膳食宜清淡而富有营养,易于消化,多吃蔬菜、水果、豆类及其制品,少食糖类制品,避免过食肥甘厚味及辛辣刺激的食物,饮食不宜过饱,更不能暴饮暴食。尽量做到戒烟限酒,不喝浓茶和咖啡,以防止胆固醇增高,促发糖尿病,促进动脉粥样硬化。

学会陶冶情操,调畅情志,保持愉快的心情。要树立战胜疾病的信心,注意精神情绪的调摄,避免过度激动、精神紧张、焦虑、惊恐等精神刺激。切忌大怒、大喜、大恐,防止因情志改变刺激病情发生意外。

要严格控制体重,参加适当的体育锻炼和活动,活动量要因人而异,不能盲目加大,以免导致不适。在力所能及的前提下,散步、打拳、下棋、唱歌、气功、书法、绘画等等活动均有利于调节紧张情绪,改善心肺功能,增加冠状动脉血流量,增强体质。

 # 第三节　慢性心功能不全

一、临床特点和病机分析

慢性心功能不全简称慢性心衰,又称充血性心力衰竭。由不同病因引起心脏的收缩功能或舒张功能障碍,从而导致心脏循环障碍症候群。心功能不全可分为收缩性心功能不全和舒张性心功能不全。早期通过代偿调节,尚能使心室心搏量和心排血量满足休息和活动时组织代谢的需要;在后期,即使通过充分的代偿已不能维持足够的心搏量和心排血量。前者称为慢性心功能不全的代偿期,后者称为慢性心功能不全的失代偿期。由于慢性心功能不全的代偿期和失代偿期大多有各器官充血(或瘀血)的表现,因此通常也称为充血性心力衰竭。本病常见的病因为冠心病、高血压性心脏病、风湿性瓣膜病、肺心病、心肌病,也可见心肌炎、肾炎、先天性心脏病等其他病因。

　　慢性心功能不全以心悸、呼吸困难、水肿、发绀、肝大、胃肠道症状为常见临床表现,中医学将其归属于"心悸""怔忡""喘证""水肿""积聚""肺胀"等范畴。本病病位在心,与肺、肝、脾、肾有密切关系,属于本虚标实,心气虚、心阳虚为本,血瘀、痰浊、水饮为标,正气不足,心气心阳难以恢复,瘀血、痰浊、水饮难以去除,气、血、水三者相互为病,相互转化,虚实错杂,缓慢发展,逐渐加重,导致心肾阳虚,痰滞瘀阻,水湿内停,膀胱气化失宣,上凌心肺,壅遏气血,虚虚实实,使病情日益加重,难以恢复。

　　中医膏方调治本病,强调扶正固本为先,扶正以益气养阴和温补心阳为主,在此基础上结合辨证,参以活血化瘀、化痰祛饮、温阳利水、健脾和胃、养心安神、降气平喘、平肝潜阳等不同治法,强调扶正不恋邪,驱邪不伤正。扶正益气可分别选用人参、西洋参和高丽参。人参性平,尤以野山参、林下山参为佳。西洋参偏凉,气阴两虚宜用。心阳衰微可选用高丽参、红参。肾不纳气,动则喘促,宜用蛤蚧、人参纳气平喘。肾阳衰微可用紫河车、鹿茸温补元阳。

二、处方经验

　　慢性心功能不全是一个全身性疾病,病机比较复杂,病程较长,虚中有实,虚实夹杂。既有真阳虚衰,元气不足,也有水饮停留、瘀血凝聚、气机阻滞、水气凌心、痰湿阻肺、肝气郁结、脾失健运、胃失和降、肾不纳气、心神不宁、肺失宣降等不同临床表现。膏方调治强调扶正驱邪并治,温阳益气结合化痰祛瘀、利水逐饮、降气平喘、健脾和胃、养心定志、补肾纳气等多种调治。临床膏方大致可按以下几法调治。

1. 补益心气,温阳强心法

　　症状:心悸气短,胸闷喘促,动则尤甚,易于疲劳,形寒肢冷,面色少华,肢软乏力,苔薄质淡胖、齿印,脉细弱结代或散乱不齐。

证型:心脾气血两虚,心阳不振。

治则:益气温阳,补养心脾气血。

方药:党参、黄芪、熟附块、川桂枝、白芍、麦冬、五味子、丹参、白术、茯苓、陈皮、姜半夏、枳壳、龙骨、牡蛎、炒枣仁、炙甘草、生姜、麦芽、大枣、阿胶。

随症加减:大便溏薄,纳谷不馨,加芡实、莲子肉、木香、砂仁、白扁豆、干姜;腰膝酸软,尿少水肿,加熟地黄、山茱萸、淮山药、泽泻、车前子、川牛膝;喘促汗出肢冷,加干姜、鹅管石、蛤蚧、红参、野山参。

2. 益气活血,温阳利水法

症状:胸闷气短,心悸心痛,面色㿠白或紫暗,口唇青紫,喘咳咯血,颈静脉怒张,胁下痞块,腹壁青筋,尿少,肢体肿胀,皮肤色暗,苔薄,舌淡暗,瘀斑瘀点,或舌底紫瘀,脉细涩结代。

证型:气虚心肾阳虚,瘀血痹阻血脉,水液滞留肌肤。

治则:益气活血,温阳利水。

方药:黄芪、人参、熟附块、川桂枝、白术、白芍、当归、丹参、生地黄、麦冬、五味子、泽泻、茯苓、葶苈子、车前子、桃仁、香附、细青皮、旋覆花、益母草、泽兰叶、代赭石、龙齿、牡蛎、川牛膝、甘草、生姜、麦芽、陈阿胶。

随症加减:肢体肿胀,加五加皮、陈葫芦、薏苡仁、猪苓、川椒目、冬瓜皮;发绀明显,加参三七、生蒲黄、丹皮、西红花;痰多喘促,加苏子、陈皮、姜半夏、白芥子、瓜蒌皮。

3. 益气养阴,养血活血法

症状:心悸心慌,面色少华,少寐多梦,头晕昏眩,气短喘促,两颧暗红,尿少,下肢肿胀,苔薄,舌暗红,脉沉细或结代。

证型:气阴两虚,心血瘀滞。

治则:益气养阴,活血化瘀。

方药:人参、黄芪、太子参、麦冬、五味子、丹参、茯苓、柏子仁、酸枣仁、川芎、玉竹、生地黄、远志、石菖蒲、当归、白芍、磁石、黄芩、龙骨、牡蛎、炙甘草、麦芽、阿胶、大枣。

随症加减：口干咽燥心烦，加黄连、天冬、玄参、知母；五心烦热，腰膝酸楚，加知母、黄柏、熟地黄、丹皮、山茱萸；心率偏快伴心律失常，加紫石英、珍珠母、苦参、万年青根。

4. 温肺补肾，祛痰化饮法

症状：形寒少气，心悸胸闷，气短喘促，端坐倚息不得平卧，动则喘甚，咳嗽咯痰，色白质稀多泡沫，面浮肢肿，口唇青紫，肢冷尿少，苔薄白，舌淡嫩滑润，脉虚细滑数。

证型：肺肾两虚，痰饮挟瘀交阻，气机升降失司，心主失宁。

治则：益气温肺，补肾强心，化痰祛瘀，降气平喘。

方药：人参、熟地黄、熟附块、肉桂、山茱萸、淮山药、茯苓、猪苓、泽泻、陈皮、当归、丹参、姜半夏、白术、白芍、苏子、葶苈子、五味子、炙甘草、生姜、龙骨、牡蛎、陈阿胶。

随症加减：痰多白沫，加干姜、细辛、白芥子；咳嗽明显，加旋覆花、象贝母、杏仁、枇杷叶；气短喘促明显，加鹅管石、黄芪、蛤蚧、代赭石、紫河车。

5. 温阳化气，运脾利水法

症状：心悸气短，畏寒肢冷，下肢水肿，按之凹陷，尿少便溏，面目虚浮，神萎倦怠，眩晕纳差，胸腹痞满，舌淡苔白滑，脉弦滑。

证型：脾肾阳虚，温煦无权，水湿泛滥，上凌心主，纳气无权。

治则：益气温阳，化痰逐饮，健脾利水。

方药：黄芪、人参、党参、熟附块、川桂枝、白术、茯苓、陈皮、姜半夏、木香、枳壳、紫苏、木瓜、麦冬、大腹皮、车前子、冬瓜皮、白芍、泽泻、川牛膝、丹参、五加皮、砂仁、甘草、大枣、生姜、阿胶。

随症加减：纳呆便溏，加干姜、川朴、白扁豆、淮山药；小便短少，加猪苓、陈葫芦；形寒腰冷，加山茱萸、补骨脂、巴戟天、熟地黄；心悸喘促，脉结代，加蛤蚧、山茱萸、牡蛎、苦参、坎炁。

三、膏方举隅

患者,女,82 岁。2008 年 12 月就诊。冠心病、房颤、慢性心衰 10 余年,面色紫暗,口唇青紫,心悸心慌,气急喘促,经常面浮足肿,足踝以下紫红清冷,按之凹陷,大便欠畅,脘痞腹胀,纳谷颇少,夜寐欠安,所幸入夜尚能平卧。苔薄,舌暗红,脉细结滑。高年心肾阳虚,水气上凌,挟痰瘀交阻,心神失宁,脾少健运,气机升降失司。治拟益气强心,温阳和脉,活血化瘀,纳气平喘,和胃降逆。

膏方:生黄芪 300 克,太子参 300 克,川桂枝 90 克,熟附块 90 克,天冬 120 克,麦冬 120 克,五味子 60 克,姜川连 60 克,带皮苓 200 克,生地黄 150 克,熟地黄 150 克,全当归 120 克,赤芍 100 克,白芍 100 克,大川芎 100 克,茶树根 150 克,三七粉 30 克,旋覆花 120 克,生代赭石 200 克,姜半夏 150 克,广陈皮 100 克,江枳壳 100 克,炙苏子 300 克,葶苈子 150 克,桃仁 90 克,散红花 60 克,天麻 150 克,紫贝齿 300 克,瓜蒌皮 120 克,广郁金 120 克,苦参 150 克,丹参 150 克,沉香末 30 克,甜苁蓉 120 克,山茱萸 120 克,淮山药 120 克,车前子 300 克,福泽泻 150 克,煅龙骨 300 克,煅牡蛎 300 克,川牛膝 150 克,生甘草 90 克,坎炁 2 条,降香片 90 克,西砂仁 30 克,大红枣 100 克,麦芽 200 克。

龟甲胶 100 克,鹿角胶 100 克,陈阿胶 200 克,红参 100 克,生晒山参粉 4 克,西洋参 100 克,紫河车 100 克,蛤蚧 1 对,冰糖 200 克,饴糖 200 克,黄酒 500 克,收膏。

患者坚持膏方调治,房颤、喘促、心悸轻减,慢性心衰基本稳定。2014 年已 88 岁高龄时,仍坚持来院连服两料膏方。

四、预防和调摄

慢性心功能不全大多病程较长,患者体质虚弱,全身脏腑受累,气血逆乱,为防止病情进一步加重,预防和调摄应高度重视。

1. 积极治疗和控制心脏病 慢性心功能不全是在心脏病发展到一定程度产生的综合征,因此积极治疗各种心脏病及其原发疾病对本病非常重要,控制病情才能防止心衰的发生和加重。

2. 预防外感 要注意保暖,避免外邪侵袭。在感冒流行季节或气候变化较大时,要减少外出,出门要戴口罩并及时添加衣服,尽量不去人群密集的地方,以防感染加重病情。

3. 调节饮食 饮食宜清淡,尽量减少油腻及辛辣浓味,要注意营养,多食易消化,富有维生素和纤维的膳食,多吃新鲜的蔬菜和水果。饮食不宜过饱,宜少食多餐,晚餐不宜过多过晚。严格禁止烟酒。对盐的摄入要按病情严加控制,以免加重水肿,不利病情控制。

4. 养成健康的生活方式 要注意休息,早睡早起,保证充足的睡眠,避免熬夜及用脑过度和劳累过度。防止受不良情绪刺激,心情应保持平和舒畅,不过于兴奋激动。二便要保持通畅,避免大便用力努挣。发现二便不调要及时治疗,并通过饮食和运动进行调整。

5. 增强体质,适度活动 心衰除重症患者绝对卧床休息外,轻症患者可适当活动,例如散步、太极拳、气功锻炼等有利于调节情绪,减轻思想顾虑,增加体能。但活动要适度,必须力所能及,切忌过猛过大,以防加重病情。

 第四节 心律失常

一、临床特征和病机分析

心律失常是指心脏跳动的频率和节律失去常态,心搏起源部位或冲动传导中任何一项或多项异常。心律失常种类繁多,病情复杂。心律失常的严重程度主要取决于基础病因和种类。各种心血管疾病如冠心病、心肌炎、肺心病等均可引起,其他如

沪上中医名家养生保健指南丛书

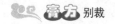

心外疾病、水电解质平衡紊乱、自主神经功能紊乱均可成为本病的病因。临床上常见的心律失常主要有过早搏动(如室性、房性和交界性早搏)、阵发性心动过速(室上性或室性)、扑动和颤动(房性或室性)、传导阻滞(窦房、房室和室内传导阻滞)、病态窦房结综合征等。临床根据心室律的快慢活动,将心律失常分为快速性心律失常和缓慢性心律失常两大类。心电图是确诊心律失常的主要依据,电生理检查有助于进一步诊断。

根据本病临床症状特征,归属于中医学"心悸""怔忡""胸痹""眩晕"等范畴。《素问·痹论》:"心痹者,脉不通,烦则心下鼓",脉不通即脉来迟、结。唐容川《血证论》:"血虚则神不安而怔忡,有瘀血亦怔忡",明确指出血虚或瘀血导致心律失常。中医学认为本病的发生与脏腑功能失调,气血亏虚,年高体虚,心肾阳虚或感受外邪,情志内伤或饮食失节导致气滞血瘀、痰湿内阻等诸多因素有关。本病病位在心,与肝、脾、肾、肺有密切关系,病性属本虚标实,心气不足、气血两虚或脾肾阳虚为本,风邪或温热邪毒、痰浊痰热、气滞瘀血为标。病机变化主要取决于本虚和标实的互相转化。膏方调治适宜于病情相对稳定,心之气血耗损,脾肾阳气虚惫,水液代谢失常,痰浊水饮内生,肝气疏泄失司,肺气升降失调,瘀血内阻,心主失宁,而造成的心律失常、心悸、怔忡、胸闷胸痛、头目昏晕、气短喘促等症。膏方应根据辨证予以益气养心,活血化瘀,补益气阴,温通心脉,交济心肾,温阳涤痰,解郁行滞,养血复脉等多法调治,有利于调整整体平衡,揣度水火阴阳,调节气血盛衰,使邪去则心安,正和则脉宁,以期收到稳妥持久的疗效。

二、处方经验

心律失常是多种心血管疾病常见的临床表现,而恶性心律失常也是心血管疾病致死的主要原因。抗心律失常药物是治疗心血管疾病的重要环节,但存在着比较严重的毒副作用,而且以造成心律失常为最突出。大量临床实践研究证明,中医药在治疗心律失常方面具有整体调节作用,毒性和不良反应相对较少。特别是膏方的调理,能提高患者的正气,恢复损伤心肾阳气,补益气血阴阳,祛除痰浊水饮,疏通气机血脉,调整水液代谢和传导功能,有助于心脉的调和及元阳元气的振奋,是从本图治,标本兼治的有效方法。具体治法大致如下。

1. 益气养心,活血通脉法

症状:心悸心慌,胸闷气短,胸痹胸痛,神疲倦怠,心神不宁,怵惕躁动,苔薄白舌暗,脉细缓或细结。

证型:心气亏虚,帅血无权,气虚血瘀,脉络痹阻而致心律失常,常见于冠心病、风湿性心脏病、高血压性心脏病或心肌炎恢复期。

治则:益气养血,活血化瘀,安神定志。

方药:黄芪、人参、丹参、川桂枝、赤芍、桃仁、红花、川芎、参三七、白术、茯苓、当归、苦参、石菖蒲、广郁金、远志、瓜蒌皮、枳壳、酸枣仁、柏子仁、香附、炙甘草、砂仁、紫贝齿、焦山楂、六曲、阿胶。

随症加减:心悸烦躁,加龙骨、牡蛎;手足厥冷,舌淡脉沉,加附子、干姜;心悸兼气从少腹上冲咽喉,加五味子。

2. 益气养阴,通阳复脉法

症状:心悸心慌,胸闷气短,夜寐不安,多梦,心烦易躁,汗出口干,胃纳不馨,肢软乏力,苔薄或薄黄,舌红或淡红,脉细数或细结。

证型:心气不足,阴血亏虚,血行无力,心神失养而致气阴两虚的心律失常,常见于冠心病、甲状腺功能亢进、心肌病或神经衰弱等引起心律失常。

治则:滋阴和阳,益气养血,宁心定志。

方药:黄芪、太子参、麦冬、五味子、生地黄、白芍、丹参、当归、炒枣仁、石菖蒲、远志、珍珠母、黄连、苦参、茶树根、柏子仁、茯神、龙齿、牡蛎、麻仁、阿胶、大枣、砂仁、淮小麦、焦山楂、炙甘草。

沪上中医名家养生保健指南丛书

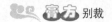

随症加减:胸闷窒息,时欲太息,加瓜蒌皮、广郁金、薤白、枳壳;胸闷胸痛如针刺,加参三七、制乳香、地鳖虫;心烦不寐,口舌碎痛,加丹皮、竹叶、玄参、炒枣仁。

3. 宣通心阳,涤痰通络法

症状:胸闷胸痛,心悸心慌,头晕眼花,左肩臂及背部胀闷痛麻,纳呆脘痞泛恶,苔白腻,舌红质暗淡,脉弦缓或弦滑或迟或结代。

证型:心阳不振,胸阳痹阻,寒凝、痰浊、瘀血阻滞气机,血行不畅,引起心律失常,常见于冠心病、病态窦房结综合征及传导阻滞性心律失常。

治则:益气通阳,涤痰化饮,活血通络。

方药:黄芪、党参、丹参、当归、白芍、川芎、红花、川桂枝、瓜蒌皮、薤白头、陈皮、姜半夏、枳壳、广郁金、石菖蒲、茯苓、白术、麦冬、五味子、川贝母、丝瓜络、参三七、茶树根、万年青根、焦山楂、甘草、阿胶。

随症加减:心前区闷痛,加檀香、旋覆花、当归;心悸怔忡,加柏子仁、炒枣仁、炙甘草;胸痛彻背,背痛彻心,加地鳖虫、赤芍、生蒲黄、西红花、制乳香、没药;血压偏高,加天麻、牡蛎、僵蚕;心动过缓,加附子、麻黄、细辛。

4. 温阳益气,活血通脉法

症状:心悸眩晕,胸脘痞闷,痰多气短,形寒肢冷,胸痛彻背,背端寒冷,神疲少气肢软,水肿尿少,泛恶吐涎,苔薄白或白腻滑,脉弦迟、结、代、沉。

证型:高年体衰或久病大病,心阳虚衰,心神失用,气血迟滞引起的心律失常,常见于窦性心动过缓、病态窦房结综合征及心肌梗死后心律失常。

治则:温通心阳,宣化痰浊,活血通脉。

方药:生晒参、黄芪、熟附块、白术、丹参、川桂枝、白芍、川芎、当归、石菖蒲、莪术、酸枣仁、瓜蒌皮、薤白头、姜半夏、枳壳、

沪上中医名家养生保健指南丛书

陈皮、甘松、茯苓、参三七、红花、五味子、生姜、甘草、陈阿胶。

随症加减:心动过缓,加细辛、麻黄;痰多清稀,加干姜、川椒目、细辛;胸痛严重,加地鳖虫、制乳香、没药、延胡索。

5. 温补心肾,安神定悸法

症状:心悸怔忡,心中空虚,状如惊恐,面色㿠白,胸闷气短,形寒肢冷,苔薄白,舌淡嫩胖,脉散大无力或虚迟过缓。

证型:年老衰惫,阳气虚弱,心主失于温煦,心神不守而致心律失常,常见于冠心病、慢性心功能不全、肺心病等缓慢性心律失常。

治则:温肾阳以鼓动心阳,宁心神以安抚心脉。

方药:黄芪、红参、党参、白术、白芍、熟地黄、山茱萸、当归、熟附块、川桂枝、麦冬、五味子、酸枣仁、仙灵脾、茯苓、姜半夏、丹参、石菖蒲、远志、陈皮、枳壳、生姜、甘草、焦山楂、六曲、大枣、鹿角胶、阿胶。

随症加减:心悸怵惕,加龙骨、牡蛎、淮小麦、百合;肢体肿胀尿少,加车前子、川牛膝、陈皮、五加皮、大腹皮;便溏纳呆,加淮山药、白扁豆、莲子肉、砂仁、干姜。

6. 疏肝解郁,养心安神法

症状:胸闷心悸,失眠多梦,短气乏力,胁肋胀痛,情绪低落抑郁,胸闷太息,咽喉梗阻,妨于吞咽,嗳气噫气,纳呆脘痞,月经失调,甚则经闭不行,苔薄白或薄黄,舌红,脉弦细结代或沉细结代。

证型:情志失调,肝气郁结,心神受损引起的心律失常,常见于心脏神经官能症、抑郁症、更年期综合征等。

治则:疏肝解郁,养血活血,宁心安神。

方药:柴胡、当归、白芍、丹参、枳壳、香附、生地黄、苦参、陈皮、瓜蒌皮、广郁金、钩藤、茯神、酸枣仁、木香、砂仁、白术、石菖蒲、远志、淮小麦、焦山楂、甘草、大枣、陈阿胶。

随症加减:心悸怔忡,心律较快,加龙齿、牡蛎、珍珠母、紫贝

沪上中医名家养生保健指南丛书

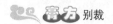

齿;胸闷胁痛,加瓜蒌皮、延胡索、川楝子;痰多口黏,苔腻,加苏梗、厚朴、川贝母、姜半夏;夜寐多梦,加柏子仁、龙齿、百合、夜交藤;胸痛如针刺,加桃仁、西红花、参三七、丝瓜络;心烦易躁,加麦冬、小川连、夏枯草、石决明。

三、膏方举隅

患者,女,61岁。2009年12月就诊。发现心律失常已七八年,平素头晕头胀,血压偏低,面色少华,易感外邪,经常鼻塞,心悸心慌,腑行欠畅,纳谷尚馨,夜寐欠安,苔白腻舌暗红质嫩,脉细滑结。心气不足,胸阳失展,痰瘀交阻,心主失宁,营卫失和。治拟益气固表,温阳通络,养心定志,从本图治。

处以膏方:生黄芪300克,太子参150克,北沙参120克,紫丹参150克,苦参片100克,川桂枝60克,生地黄180克,天麦冬各90克,五味子60克,云茯苓120克,白术芍各100克,全当归90克,大川芎90克,单桃仁90克,散红花60克,瓜蒌皮120克,广郁金90克,石菖蒲90克,江枳壳120克,淡子芩90克,炒防风90克,小川连60克,柏枣仁各120克,软柴胡120克,紫贝齿300克,广陈皮90克,姜半夏120克,佛手片60克,香橼皮60克,川牛膝150克,淮小麦300克,煅龙牡各300克,炙甘草90克,大红枣100克。

生晒参100克,西洋参100克,蛤蚧1对,陈阿胶250克,黄明胶100克,龙眼肉200克,冰糖200克,饴糖200克,黄酒500克,收膏。

膏方调治后感冒明显减少,心悸、早搏亦见改善。坚持中药加膏方调治而愈。

四、预防和调摄

心律失常的预防和调摄主要包括以下几个方面。

1. 积极预防原发病 如冠心病、肺心病、高血压、心肌炎、心功能不全、动脉硬化等疾病,均会引起和加重心律失常。因此,积极治疗、适当休息、及早发现变症、做好急救准备,对本病具有重要的意义。

2. **保持乐观的情绪**　保持愉快的心情、稳定的情绪、积极向上的生活态度,避免抑郁、恐惧、悲伤、烦恼、愤怒等不良情绪,树立战胜疾病的信心,有利于调畅气机,保持气血通顺,五脏协调,心主安宁。

3. **注意季节、时令、气候的变化**　因为寒冷、闷热的天气,以及对疾病影响较大的节气,如立春、清明、夏至、立冬、冬至等容易诱发和加重心律失常,应提前做好保护,分别采取保暖、通气、降温的措施。

4. **饮食有节**　宜食易消化、清淡、营养丰富、低脂低盐的均衡饮食,多食新鲜的蔬菜、水果,不抽烟,忌饮浓茶、咖啡、烈酒。兼有水肿者,应控制钠盐及水的摄入。

5. **起居有常**　养成良好的生活规律,起卧有时,保证充分的睡眠,保养好人体的精、气、神,提高适应环境的能力。

6. **环境健康**　居住环境力求清幽,避免喧闹,室内空气新鲜,温度适宜。

7. **注意劳逸结合**　根据自身的情况选择合适的体育锻炼,如散步、太极拳、瑜伽、气功、游泳等以增强体质,舒解精神压力。

8. **保持标准体重**　避免肥胖,以免加重心脏的负荷。

 第五节　心肌炎

一、临床特点和病机分析

心肌炎是指心肌中有局限性或弥漫性的急性、亚急性或慢性炎症病变。轻度心肌炎由于临床症状轻,诊断较难。

沪上中医名家养生保健指南丛书

心肌炎按病因可分为 3 类：①感染性疾病所致心肌炎，致病的病原体有细菌、病毒、真菌或寄生虫等，如白喉、伤寒均可诱发心肌炎。②过敏或变态反应所致心肌炎，如风湿性心肌炎。③化学、物理或药物所致的心肌炎，电解质平衡失调也可造成心肌炎。

我国心肌炎以病毒和细菌引起的较多，肠道和上呼吸道感染中的各种病毒感染为最多见，其中柯萨奇病毒、埃可病毒（ECHO）、脊髓灰质炎病毒为心肌炎的主要致病病毒，黏病毒和腺病毒也可引起心肌炎。此外，麻疹病毒、腮腺炎病毒、乙型脑炎病毒、肝炎病毒、巨细胞病毒等均可引起心肌炎，柯萨奇病毒B 组为人体心肌炎的首位病原体。病毒性心肌炎的发病机制主要两个方面：①病毒直接作用；②免疫反应。本病发病早期以病毒直接作用为主，后期以免疫反应为主。

中医学无心肌炎病名，根据患者的舌象、脉象和临床症状可归属于"脚气冲心""心水""心痹""心悸"等范畴。中医学认为本病大多是由于正气不足，复感温热毒邪或其他致病因素，外邪内舍心脉而致。外邪以温热毒邪为主，温邪犯肺，由卫气传入营血，或者由肺卫直入营血，逆传心包，内舍心脉而发病。临床上也可见时行感冒而发生本病的。过度劳倦是本病发生的主要诱因。温热毒邪侵袭人体，又因过度劳累疲倦、寒温失调、起居失常，损伤气血导致心主失养而发病。体质虚弱，气虚亏损是本病内在因素，《伤寒明理论·悸》："其气虚者，则阳气内虚，心下空虚，内动而为悸也"。气虚常常可导致阴虚或气阴两虚。本病病位主要在心，而与肺、脾两脏有密切关系，正虚邪盛是本病的性质，心肺气虚为本，温热毒邪为标。温热毒邪耗伤气阴是本病的基本特征，正气不足，邪毒侵心是发病的关键因素。发病之初，虽温热毒邪侵心，但病势轻浅，正气尚未大伤，临床易于治愈。若邪留不去，病势深入，耗伤气阴，损伤正气或心气不足或心阴亏损或气阴两虚，乃致心脉瘀阻，气虚及阳，阴损及阳，心阳损伤,从而产生邪正盛衰的相互转化。由于本病虚实互见,治疗当兼顾正邪两方面,而有所侧重。急性期在清热解毒祛邪之际及时加用补心气、养心阴之品,尤其加用生黄芪能益气护心,提高机体免疫力,促进心肌营养代谢和正性肌力,使心气得护,心阴得固,热毒得清,心神得宁,病情得愈。恢复期及慢性迁延期由于病邪渐衰,正气未复,心主受损,心脉瘀阻,痰湿内滞,心阴亏损,气阴两虚,甚则阳气受损,心肌一再受累,心功能不全,治疗在益气养阴的基础上化痰、运脾、强心、温阳、祛瘀,增加心肌供氧,改善心肌缺血,调整机体免疫状态。膏方调治适用于恢复期、慢性迁延期及后遗症期,根据辨证治疗分别采用益气养阴、清热解毒、健脾化痰、养心护心、温阳强心等法恢复损伤的正气,祛除遗留的邪毒,通利血瘀痰浊,减轻临床症状,促进病情恢复。

二、处方经验

心肌炎早期因正气不足,温热毒邪侵犯肺卫心脉,心失所主,乃致心悸心慌,脉律不整;进入中期,耗伤气阴,热毒痰瘀交结,久则气虚及阳,心阳亏虚。因此,益气养阴,清热解毒,化痰活血是治疗本病的主要大法。膏方大多适用于急性期以后调治,同样以此为基本治则,根据病情变化,兼顾正邪、虚实、阴阳,有所侧重。根据辨证论治遣方用药,立法组方以增强机体的免疫功能,改善心肌的供血,又能抗炎抗病毒,促进病情恢复。临床大致有以下几种治法。

1. 益气养阴,清热宁心法

症状:症见心悸怔忡,胸闷气短,心烦失眠,口干咽燥,盗汗颧红,耳鸣目眩,两目干涩,腰膝酸软,苔薄,舌红,脉细数、细弱、结促。

证型:心气不足,热毒伤阴。

治则:益气养阴,清心除烦,宁心安神。

方药:黄芪、太子参、北沙参、麦冬、苦参、丹参、五味子、小川

连、玉竹、知母、赤芍、黄芩、枸杞子、生地黄、连翘、玄参、龙齿、淮小麦、柏子仁、炙甘草、大枣、阿胶。

随症加减：咽炎咽痛，加蒲公英、大青叶、金银花、板蓝根；咳嗽反复，加大力子、桔梗、杏仁；气虚乏力，加生晒参、西洋参；心中烦热，加山栀、竹叶、知母。

2. 益气养阴，活血通络法

症状：症见心悸心慌，胸闷气短，自汗乏力，心前区隐痛或刺痛，少寐多梦，头晕目花，苔薄，舌红质紫暗或有瘀斑，脉细数或结促。

证型：适用于心肌炎恢复期或迁延期气阴两虚，瘀血阻络。

治则：益气养阴，活血化瘀，宁心安神。

方药：黄芪、党参、麦冬、北沙参、生地黄、五味子、当归、白芍、川芎、瓜蒌皮、柴胡、枳壳、木香、丹参、桃仁、红花、苦参、茯苓、柏子仁、酸枣仁、珍珠母、炙甘草、阿胶。

随症加减：胸痛严重，加生蒲黄、三七粉、地鳖虫；气虚阴亏，加西洋参、枫斗、玉竹；胸闷时欲太息，加广郁金、香附、降香、玫瑰花；咽痛，加玄参、大力子、丹皮、赤芍、黄芩。

3. 疏肝通阳，清热化痰法

症状：适用于心肌炎恢复期、迁延期或慢性期，症见心悸怔忡不宁，心烦口苦，胸闷胁痛，夜寐不安，心神不宁，苔薄，舌红质干，脉细弦。

证型：肝火痰热互扰，胸阳失展，心主失宁。

治则：疏肝理气，通阳宁心，化痰清热。

方药：黄芪、太子参、丹参、苦参、柴胡、黄芩、姜半夏、枳壳、白术、白芍、川桂枝、茯苓、石菖蒲、远志、珍珠母、龙骨、牡蛎、制南星、酸枣仁、淮小麦、阿胶、炙甘草。

随症加减：口苦心烦，加丹皮、山栀、黄连、麦冬；脘痞胸闷，加木香、陈皮、豆蔻、广郁金；怵惕惊恐，加琥珀、莲子心、钩藤。

4. 温阳益气,化痰祛瘀法

症状:适用于心肌炎慢性期或迁延期,症见胸闷憋气,心悸心慌,短气喘促,胸前区闷痛或刺痛,胃纳不佳,四肢欠温,苔白腻或薄白,舌暗红,脉沉细或结代。

证型:心阳不振,痰瘀内阻。

治则:温振心阳,化痰祛瘀。

方药:红参、党参、黄芪、丹参、瓜蒌皮、薤白头、川桂枝、姜半夏、白术、茯苓、赤芍、桃仁、红花、广郁金、熟附块、当归、川芎、枳壳、甘松、生姜、焦山楂、神曲、阿胶、炙甘草。

随症加减:气虚严重,加生晒参或林下山参;胸闷胸痛,加藏红花、三七粉、生蒲黄、地鳖虫;纳呆便溏,加陈皮、干姜、芡实。

三、膏方举隅

患者,女,39 岁。2010 年 11 月就诊。去岁患病毒性心肌炎,心电图提示心肌缺血。平素胸闷胸痛,心悸心慌,面部色斑沉着,月经先期量中杂瘀块,易感外邪,咽痛鼻炎反复,形寒肢冷,腑行欠畅,苔薄,舌嫩红,脉细滑数。肺虚卫弱,气阴两虚,挟瘀交阻,上痹心络,下阻胞宫。治拟益气养阴,养血和营,化瘀清热,理气通络。

生黄芪 300 克,太子参 200 克,南北沙参各 120 克,京玄参 120 克,紫丹参 120 克,刺五加 120 克,天麦冬各 90 克,五味子 60 克,生地黄 200 克　全当归 90 克,赤白芍各 90 克,大川芎 90 克,广郁金 90 克,软柴胡 120 克,瓜蒌皮 150 克,制香附 90 克,江枳壳 120 克,单桃仁 90 克,散红花 60 克,川桂枝 60 克,云茯苓 120 克,粉丹皮 90 克,淡子芩 120 克,小川连 60 克,地鳖虫 90 克,蓬莪术 90 克,败酱草 150 克,柏枣仁各 90 克,龙牡蛎各 300 克,熟黄精 120 克,金狗脊 150 克,玉桔梗 60 克,川牛膝 100 克,景天三七 150 克,茶树根 150 克,佛手片 60 克,大红枣 100 克,生甘草 90 克。

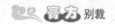

西洋参 100 克,鳖甲胶 100 克,陈阿胶 250 克,蛤蚧 1 对,核桃肉 200 克,龙眼肉 150 克,饴糖 300 克,黄酒 500 克,收膏。

膏方调治后,翌年来院中药治疗,诉咽痛鼻炎、胸闷心悸轻减,月经基本正常。心电图复查心肌缺血改善。

四、预防与调摄

心肌炎的病变轻重不一。轻者、局限性的病变可以毫无症状,心电图无异常表现,有些人死亡后尸体解剖才发现曾患有心肌炎病变;重者有明显症状,心脏弥漫性扩大,心力衰竭,严重的心律失常甚至发生猝死。

预防心肌炎首先应加强身体锻炼,提高机体抗病能力,并做好预防和调摄。

1. **预防感冒及肠道病毒感染**　预防病毒感染对心肌炎非常重要。居室要经常开窗通风,保持空气新鲜。在感冒发生的季节,尽量减少到人群密集拥挤的地方,注意防止各种病毒感染。一旦感染病毒,应及时治疗,防止病毒对心肌的侵犯。已经犯有心肌炎的患者,更应避免感冒,以防加重心肌炎病情。

2. **注意充分的休息**　一旦发生病毒感染,要注意充分休息,避免过度疲劳和持续紧张,切忌剧烈运动。发生病毒性心肌炎至少要休息 3～6 个月,有心脏扩大患者至少休息半年以上,限制体力劳动。

3. **加强营养**　营养不良是心肌炎诱因之一,因此平素要注意合理的饮食,多食新鲜蔬菜、水果、豆制品等清淡的、容易消化的食品,保证足够的蛋白质,营养平衡,有利于心肌炎修复,促进病情恢复。

4. **积极配合治疗**　心肌炎患者对本病要有充分的认识,要以积极乐观的心态配合医师规范治疗,切不可悲观消沉或盲目滥用药物,定期到医院复查以了解病情的发展,合理用药。

5. **积极参加体育锻炼**　心肌炎患者在病情相对稳定的前

提下鼓励参加力所能及的体育锻炼,如游泳、散步、瑜伽、太极拳、保健操等。运动量要因人而异,逐渐增加,对提高体能、增强机体的防病能力有积极的作用。

 第六节 慢性肺源性心脏病

一、临床特点和病机分析

慢性肺源性心脏病简称肺心病,是指肺、胸或肺动脉的慢性病变引起的肺循环阻力增高,造成右心室肥大,肺动脉高压,最后发生右心衰竭的一类心脏病。

肺心病病程进展缓慢,可分为代偿和失代偿两个阶段。功能代偿期患者多有慢性咳嗽、咳痰或哮喘史,逐步出现乏力,呼吸困难,体检可见明显肺气肿体征。功能失代偿期肺组织损害严重,引起缺氧、二氧化碳潴留,并可导致呼吸或心力衰竭,患者出现发绀、心悸、胸闷等症。进一步发展出现低氧血症和高碳酸血症,精神神经发生障碍,临床上称为肺性脑病。心力衰竭多发生在急性呼吸道感染时,常合并有呼吸衰竭,患者出现气急喘促、心悸、发绀、少尿、上腹部胀痛、食欲不振、恶心呕吐等右心衰竭症状。肺心病是以心、肺病变为基础的多脏器受损的疾病,重症患者可伴发肾功能不全、弥散性血管内凝血、肾上腺皮质功能减退等病变。

肺心病一般属于中医学"喘证""痰饮""心悸""水肿""肺胀"等范畴。本病发生多起因于反复感受外邪,日久不愈,肺失肃降,乃致肺气虚损,肺虚则卫外不固,外邪乘虚入侵,肺气益虚,病久累及脾、肾,导致肺、脾、肾三脏俱衰,成为本病发生的主要原因。本病病位首先在肺,继而累及脾、肾,后期影响心,甚至肝。本病的性质属于本虚标实,早期以肺脾肾三脏气虚为本,后期以心肾阳虚为本,热毒、痰浊、瘀血、水饮为标,急性发作期邪

沪上中医名家养生保健指南丛书

实为主,虚实错杂。缓解期以正虚为主,热毒、痰浊、水饮、瘀血互相转化,互相影响,心肺痰瘀阻滞,气机壅遏,升降失司,三焦决渎无能,聚水成肿,乃致阴阳气血失调,病情日益加重。本病的治疗,急性期以"急则治标"为原则,以控制感染为主,应针对病因及主要症状采用中西医结合综合治疗。缓解期应"缓则治本",益气固本为主。根据患者体质和累及脏腑的不同,分别进行调治,虚实兼顾,痰瘀并治。膏方调治大多在此阶段为宜,补虚扶正、培补肺肾、养心活血、健脾化痰、温阳化水、纳气平喘等多法单治,以图扶正达邪,稳定病情,延缓病程发展,提高患者的生活质量。

二、处方经验

肺心病以咳、喘、悸、肿为主要症状。急性期肺性脑病及呼吸衰竭等阶段应中西医结合治疗,辨清虚实寒热痰瘀。急性期以控制感染为主,祛邪应针对各种致病因素,采用针对性较强的中西药物,控制呼吸道感染,改善呼吸通气功能。缓解期以扶正固本,益肺、健脾、补肾以防止和减少本病的发作,膏方调治基本适合于此阶段,在扶正固本同时必须兼顾排痰祛瘀,改善气机的升降通调。益气养肺、活血祛瘀、健脾化湿、逐饮祛痰、温阳行水、补肾纳气是膏方调治本病的主要大法。

1. 补肺养心,降气定喘法

症状:胸闷气短,咳嗽咯痰欠畅,动则气憋,心悸喘促,不能平卧,苔薄腻,舌胖红,脉虚大数或缓。

证型:适用于肺心病缓解期,心肺气虚,痰浊内蕴,气机升降失司。

治则:治疗宜益肺气,养心主,化痰瘀,通血脉,降气平喘。

方药:人参、北沙参、麦冬、五味子、丹参、苏子、瓜蒌皮、枳壳、葶苈子、川贝母、远志、茯苓、旋覆花、代赭石、当归、姜半夏、佛手、陈皮、山海螺、紫菀、款冬、百部、阿胶、甘草。

随症加减:高年体虚,音声低微,舌红,脉细者,加西洋参、天冬、百合、蛤蚧、冬虫夏草;表虚易感外邪者,加黄芪、炒防风、白术;咳嗽咯痰黄稠,加黄芩、海蛤壳、鱼腥草、开金锁。

2. 益气温阳,健脾化痰法

症状:易感外邪,面色㿠白,怯寒肢冷,咳嗽气喘,痰多白沫,食欲不振,恶心呕吐,便软肢肿,苔白腻或微黄,舌暗红,脉细弦滑。

证型:适用于肺心病缓解期,肺脾两虚,卫阳失固,寒饮内停,中运失健。

治则:益气固表,温阳化饮,健脾运中。

方药:人参、黄芪、熟附块、炙麻黄、干姜、细辛、姜半夏、五味子、苏子、葶苈子、莱菔子、陈皮、白术、川桂枝、茯苓、杏仁、川贝母、旋覆花、白芍、生姜、麦芽、阿胶、甘草。

随症加减:痰多黏稠,咯吐欠爽,加桃仁、冬瓜子、黄芩、鱼腥草、开金锁;腹满痞胀,大便欠畅,加木香、枳壳、青皮、大腹皮;短气喘促,脉虚大,加林下参或高丽参、蛤蚧、紫河车。

3. 温补脾肾,化饮利水法

症状:短气胸闷,动则喘促,心悸心慌,口唇紫暗,咳逆倚息不能平卧,面浮肢胀,尿少足肿,按之凹陷,下肢清冷,苔薄润,舌胖嫩,脉大无力。

证型:适用于肺心病、心肺功能不全,脾肾阳虚,水饮内停,痰瘀交阻,上凌心肺,纳气无权。

治则:温阳利水,健脾补肾,纳气平喘。

方药:人参、麦冬、五味子、熟附块、肉桂、熟地黄、当归、丹皮、丹参、苏子、陈皮、姜半夏、茯苓、白术、白芍、山茱萸、淮山药、泽泻、车前子、川牛膝、枳壳、阿胶、生姜、甘草。

随症加减:声低气怯,动则喘甚,加林下山参、生晒参或高丽参、蛤蚧、紫石英、钟乳石、紫河车;痰多白沫,加干姜、细辛、苏子、白芥子;肿胀明显,尿少,加五加皮、陈葫芦、茯苓皮、冬瓜皮。

沪上中医名家养生保健指南丛书

4. 益气养阴,化痰祛瘀法

症状:咳嗽气喘,胸闷如窒,喉中痰黏难以咯出,口干音暗,面色青紫,口唇紫暗,大便欠畅,苔少或无苔,舌暗红,脉细弦滑。

证型:适宜于肺心病缓解期,气阴两虚,痰浊挟瘀交阻,气机升降失司,心脉痹阻。

治则:益气养阴,化痰宽胸,活血通络,降气平喘。

方药:西洋参、麦冬、五味子、旋覆花、当归、赤芍、丹参、苏子、葶苈子、瓜蒌皮、枳壳、杏仁、桃仁、桔梗、冬瓜子、海蛤壳、海浮石、陈皮、姜半夏、香附、黄芩、代赭石、麦芽、阿胶、甘草。

随症加减:咽干音暗,语声低微,加生地黄、玄参、北沙参、鳖甲胶、龟甲胶;痰黄黏稠,难以咯出,加莱菔子、鱼腥草、开金锁、胆南星;胸闷胸痛,气短,面色紫暗,加广郁金、红花、参三七、生蒲黄。

三、膏方举隅

患者,男,75岁。2009年11月就诊。慢性喘息性支气管炎20余年,阻塞性肺气肿,肺源性心脏病,Ⅱ型呼吸衰竭,腰椎退行性改变。刻诉气急喘促,动则喘甚,咳呛咳嗽,痰咯不爽,少气神疲,肢软乏力,口唇紫暗,形寒肢冷,夜尿频多,苔薄腻,舌暗红,脉弦滑数。高年肺虚肾亏,阴阳两虚,痰瘀阻络,气机升降失司,少阴摄纳无权。治拟益气温阳,化痰祛瘀,补肾养血,纳气平喘。

黄芪300克,丹参150克,旋覆花120克,代赭石300克,熟地黄150克,麦冬120克,五味子90克,全当归100克,白术芍各100克,黄芩120克,姜半夏150克,炙苏子150克,葶苈子150克,煅龙牡各300克,益智仁90克,菟丝子300克,肉苁蓉100克,巴戟天100克,川桂枝60克,熟附块60克,山海螺300克,陈皮100克,沉香末30克,茯苓神各150克,瓜蒌皮150克,象贝母90克,枳壳120克,地龙200克,桃仁100克,薏苡仁300

克,冬瓜子 300 克,生甘草 90 克,鹅管石 300 克,坎炁 20 条,川牛膝 150 克,麦芽 150 克。

鹿角胶 100 克,陈阿胶 300 克,紫河车 100 克,蛤蚧 2 对,西洋参 100 克,生晒参 100 克,冰糖 150 克,蜂蜜 150 克,黄酒 500 克,收膏。

患者连续 3 年膏方调治后,精神渐振,咳嗽发作次数明显减少,气急基本平稳。

四、预防和调摄

肺心病由于病程较长,反复发作,逐渐加重,预后较差,但经积极治疗,防止阻塞性肺气肿及肺部感染,可以延长生命,提高患者生活质量。因此,预防慢性支气管炎和支气管哮喘等疾病的发生和发展,对避免肺心病的发生和发展非常重要。

1. 积极防治慢性支气管炎及呼吸道感染 年老体弱及慢性病患者,抵抗力差,容易上呼吸道感染导致急性支气管炎,治疗不当或反复感染,迁延发展为慢性支气管炎,逐步发展导致肺气肿、肺心病。因此,预防感冒,尤其是流行季节的交叉感染,积极防治慢性支气管炎及呼吸道感染是预防肺心病的重要措施。戒烟是预防慢性支气管炎的最有效办法。有过敏史的患者要防止过敏反应,预防慢性喘息性支气管炎的发作。大气污染也是慢性支气管炎发病的重要原因,要积极治理空气污染,远离污染。尽量避免室内烧煤炭及厨房油烟,以及室内装修及家具的气味刺激,也要避免宠物及花草刺激。

2. 注意营养,合理饮食 肺心病患者一般胃纳不佳,进食较少,容易营养不良,影响体能,降低呼吸道防御能力。因此,补充营养,合理饮食非常重要。要少食多餐,饮食清淡,营养丰富,每餐荤素搭配,保证优质蛋白的摄入,如鱼、瘦肉、蛋、奶及豆类食品,要多食新鲜绿叶类蔬菜及水果,对提高机体免疫力有重要作用。鼓励多饮温水有助于排痰,少食寒凉的食物,以免加重咳

沪上中医名家养生保健指南丛书

嗽。有过敏的患者要适当限制虾、蟹等食物,以防过敏反应。

3. 加强锻炼,增强体质　对于有慢性支气管炎的患者,适当锻炼非常重要,不但能增强体质,还能使呼吸肌肉强壮有力,使肺活量增加。但锻炼要循序渐进,不能操之过急。锻炼从床上活动开始,逐步进行床边活动,从变换体位到散步、扩胸、保健操、太极拳、爬楼梯等,根据病情选择自身健康条件允许的体育锻炼方式。每次活动量不宜过大,时间不宜过长,以不疲劳为度,关键是坚持锻炼,持之以恒。从初冬开始,适当的耐寒训练能增强上呼吸道的抗寒能力,有利于疾病的缓解。

4. 保持愉悦的心情,树立战胜疾病的信心　肺心病患者以高年体虚为多,病程较长,反复变化较多,难免产生焦虑、抑郁、恐惧、紧张、烦躁等情绪,甚至丧失治疗的信心和勇气,使脏腑气血功能得不到调畅和谐,正气受损,严重影响了疾病的恢复。因此,要鼓励患者正确认识疾病,勇敢地面对疾病,树立战胜疾病的信心,积极配合治疗,参加力所能及的活动,调节情绪,愉快地生活。

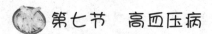

第七节　高血压病

一、临床特点和病机分析

高血压病又称原发性高血压,临床表现为不明原因的体循环动脉血压持续升高,是临床最常见的心血管疾病。随病情发展,可伴有心、脑、肾等脏器病变,是脑卒中、冠心病的主要危险因素。

高血压病多见于 40 岁以上中年人,80% 有家族史。高血压和正常血压很难有明确界限,动脉压随年龄增长而升高,而心血管病的死亡率和危险性也随血压水平升高而逐渐增加。根据1999 年世界卫生组织的标准,18 岁以上的成年人,无论性别,只要收缩压≥140毫米汞柱和(或)舒张压≥90毫米汞柱,就可以诊断为高血压。血压的分级,是根据2004年中国高血压指南中血压水平的定义和分类:①正常血压:收缩压＜120毫米汞柱和舒张压＜80毫米汞柱。②正常高值:收缩压120～139毫米汞柱和舒张压80～89毫米汞柱。③高血压:收缩压≥140毫米汞柱或舒张压≥90毫米汞柱。

高血压的预后不仅与血压升高水平有关,而且与其他心血管危险因素存在以及靶器官损伤程度有关。吸烟、胆固醇血症、糖尿病是本病的主要危险因素。

本病归属于中医学"眩晕""头痛""心悸""中风"等范畴,病因病机比较复杂。《素问·至真要大论》:"诸风掉眩,皆属于肝",认为眩晕病与肝有关。《河间六书》曰:"风火皆属于阳……两阳相搏则为之旋转。"《丹溪心法》又认为:"无痰不作眩。"《灵枢·海论》曰:"髓海不足,则脑转耳鸣,胫酸眩冒"等。中医认识到眩晕的症状及病因与虚、实、风、火、肝、肾等多方面有关。认为本病病位在肝、肾、心、脑,以肝、肾为主;病性为本虚标实,肝肾阴虚是其本,肝阳上亢、痰热内蕴、气逆血瘀是其标。脏腑阴阳失调,气机升降失司是其发生发展的关键。早期患者常无明显症状,仅体检时发现血压升高,适当休息即可恢复正常。随着病情发展,常出现头痛、头晕、目眩、耳鸣、心悸、失寐等症状,逐渐出现心、脑、肾并发症。中医学认为本病初期多为实证,日久肝肾阴虚,肝阳上亢,进而阴损及阳,痰饮、水浊、瘀血、肝风交杂,阴阳两虚,虚实相兼,风火痰瘀是本病的主要病理因素。中医治疗高血压不是简单的平肝潜阳息风,而是从整体阴阳平衡考虑,调整其偏盛偏衰,实者责其肝,虚者治其肾,标本兼治,虚实并调。膏方调理尤当根据辨证论治,既补养肝肾之阴,又潜虚阳,化痰浊,息风火,祛瘀滞,宁心神,调气机,温阳化饮,温肾行水,和调阴阳,从本图治,对高血压各期均有较好的疗效,对稳定血压,防止出现心、脑、肾的并发症,均有相当的预防

沪上中医名家养生保健指南丛书

作用。

二、处方经验

高血压病初期大多属实,与情志抑郁、精神压力、情绪波动有关,导致肝气、肝阳、肝火、肝风偏盛,治疗大多采用疏肝、平肝、清肝、息风等法。中期多见于肝肾阴虚,阳动风生,痰浊瘀滞并见,治疗大多采用滋阴潜阳、息风敛阳、化痰逐饮、活血祛瘀等法。后期往往由肝及肾,由实转虚,由阴及阳,治疗则宜阴阳并调,补阴益阳,温阳制阴,临床可龟甲胶、鳖甲胶、鹿角胶并用,以保持"阴平阳秘"。附子、肉桂和知母、黄柏相配以调整阴阳偏盛偏衰。

1. 平肝潜阳,清热息风法

症状:高血压,头晕头胀,头痛,面红目赤,心烦易怒,耳鸣心悸,健忘失眠,梦扰纷纭,甚则肢软欲仆,手颤面部肌肉瞤动,语言欠清,步履不稳,苔薄,舌红,脉弦数或弦大。

证型:肝阳上亢,气血上逆,化火动风。

治则:平肝潜阳,息风降逆,清心泻火。

方药:羚羊角、钩藤、夏枯草、石决明、丹皮、山栀、玄参、天麻、桑叶、菊花、生地黄、白芍、黄芩、磁石、牡蛎、泽泻、地龙、桑寄生、川断、杜仲、茯神、阿胶、甘草。

随症加减:梦多惊恐,加酸枣仁、龙齿、石菖蒲、远志;耳鸣心烦,加磁石、五味子、麦冬、小川连;大便干结,加草决明、火麻仁、郁李仁。

2. 滋阴潜阳,安神定志法

症状:高血压,头晕目眩,咽干喉燥,耳鸣心悸,两目干涩,视物昏花,夜寐易醒,多梦,心烦易怒,腰膝酸楚,肢麻震颤,苔少,舌干红,脉细弦或细数。

证型:肝肾阴虚,虚阳上亢,心神失养。

治则:滋阴潜阳,柔肝益肾,宁心安神。

方药:生地黄、白芍、龟甲、鳖甲、牡蛎、龙齿、枸杞子、菊花、女贞子、旱莲草、石决明、珍珠母、琥珀、麦冬、五味子、黄芩、丹皮、山栀、天麻、白蒺藜、灵芝、桑寄生、怀牛膝、龟甲胶、鳖甲胶。

随症加减:头晕,肢体震颤,加生代赭、僵蚕、地龙;少寐心烦,加柏子仁、茯神、黄连、鸡子黄;肝火偏盛,耳聋,加夏枯草、龙胆草、磁石。

3. 补阴和阳,疏肝理气法

症状:高血压,头胀头痛,头晕目眩,心悸健忘,耳鸣少寐,烦躁易怒,胸胁胀满,乳房胀痛,口苦咽干,腰酸膝软,肢冷尿频,苔薄,舌红,脉细弦,更年期高血压每多此症。

证型:肝肾不足,阴阳失调,肝郁气滞,郁而化火。

治则:滋养肝肾,平调阴阳,理气解郁。

方药:夏枯草、石决明、天麻、钩藤、龟版、生地黄、巴戟、苁蓉、知母、黄柏、当归、柴胡、枳壳、白芍、仙茅、仙灵脾、枸杞子、菊花、白蒺藜、川楝子、麦芽、珍珠母、怀牛膝、桑寄生、甘草、龟甲胶、鳖甲胶。

随症加减:胸闷脘痞,加佛手、八月扎、玫瑰花;少寐多梦,加柏子仁、酸枣仁、茯神、琥珀;面红烘热,汗出,加鳖甲、地骨皮、龙骨、牡蛎。

4. 暖肝和胃,降逆潜阳法

症状:高血压,头昏头晕,巅顶胀痛,干呕多吐涎沫,口干黏腻多唾,胸闷嗳气,纳谷不思,得食脘痞,吞酸嘈杂泛恶,苔薄白或白腻,舌淡胖,脉沉弦滑。

证型:肝胃虚寒,胃气失降,浊阴上逆。

治则:暖肝和胃,降逆泄浊,潜阳升清。

方药:天麻、苍术、陈皮、姜半夏、吴茱萸、茯苓、制南星、川贝母、姜竹茹、旋覆花、生代赭石、党参、黄芪、白术、黄柏、生姜、泽泻、牡蛎、神曲、麦芽、甘草、阿胶。

随症加减:头晕头痛,加川芎、蔓荆子、葛根;痰多舌强,加石

沪上中医名家养生保健指南丛书

菖蒲、远志、僵蚕;胸闷脘痞,加瓜蒌皮、黄连、枳壳。

5. 潜阳息风,行气活血法

症状:高血压,血压波动不稳定,头胀头痛,胸胁刺痛,面红口唇紫暗,四肢麻木或震颤,半身不遂,苔薄舌紫暗有瘀斑,脉细涩或弦涩。

证型:肝阳化风,瘀血阻络。

治则:养血柔肝,潜阳息风,活血祛瘀。

方药:天麻、白蒺藜、钩藤、珍珠母、僵蚕、地龙、生地黄、当归、黄芩、白芍、川芎、葛根、槐米、桃仁、红花、柴胡、桔梗、枳壳、丹皮、丹参、川牛膝、益母草、牡蛎、琥珀、赤小豆、阿胶。

随症加减:半身不遂,加白芥子、留行子、黄芪、三七粉;抽搐震颤,加全蝎、蜈蚣、水蛭;肝阳肝风,加羚羊角、夏枯草、龙胆草。

6. 温阳化饮,运脾益肾法

症状:高血压,头重头晕,嗜睡,胸闷,胸胁胀满,心悸气短,倦怠乏力,苔薄腻或白腻、浊腻,舌淡胖,脉沉弦滑。

证型:适用于老年体衰,肾阳不足,水湿内停,脾虚阳微,痰饮内阻,清阳不升,浊阴上扰乃致。

治则:运脾益肾,温阳化饮,潜阳降逆。

方药:熟附块、川桂枝、白术、白芍、茯苓、天麻、白蒺藜、珍珠母、丹参、吴萸、姜半夏、泽泻、牡蛎、熟地黄、山茱萸、淮山药、丹皮、枸杞子、石菖蒲、广郁金、甘草、生姜、大枣、鹿角胶、龟甲胶。

随症加减:形寒肢冷,便溏,加干姜、人参、补骨脂、肉豆蔻;短气喘促,加人参、黄芪、蛤蚧;下肢肿胀,加薏苡仁根、玉米须、赤小豆、益母草。

膏方举隅

患者,女,74岁。2013年12月就诊。高血压史,血压反复波动,伴血脂、血黏度、血糖偏高。平素头晕头胀,目花少神,胸闷心悸,心烦易躁,小溲赤黄,苔薄,舌红绛质暗,脉弦数。高年肝肾阴虚,虚阳挟痰瘀交阻,上扰清空,痹阻胸阳。治拟滋阴潜阳,理气活血,化痰泄浊,益肾清相。

龟甲 200 克,鳖甲 200 克,夏枯草 200 克,石决明 300 克,天麻 150 克,白蒺藜 200 克,羚羊角粉 10 支,三七粉 30 克,瓜蒌皮 200 克,郁金 120 克,枳壳 120 克,丹皮 120 克,丹参 200 克,山栀 120 克,黄芩 120 克,当归 120 克,赤白芍各 100 克,僵蚕 200 克,浙贝母 120 克,茶树根 300 克,红景天 300 克,生蒲黄 90 克,地鳖虫 90 克,川桂枝 60 克,茯神 150 克,枸杞子 120 克,菊花 120 克,玉竹 150 克,巴戟天 120 克,肉苁蓉 120 克,羌独活各 120 克,桑寄生 150 克,川芎 120 克,葛根 150 克,柏枣仁各 150 克,川牛膝 150 克,川断仲各 150 克,知黄柏各 120 克,陈皮 120 克,佛手 60 克,龙牡蛎各 300 克。

西洋参 100 克,阿胶 300 克,西红花 6 克,铁皮枫斗 24 克,木糖醇 50 克,黄酒 500 克,收膏。

患者服药诸恙均属稳定,2014 年继续膏方治疗。

四、预防和调摄

高血压初期血压未高或偏高阶段就应积极预防,制订合理的措施,防止靶器官的损伤,控制病情的发展。

1. **生活起居有常** 高血压患者要根据四时气候变化,冬防寒,夏防暑,养成顺应自然的合理生活作息。早睡早起不熬夜,保证足够的睡眠。养成午睡习惯,时间以半小时左右为宜,平卧为佳,有利于降压。

2. **注意情志调摄** 情绪要保持乐观稳定,思想安静放松,减少烦恼郁怒,减少外界不良情绪的刺激,保持精神调达,气血畅通。

3. **劳逸适度** 避免过度疲劳,过度安逸,遵循动静结合的原则,合理安排自己的工作和生活,参加适宜的活动和运动。例如散步、太极拳、气功等有利调节情绪,通畅气血经脉,有利于血

沪上中医名家养生保健指南丛书

压下降,增强体能。

4. 饮食有节,饥饱有度　饮食以清淡为主,荤素搭配,多素少荤,低脂低盐为宜,多食粗粮瘦肉、禽蛋、水果、新鲜蔬菜如芹菜、黑木耳、玉米、大豆、豆制品等有利于调控血压,降低胆固醇,预防动脉粥样硬化。强调三分饥七分饱。不宜饱餐暴饮。

5. 保持二便通畅　应通过饮食和运动调摄使二便通顺,有利于血压的调控,浊气的排泄,脏腑功能的协调,慎防便秘用力,发生脑血管意外病变。

6. 戒烟限酒忌浓茶　吸烟可使血压升高,心率加快,血液黏稠度增加,加剧动脉硬化,还影响血脂血糖代谢。酒精也是高血压的独立危险因素,从预防的角度也强调戒酒,至少应限酒。喝茶可以喝绿茶,但浓茶和咖啡应忌服。

7. 动作缓慢放松　高血压患者动作不宜过急,尤其是清晨起床不宜过快,醒后应待心律、血压、呼吸平稳后再缓慢起床。沐浴水温不宜过高过冷,洗澡动作不宜过快过猛,入浴时间不宜过长,酒后及疲劳不宜立即洗澡,不宜到公共浴室沐浴,以免因过分闷热发生脑血管意外。

第三章
血液系统疾病

 第一节　概述

血液是生命的最基本物质。

血液系统常见疾病如缺铁性贫血、再生障碍性贫血、血小板减少性紫癜等都是由于一系或多系造血功能障碍导致的以贫血、出血、反复感染为特征的疾病。中西医结合治疗有其独特的优势。膏方干预在促进造血、改善出血、防治感染方面有重要的作用。

心主血，脾统血，肝藏血，"肾藏精，精者，血之所成也"，"血病即火病"，心火偏盛既是果也是因，气血不足，心失所养，是产生心火的根本，而心火偏盛则因热伏血中，煎熬血脉，血脉失养，心火乘脾刑肺，则阴血日竭，阴虚火旺，则精血逐日枯槁。如相火再引动君火，则"一水不胜二火"，精亏血竭而危矣。气血不足的原因，既有损伤出血消耗过多，也有脾虚生血不足及七情郁结耗血伤津。"火伏少阴"，若肾气衰惫，则心失所主，脾失运化统摄，肝失所藏，临床出现贫血、出血、反复感染诸症。因此，对摄入不足、吸收障碍或失血过多造成的贫血如缺铁性贫血，除补充铁剂外，重在正本清源。膏方可健脾补肾，调和阴阳。对既有造血干细胞功能障碍，又有造血微环境及免疫功能异常的再生障碍性贫血，膏方重在可扶助正气，防止感染。而血液不循常道，

143

上溢于口鼻诸窍,或下泄于二阴,或渗于肌肤的"血证"则既见于血小板减少性紫癜,也见于再生障碍性贫血的某个阶段。对于出血病证,膏方只有在出血稳定期使用,起调和脏腑平衡,防止出血的作用。

 第二节　缺铁性贫血

一、临床特点与病机分析

缺铁性贫血是由于铁摄入、吸收不足,或需求量增加,或损失过多等原因导致体内贮存铁不足,影响血红蛋白合成所引起的小细胞低色素性贫血。临床上常见皮肤黏膜苍白、倦怠乏力、心悸气短等一般的贫血症状,部分患者可见舌痛或萎缩性舌炎、口角炎、毛发干燥无泽、脱发、甲脆、反甲等。本病发病率很高,各年龄组均可发病,育龄妇女、婴幼儿发病率最高。

中医学将本病归属于"萎黄""黄病""虚劳""血枯"等范畴。本病一般病程较长,且多有明确病因,如饮食偏嗜、吸收不良、失血等。近年来由虫积引起者较少,多为饮食不平衡,多食精粮及胃肠功能不良吸收不足引起,女性月经过多,男性痔疮失血也是重要原因之一。

无论摄入不足还是失血过多,皆因脾失运化,肝失生发失藏,心主血脉的功能减退,而久病必影响到肾的气化功能。因此运脾助气化是治疗缺铁性贫血的根本。由饮食失调引起者多为因脾虚,运化不利,症见纳呆、食少、腹胀、便溏等;由于出血过多所致者多伴便血、呕血、崩漏等症,病程长者多见心脾两虚之证,症见乏力心悸、食少便溏等。本病多为虚证,初期多表现为纳呆、食少便溏、身倦乏力等脾虚之证,日久则子盗母气,见心悸气短、失眠健忘等心脾两虚之证,病情未得到及时逆转,脾病及肾,多出现脾肾阳虚。

二、处方经验

缺铁性贫血临床主要特征是乏力、气短等气血亏虚,血液濡养不足的症状。膏方处方不仅要改善气血不足的症状,更需要针对个体特点,标本兼治。

1. 益气健脾养血法

症状:纳呆,食少,腹胀,便溏。

证型:脾虚。

治则:益气健脾养血,以参苓白术散加减。

方药:人参、白术、茯苓、山药、莲子肉、白扁豆、薏苡仁、砂仁、桔梗、炙甘草。

随症加减:面色萎黄、身倦乏力等气血虚弱明显者,可适当加入何首乌、当归、红参、黄芪、阿胶以补益气血;食欲不振,加莱菔子、鸡内金、焦三仙;恶心呕吐者,加生姜、半夏。方中可适当加入大枣、绿矾(主要含硫酸亚铁)以增强补血之力。

2. 健脾养心法

症状:心悸气短,失眠健忘。

证型:心脾二虚。

治则:益气健脾,养心安神,以归脾汤加减。

方药:党参、白术、茯苓、当归、黄芪、枣仁、远志、龙眼肉、木香、炙甘草、大枣。

随症加减:血虚明显者,加何首乌、熟地黄;夜寐欠安,加合欢皮、夜交藤;食欲不振明显者,加焦三仙、莱菔子;舌尖红,加黄连、生地黄。

3. 温补脾肾法

症状:面色萎黄或苍白无华,形寒肢冷,唇甲淡白,周身水肿,心悸气短,神疲乏力,大便溏薄,小便清长,舌淡或有齿痕。

证型:病久脾病及肾,脾肾阳虚。

治则:温补脾肾,益气助阳,以实脾饮合四神丸加减。

方药:黄芪、白术、茯苓、甘草、附子、大腹皮、厚朴、补骨脂、菟丝子、肉桂、鹿角胶。

随症加减:心悸明显,加桂枝;神疲乏力,加柴胡、升麻;气血不足,加党参、当归、炒白芍;食欲不振,加豆蔻、砂仁。

三、膏方举隅

患者,女士,1977年7月出生。2013年10月就诊。平素月经偏多,近一年来头晕,乏力,四肢萎软,纳呆,心慌,阵发性燥热汗出,夜寐欠安。查血常规:血红蛋白70 g/L,红细胞3.5×10^{12}/L,白细胞4.2×10^9/L,血小板120×10^9/L,网织红细胞0.3%,血清铁2.5 umol/L,总铁结合力80 umol/L,铁蛋白5.60 ng/mL。大便日行2次,偏溏,舌淡苔薄黄,脉沉细弦。辨为心脾二虚,中气下陷,阴阳失和。中药汤剂补中益气丸加生脉饮、归脾丸为主,速力菲(琥珀酸亚铁)2片,每日3次。1个月后复查,血红蛋白110 g/L,红细胞3.8×10^{12}/L,白细胞4.2×10^9/L,血小板120×10^9/L,网织红细胞1.5%。原方续服,嘱服铁剂半年,并以膏方调治。

膏方:党参150克,黄芪200克,柴胡120克,白术120克,干姜150克,当归100克,麦冬120克,五味子90克,酸枣仁120克,茯苓120克,升麻60克,薏苡仁150克,炒白芍120克,生地黄150,熟地黄120克,川芎120克,炙甘草100克,大枣150克,生姜150克,陈皮90克,肉果100克,山药150克,车前子90克,制首乌150克,仙灵脾120克,女贞子120克。

阿胶300克,紫河车150克,铁皮枫斗24克,红参100克,西洋参100克,黄酒400克,红糖300克,收膏。

服完膏方开春复诊无不适,血常规正常。

四、预防与调摄

本病发生,要及时查找造成贫血的原因,及时治疗。对于铁需要量增加的人群如孕妇、儿童,增加铁的供给,食用铁螯合剂强化食品,提倡母乳哺养,多食用富含铁的食品(动物内脏、奶类、蛋类、豆制品及蔬菜、木耳、蘑菇、海带、紫菜及樱桃、葡萄、桃等水果)。

 第三节 再生障碍性贫血

一、临床特点与病机分析

再生障碍性贫血简称再障,多系化学的、物理的、生物的及慢性疾病等因素导致的骨髓造血干细胞、造血微环境损伤及机体免疫机制改变,引起骨髓造血功能衰竭,以全血细胞减少为主要表现的疾病。临床以贫血、出血、感染为主要特征。本病各年龄组均可发病,男性多于女性,北方多于南方。国内的发病率为7.4/10万,其中80%为慢性再障。

再障主要临床表现如下。

1. 贫血 急性再障贫血呈进行性加重,慢性再障贫血多不严重。

2. 发热 约半数慢性再障患者可有低热,以低、中度发热多见;绝大多数急性再障患者发热,半数体温在38℃。发热的主要原因是感染,以口咽部及肺部感染多见。

3. 出血 急性再障皮肤、黏膜出血严重而广泛,60%以上的病例可有内脏出血,颅内出血发生率高;慢性再障出血较轻,多表现为齿龈、鼻腔、皮下出血,女性患者可有阴道出血。

4. 并发症 约7%可转化为阵发性睡眠性血红蛋白尿;5%～10%可转化为急性白血病;可以进展或并发为其他更严重疾病,如败血症、感染性休克,颅内出血等。

中医学无"再生障碍性贫血"病名,根据其临床脉证的特点属于中医学"虚劳""髓劳""血证"的范畴。系因诸般劳损致脾肾

虚寒,中气不健,肝脾不升,气血不足而致君火失养,少阴伏火,进一步乘脾刑金使肾水失源,相火灼津所致。膏方治疗多用于慢性稳定期的患者。

二、处方经验

本病的治疗原则以滋补气血为主,兼以健脾和胃,调理脏腑气机。临诊一般以发热、出血为标,贫血为本,急者治标,缓者治本。发热有内外二因。内因发热一般以低热为主,多由气血亏虚所致,并随本病治疗好转而解;外因发热以高热为多见,往往气血亏虚,君火引动相火,属于"温病"的范畴,常影响疾病的转归,贫血越严重,高热患者越易引起出血。治疗要刻不容缓,清热解毒,凉血清心,可以犀角地黄汤加羚羊角粉加减,药以水牛角、生地黄、丹皮、赤芍、羚羊角粉为主。出血往往是致命的,主要是气血亏虚,君相二火偏盛烁津动血,治疗应寒温并用,重在凉血止血。气虚者用生晒参、西洋参、黄芪、党参、白术、山药等补气健脾摄血,阴虚者用龟甲、鳖甲、生地黄、麦冬、玉竹等滋阴潜阳,止血用阿胶、仙鹤草、旱莲草、藕节、参三七、茜草、地锦草。

膏方一般用于慢性再障稳定期的患者,治虚为本,标本兼治。常在健脾补肾、益气养血法治疗为主的基础上加减。

1. 温脾补肾,益气升清法

症状:眩晕,面色苍白,气短乏力,腰酸耳鸣,舌淡脉濡。

证型:脾肾亏虚,清阳不升。

治则:温脾补肾,益气升清。

方药:附子理中丸与补中益气丸加减。药如附子、白术、党参、茯苓、黄芪、柴胡、升麻、当归、白芍、炙甘草、大枣、首乌、鹿角片。

随症加减:肝木生发不利,加巴戟天、川芎;肺胃不降,加麦冬、天冬、制半夏;鼻衄、肌衄、齿衄,加侧柏叶、黄柏、生地黄、干姜、艾叶、仙鹤草、茜草。

2. 清上温中法

症状：面赤，舌红，心烦，不寐，干咳少痰，鼻衄，口苦，咽干。

证型：上热中寒。

治则：上清君相二火，清金养水，中温脾助生发。

方药：羚羊角粉、钩藤、桑叶、菊花、山栀、生地黄、白芍、川贝、竹茹、黄芩、黄连、侧柏叶、干姜、艾叶、生草。

随症加减：补气药物如红参、生晒参、党参、黄芪；养血药如当归、白芍、熟地黄；温脾助运如白术；温肾壮阳如制附子、鹿角片、巴戟天、补骨脂、制首乌等。

临床病例往往多脏器受累，用药要顾及五脏阴阳的平衡。

三、膏方举隅

患者，男，1960 年 7 月出生。2009 年 9 月就诊。近 1 个月来时觉乏力，体位变动时头晕，刷牙时有时会出血，夜寐欠安，纳可，大便偏干，舌暗淡，苔薄舌尖红，脉沉细弦。血常规白细胞 $3.85 \times 10^9/L$，红细胞 $2.4 \times 10^{12}/L$，血红蛋白 80 g/L，血小板 $50 \times 10^9/L$，网织红细胞 0.5%。骨髓检查报告为再生障碍性贫血。中医辨证为气虚不摄，少阴伏火。以补中益气汤与犀角地黄汤加减。

处方：党参 15 克，黄芪 20 克，柴胡 12 克，升麻 90 克，白术 12 克，干姜 12 克，附子 10 克，当归 12 克，白芍 12 克，陈皮 9 克，水牛角 30 克，生地黄 15 克，丹皮 9 克，赤芍 12 克，茜草 12 克，炙草 10 克，大枣 15 克，生姜 15 克，火麻仁 15 克，柏子仁 12 克，生大黄 3 克。

服药 1 周后夜寐可，齿衄未作，体力增，大便畅，舌暗淡苔薄，脉沉细弦。原方去水牛角、丹皮，加麦冬 15 克，五味子 12 克，旋覆花 9 克，细辛 3 克。

服药 14 帖后无特殊不适，查血常规白细胞 $3.85 \times 10^9/L$，红细胞 $2.9 \times 10^{12}/L$，血红蛋白 90 g/L，血小板 $45 \times 10^9/L$。辨为气

沪上中医名家养生保健指南丛书

血两虚,气机升降失调。以补中益气汤加生脉饮加减巩固。

继以膏方调治。

柴胡 120 克,升麻 90 克,葛根 200 克,当归 120 克,干姜 150 克,白术 120 克,白芍 150 克,桂枝 120 克,党参 150 克,黄芪 300 克,麦冬 150 克,五味子 120 克,旋覆花 90 克,细辛 30 克,黄柏 120 克,侧柏叶 120 克,制首乌 150 克,菟丝子 150 克,生地黄 150 克,枸杞 120 克,苁蓉 150 克,仙鹤草 150 克,巴戟天 120 克,女贞子 120 克,陈皮 60,炙甘草 100 克,甘草 50,大枣 150 克,生姜 100 克。

红参 100 克,西洋参 100 克,紫河车 150 克,铁皮枫斗 24 克,鹿角胶 150 克,龟甲胶 120 克,阿胶 300 克,黄酒 400 克,冰糖 300 克,收膏。

2010 年春节后电话告知症情平稳,血红蛋白达 100 g/L;以后断断续续门诊,连服 3 年膏方,以上方调整加减;今年其母亲告知血象已完全正常,恢复上班。

四、预防与调摄

再障患者特点是气血不足,易发生内伤火病,忌生冷、黏腻难化之品以防碍脾胃运化,宜食营养丰富、易于消化之品,忌烟酒,忌房劳,不宜重劳,以防伤阴耗精。严重者需卧床休息,注意情志调摄,以防五志化火。

 第四节　白细胞减少症

一、临床特点与病机分析

成人外周血白细胞持续<4.0×10^9/L 为白细胞减少症,多数情况下粒细胞(主要是中性粒细胞)比例降低,当中性粒细胞<1.5×10^9/L 为粒细胞减少症,多为继发性。也有不少患者因体检发现外周血白细胞低于正常值而就诊,临床并无特殊不适。

大多数患者起病缓慢,有头晕、乏力、心悸、低热、失眠、咽喉炎及黏膜溃疡等。慢性原发性中性粒细胞减少症多见于 40 岁以下女性,病程长,白细胞长期有中至重度减低伴中性粒细胞明显减少或完全缺乏,但很少合并严重感染。慢性家族性中性粒细胞减少症为一良性常染色体显性遗传性疾病,以持续的中性粒细胞减少及反复感染为特征。周期性中性粒细胞减少症病程迁延多年,血中中性粒细胞周期性减少,常间隔 21 日(15～45 日)发作 1 次,每次持续约 1 周,发作时全身不适、头痛、发热,伴有咽部或其他部位感染。

人由阴阳之气组成,中气为化生阴阳的根本,心肾为阴阳之征兆,肝肺为阴阳之道路。中气温升在左,肝木心火温暖外散升发之气即是营。中气凉降收敛之气在右,肺金肾水之气即是卫气,表即是营卫交合平衡之处。中医虽无"白细胞减少症"的病名,但据其乏力、头晕、心悸、易于外感等症状,乃表之不足所致,当属中医学"虚劳"的范畴,是由营卫俱不足或营卫不足,交合失衡所致。

二、处方经验

现代医学白细胞减少症一般分为 3 个阶段,轻者不出现特殊症状,中度者在未感染前出现疲乏、无力、头晕、食欲减退等非特异性的症状,感染者出现畏寒、寒战、高热等症状。膏方治疗多用于轻中度的患者。

1. 轻度者——多体检或其他病查血常规发现

症状:面色不华,少汗出,夜寐欠安,入睡困难或早醒,大便偏干,右脉沉细弦。

证型:中气受累,营卫不足。

治则:调和营卫。

方药:四君子汤和黄芪建中汤加减,党参、黄芪、白术、当归、白芍、桂枝、炙甘草、大枣、柏子仁、枣仁。

沪上中医名家养生保健指南丛书

2. 中度者

症状：疲乏，无力，食欲减退。

证型：中气下陷，气机升降失调。

治则：益气升清，调和气机。

方药：党参、黄芪、白术、当归、白芍、柴胡、升麻、桂枝、羌活、独活、茯苓、前胡、薄荷、桔梗、枳壳、山茱萸、枸杞子、熟地黄、山药、杜仲等。

随症加减：心悸加五味子、枣仁，舌尖红加生地黄、黄连。

3. 感染发热者——需中西医结合治疗

症状：憎寒发热，咽喉不利，舌干口燥，舌红苔黄，脉细弦。

证型：邪客心肺，热毒上壅。

治则：清热解毒，疏风散邪。

方药：普济消毒饮化裁，柴胡、升麻、黄连、黄芩、连翘、金银花、蝉衣、僵蚕、牛蒡子、桔梗、甘草等。

随症加减：大便不畅，加玄参、生地黄、大黄。

西医根据血常规、痰培养、尿培养、粪培养、血培养结果选用抗生素，多二联、三联合用。

三、膏方举隅

患者，女，1982年4月出生。2013年11月就诊。反复发作头晕，起立位为甚，记忆力差，夜寐不安，月经不规律，胃纳可，二便调。查血常规白细胞 $2.9 \times 10^9/L$，中性粒细胞 $0.9 \times 10^9/L$。舌尖红苔薄，脉细。辨为中气下陷，营卫不足，气机升降失调。

膏方：党参150克，黄芪200克，白术120克，柴胡120克，升麻90克，当归100克，白芍150克，羌活90克，独活90克，前胡100克，薄荷30克，桔梗90克，枳壳90克，茯苓90克，麦冬150克，五味子120克，旋覆花90克，细辛30克，桂枝120克，干姜120克，附子90克，玄参120克，制首乌150克，葛根200克，川芎120克，金银花90克，丹皮90克，生地黄150克，淮小麦

150 克,熟地黄 150 克,炙草 100 克,大枣 150 克,生姜 100 克。

紫河车 100 克,龟甲胶 100 克,鹿角胶 100 克,阿胶 300 克,铁皮枫斗 24 克,黄酒 400 克,冰糖 300 克,收膏。

2014 年 3 月查白细胞 4.5×10^9/L,无特殊不适。

四、预防与调摄

白细胞减少症重度者以治疗和预防感染为主,尽量在用药前仔细寻找病灶,做咽拭子、血液、尿液、粪便等细菌培养,合理应用抗生素。轻中度者注意饮食调摄,进食高蛋白、高维生素 B 饮食,忌食辛辣、油腻之物以防伤胃碍脾,影响气血化生。注意起居,适当休息,防止感受外邪,加重病情。

第五节 血小板减少性紫癜

一、临床特点与病机分析

血小板减少性紫癜是一种常见的出血性疾病,以皮肤出现瘀点及瘀斑、黏膜及内脏出血为主要临床表现,有原发性、继发性两种。分急性、慢性两大型,前者多见于儿童,后者好发于 40 岁以下之女性。

急性型特发性血小板减少性紫癜,多在发病前 1~2 周常有病毒感染史,起病急骤,可伴发热、畏寒,突然发生广泛严重的皮肤黏膜出血。皮肤出血表现为全身皮肤黏膜密集色红的瘀点或瘀斑,以四肢及易于碰撞部位多见,严重者可融合成片甚或形成血肿、鼻衄、龈衄、便血、尿血等。如见有口腔、舌大片紫斑或血疱,头痛或呕吐,往往为颅内出血先兆,要特别警惕。一般出血程度与血小板减少程度成正比。其病程多为 4~6 周,最长半年可自愈。

慢性型特发性血小板减少性紫癜,起病多隐匿,多在确诊前

数月甚至数年已有易发紫癜、鼻衄、龈衄、月经过多、小手术或外伤后出血时间延长等病史,出血程度不一。一般下肢皮肤出现色淡的散在紫癜,月经过多者常伴有缺铁性贫血。多因上呼吸道感染或过劳诱发急性发作,每次发作可延续数周甚至数月。缓解期出血不明显,仅有血小板计数减少。

本病根据其脉症特点属于中医学"紫癜""血证"等范畴。多因脾虚胃逆,肺不降敛,表卫不固,脾失统摄之权,营血外溢,血不归经所致,少阴伏火既是病因也是营血亏损的结果,有明显的出血如齿衄、肌衄,二阴出血。急症以中西医结合止血为主,可输注单采血小板、激素等治疗。膏方治疗适用于血小板＞30×10^9/L 无明显出血的患者。治疗以甘缓补养为原则。

二、 处方经验

1. 新病血证

症状:身热烦闷,口干口苦,吐血衄血,舌苔黄燥,舌质红,脉弦数或洪数有力。

证型:君火引动相火,血热津伤。

治则:清热泻火为主。

方药:水牛角、生地黄、丹皮、赤芍、羚羊角粉、菊花、金银花、连翘、薄荷、山栀、豆豉、大黄、麦冬、侧柏叶、艾叶、干姜、炙甘草。

随症加减:咽中有痰,加川贝、竹茹;大便干结,加芒硝、枳实、玄参。

2. 病久气血阴阳虚亏　需分清主次,以调节脏腑平衡为主。

(1) 益气温阳法

症状:面色少华,神疲乏力,四肢不温,畏寒,舌质淡,脉细无力。

证型:出血日久,气随血损,阳气也随之虚弱。

治则:健脾益气温阳。

方药:常用四君子汤、补中益气丸、四逆汤、小建中汤加减,常用党参、白术、黄芪、当归、柴胡、升麻、白芍、干姜、附子、炙甘草、大枣等。

用药要注意阴中求阳,在益气剂中加南北沙参、石斛、麦冬、玉竹等。

随症加减:舌尖红,加黄连、黄柏、生地黄、桑白皮、五味子;乏力甚,加苍术、白术。

(2) 清上温下法

症状:齿衄下血,面赤咽干,五心烦热,惊悸不安,脉浮大芤数。

证型:上热下寒,寒热交错。

治则:清上温下,引火归元。

方药:干姜、附子、炙甘草、巴戟天、菟丝子、山茱萸、熟地黄、麦冬、五味子、竹茹、淮牛膝、制半夏、龙骨、牡蛎等,并根据病情配以生津、养血、益精药。

随症加减:口干唇燥,便艰尿少,舌干等津损明显,加南北沙参、石斛、白茅根、芦根等甘寒养阴;舌尖红,加黄连、黄柏。

面赤足冷以阴虚为主症的复杂病情时,往往为阳脱,是阳失固摄所致,切不可见热投凉,务补阴以配阳。

(3) 温肾补脾法

症状:眩晕耳鸣,舌淡等精亏的症状。

证型:脾肾虚损。

治则:温肾补脾。

方药:巴戟天、肉苁蓉、山茱萸、五味子、楮实子、杜仲、熟地黄、枸杞、小茴香、山药、茯苓等。

(4) 养血养肝法

症状:面色无华,唇色爪甲淡白无泽,头晕目眩,肢体麻木,头发枯焦,大便燥结,小便不利。

证型:血虚肝枯。

沪上中医名家养生保健指南丛书

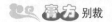

治则:养血养肝。

方药:当归、熟地黄、川芎、白芍、女贞子、旱莲草、鸡血藤、阿胶等。

随症加减:乏力,加党参、白术、黄芪、炙甘草、大枣;大便燥结,小便不利,加羌活、防风、柴胡、桂枝。

三、膏方举隅

患者,女,25岁。2008年5月12日初诊。

主诉:反复皮肤瘀点瘀斑伴乏力6年余。

现病史:患者于2002年起出现皮肤瘀点瘀斑,但一直未予系统诊治。2007年8月皮肤瘀点瘀斑加重,且伴乏力、倦怠,遂去新华医院进行多项检查,诊断为"特发性血小板减少性紫癜(ITP)"。给予泼尼松(最大剂量60 mg/d)等治疗,血小板曾一度上升至接近正常水平,出血消失,后在泼尼松减量过程中血小板再次下降,又出现皮肤瘀点瘀斑及牙龈出血,血小板波动在$5 \times 10^9 \sim 40 \times 10^9$。目前服用泼尼松10 mg/d等治疗。症见:肌衄齿衄,月经量多,色暗有块,乏力倦怠,面色欠华,腰酸,眠差,梦多,纳呆,二便正常。

体格检查:精神倦怠,库欣面容,咽部无充血,扁桃体不大,四肢皮肤散在瘀点瘀斑,全身浅表淋巴结未见肿大,肝脾肋下未及。舌质暗,有瘀点,苔薄腻,脉细涩。

实验室检查:血常规白细胞6.9×10^9/L,血红蛋白132 g/L,血小板43×10^9/L。

中医诊断:紫癜(中下湿寒,气血二虚)。

西医诊断:特发性血小板减少性紫癜(ITP)。

治法:温中健脾,益气补血。

党参15克,黄芪20克,炒白术12克,当归10克,柴胡9克,升麻9克,炒白芍12克,侧柏叶9克,仙鹤草15克,生地黄12克,干姜15克,艾叶8克,陈皮9克,炙草10克,大枣15克。

2008 年 6 月 9 日,服药 7 剂,齿衄已平,肌衄色淡,乏力、腰酸轻减。再药 1 周后,肌衄消退,余证亦平,月经量较前减少。舌质淡红,苔薄白,脉细弱。查血常规:白细胞 9.4×10^9/L,血红蛋白 118 g/L,血小板 94×10^9/L。前方既效,守法再进,上方再服 1 个月,停用激素,诸证悉平。后以前方维持加减治疗,2008 年 11 月 4 日复查血常规:白细胞 8.4×10^9/L,血红蛋白 123 g/L,血小板 116×10^9/L。以膏方巩固。

膏方:黄芪 300 克,党参 150 克,白术 120 克,茯苓 120 克,太子参 90 克,女贞子 150 克,旱莲草 120 克,生地黄 200 克,菟丝子 150 克,仙灵脾 150 克,仙鹤草 150 克,防风 90,干姜 150 克,侧柏叶 90 克,艾叶 60 克,茜草 120 克,炒丹皮 90 克,枸杞子 150 克,当归 100 克,柴胡 90 克,升麻 90 克,葛根 200 克,薏苡仁 150 克,炒白芍 120 克,陈皮 60 克,炙甘草 100 克,大枣 150 克。

红参 100 克,西洋参 100 克,生晒参 100 克,铁皮枫斗 24 克,紫河车 100 克,鹿角胶 100 克,龟甲胶 100 克,阿胶 300 克,黄酒 400 克,冰糖 300 克,收膏。

四、预防与调摄

血小板减少性紫癜以易于出血为特征,应忌食大热、大凉之品,忌烟、酒、辣椒等刺激之物,以防伤阴动血耗气引起或加重出血;忌房劳,勿重劳,以防耗精伤阴;注意情志调摄,以防五志化火而动血。

(黄 韬)

第四章
消化系统疾病

 第一节　概述

　　消化系统疾病如慢性胃炎、胃肠动力障碍性疾病、消化性溃疡、胃食管反流病、慢性腹泻、脂肪肝等,临床上多表现为反复发作、病势缠绵、迁延难愈、部分患者逐渐加重的特点。近年来,对这类疾病多强调中西医结合的综合治疗,常能达到较好临床效果,而膏方干预在整个治疗体系中占有相当重要的地位。膏方不仅具有很好的滋补养生调理作用,还可以治疗疾病,尤其适合一些病情复杂、病势缠绵难愈、本虚标实的消化系统疾病。

　　消化系统慢性疾病或因病邪峻厉,或因正气不足,或因宿疾而兼新病,内伤又兼外感,导致疾病寒热错杂,本虚标实,有的甚至还有恶变的可能,病机多为本虚标实。膏方能调畅气血阴阳,斡旋脾胃升降,使气血阴阳平衡,脾胃升降有序,故而能提升自身抵御外邪能力,亦使实邪得以祛除。

一、膏方调理作用

　　膏方调理,重视辨证立法,注重量体用药,通过四诊合参,有望起到以下几个作用。

　　(1) 首先可以缓解患者的临床症状,如减轻腹痛、腹胀、嘈杂、反酸等临床症状。

(2) 四诊合参,辨证论治后配方制膏,一人一方,量体用药,这样方能达到增强体质、祛病延年的目的。如通过补气健脾的方法,可以增强脾胃的运化功能,从而减少消化不良症状的发生发展,而消化不良症状常常是引起其他消化系统疾病急性发作的常见因素,控制其对消化系统慢性疾病的发生、发展有重要作用。

(3) 可以改善患者的体质。人体体质的减弱,是病邪得以侵袭、疾病得以产生的主要原因。如泄泻患者,多因脾胃虚弱,肾阳虚衰而出现便次增多、粪便稀溏等症状。痞满患者,多因脾胃虚弱而出现胃脘部满闷不适为主的症状。除此以外,又有诸多个体差异,均需详细分析,根据具体情况,制订不同的治疗计划。通过膏方补肾健脾益胃,调理气血阴阳,以改善体质,从本源上解决问题。

(4) 除此之外,还可以辅助激素使用患者的减量和撤停。对于部分炎症性肠病(溃疡性结肠炎、克罗恩病)患者,长期服用激素,可以通过膏方的调理,改善腹痛和黏液脓血便,缓解腹痛腹胀、恶心呕吐等症状,减少激素所致的不良反应,使得激素的减量过程较为顺利。

二、膏方调理注意事项

《黄帝内经》有云"孤阴不生,独阳不长",亦有"气为血之帅,血为气之母",无一不说明着气血阴阳平衡对生命的重要性。膏方在消化系统疾病中的调理,同样注重气血阴阳的平和,且多需注意以下几个问题。

(1) 膏方虽为滋补调养之品,但是不宜一味进补,也不宜一味攻泻,应补泻有度,攻守兼施。消化系统慢性疾病,腹胀、腹痛、完谷不化等症状经常发生,用黄芪、当归、党参等"进补"的同时也要用陈皮、黄连、香附等辛香之品"攻泻",使药物相互作用达到治疗的目的。药性的相生、相使、相畏在消化系统慢性病治疗过程中都得到了体现,在这种动静兼施的调理下,方能达到膏方的治疗效果。

(2) 消化系统疾病中以脾胃病居多,脾胃同属中焦,脾为阴土,胃为阳土,互为表里,经脉亦有络属关系,脾喜燥而恶湿,主运化、主升清,以升为利,胃喜润而恶燥,主受纳、腐熟水谷,以降为顺。所以素来有"脾胃"并称"后天之本""气血生化之源"之说。治疗脾胃病辛开苦降、燥热补益都不应太过。脾胃功能密切相关,互不分离,在脾胃病中膏方用药讲究升中有降,降中有升。《内经·六微旨大论》云:"升已而降,降者谓天,降已而升,升者谓地。天气下降,气流于地,地气上升,气腾于天,故高下相召,升降相因,而变故矣。"故膏方调理脾胃时,注重脾胃气机的升降,升清降浊,相互为用,互为根本。

(3) 消化系统膏方同时需要注意上焦肺之阴阳。肺与大肠相表里,肺功能失调,影响大肠传化功能。肺病日久,耗液伤津,使肠燥便秘。肺气虚,司呼吸功能失常,则气机升降失调,影响脾胃运化功能失司,出现便秘、腹胀等症状。临床可开肺宣通与健脾益气同用,以达到通便行滞的目的。

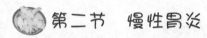 第二节　慢性胃炎

一、临床特点与病机分析

慢性胃炎是由各种病因引起的胃黏膜慢性炎症。慢性胃炎的过程是胃黏膜损伤与修复的慢性过程,主要组织病理学特征是炎症、萎缩和肠化生。根据病理组织学改变和病变在胃的分布部位,结合可能病因,将慢性胃炎分成非萎缩性、萎缩性和特殊类三大类。幽门螺杆菌感染是慢性胃炎最主要的病因,胃镜检查并同时取活组织病理活检是诊断慢性胃炎的最可靠方法。

慢性胃炎临床主要表现为上腹部不适、上腹胀、早饱、嗳气、

恶心等消化不良症状。属中医学"胃脘痛""痞满"等范畴。胃脘痛的发生主要是由于外感寒邪、饮食不节、七情失和、久病体虚等因素,影响了胃气的和降,导致气机不畅,不通则痛。病位在胃,但是与肝、脾的关系密切。本虚多为胃阴虚、胃阳虚或病程日久发展为阴阳两虚;标实为寒邪、食积、湿热、瘀血、气滞。阴虚、湿热、气滞则贯穿整个胃痛的始终。膏方多适合胃阴亏虚、脾胃虚寒等证,患者常表现为胃痛隐隐,空腹痛甚,口干咽燥,喜温喜按,体倦乏力等症。临床多采用滋养胃阴、凉润和中、温中健脾、和胃止痛之法。

处方经验

膏方处方时,对慢性胃炎予理气和胃、健脾化湿、温中散寒、活血通络、补益气血等多角度治疗,可控制患者病情及缓解临床症状。

1. 益气养阴,和胃止痛法

症状:上腹部不适,隐痛或伴食欲不振,恶心呕吐,口燥咽干,舌红少津,脉细数。

证型:胃阴虚。

治则:益气养阴,和胃止痛。

方药:南北沙参、黄精、玉竹、生熟地黄、天麦冬、枸杞子、炒白芍、石斛、当归、甘草、柴胡、苏梗、香附、炒白术、延胡索、片姜黄、生黄芪、佛手、白豆蔻、陈皮、桑寄生、补骨脂。另加阿胶、冰糖、黄酒、龟甲胶、鳖甲胶等药收膏而成。

随症加减:若胃脘灼痛,嘈杂泛酸者,可加黄连、吴茱萸、海螵蛸、浙贝以制酸止痛;若阴虚胃热偏盛者,可加知母、玉竹、芦根以清泄胃热。

2. 温中健脾,和胃止痛法

症状:腹痛隐隐,喜温喜按,空腹痛甚,得食则缓,倦怠乏力,舌淡苔白,脉虚弱。

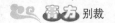

证型:脾胃虚寒。

治则:温中健脾,和胃止痛。

方药:生黄芪、桂枝、生姜、炒白芍、党参、生白术、升麻、柴胡、八月扎、莪术、片姜黄、郁金、枳壳、熟地黄、当归、黄精、蒲公英、佛手、苏梗、白豆蔻、补骨脂、菟丝子、川牛膝。另加阿胶、冰糖、黄酒、饴糖、鹿角胶、生晒参等药收膏而成。

随症加减:若泛酸者,可加吴茱萸、海螵蛸、白螺蛳壳等以暖肝温胃、制酸止痛;泛吐清水较多者,可加干姜、陈皮、半夏、茯苓等以温胃化饮;若阳虚寒甚而痛者,可加附子、炮姜等温中散寒以止痛。

3. 疏肝理气,和胃止痛法

症状:胃脘胀痛或伴灼痛,心烦易怒,两胁作胀,情绪不佳时尤甚,吐酸时作,间有口干口苦,舌红苔黄,脉弦数。

证型:肝气犯胃。

治则:疏肝理气,和胃止痛。

方药:柴胡、枳壳、香附、当归、炒白芍、生白术、酸枣仁、合欢皮、沙苑子、丹参、丹皮、焦山栀、黑豆衣、女贞子、生黄芪、黄精、玉竹、生地黄、桑叶、桑寄生、苏梗、佛手、陈皮、海螵蛸、浙贝、白及、蒲公英。另加阿胶、冰糖、黄酒、龟甲胶、鳖甲胶等药收膏而成。

随症加减:若疼痛较甚者,可加延胡索、川楝子、片姜黄以加强理气活血止痛;嗳气较频者,可加沉香、乌药、木香、旋覆花以顺气降逆。

三、膏方举隅

患者,男,60岁。于2013年11月25日初诊。患者有慢性萎缩性胃炎史近10年。病理示:慢性炎症(++)、萎缩(++)、肠化生(++)。时觉上腹隐痛胀闷不适,腰酸乏力,伴嗳气,口干,纳食不馨,二便尚调,舌质淡红,舌体偏小,舌下络脉瘀阻,苔薄白干,脉细涩,否认高血压及糖尿病史。证属脾胃虚弱,肾精不足,气阴两虚,瘀血阻络。治拟益气健脾,养阴和胃,益肾填精,活血止痛,散结抑瘤。

膏方:生黄芪 300 克,生白术 300 克,太子参 150 克,丹参 200 克,当归 90 克,天花粉 120 克,半枝莲 150 克,莪术 150 克,蛇舌草 200,天冬 150 克,麦冬 150 克,黄精 120 克,玉竹 120 克,熟地黄 150 克,北沙参 150 克,枸杞子 150 克,藿香 90 克,苏梗 90 克,砂仁 45 克,白豆蔻 45 克,佛手 90 克,甘松 45 克,陈皮 45,厚朴花 60 克,代代花 45 克,姜半夏 90 克,黄连 30 克,吴茱萸 30 克,黄芩 120 克,生薏苡仁 150 克,黄柏 120 克,炒防风 60 克,延胡索 90 克,片姜黄 90 克,茯苓 150 克,柴胡 90 克,枳壳 90 克,香附 90 克,红花 45 克,川牛膝 150 克,怀牛膝 150 克,杜仲 120 克,川断 120 克,桑寄生 120 克,鹿角片 90 克,补骨脂 120 克。

阿胶 300 克,鹿角胶 90 克,龟甲胶 120 克,鳖甲胶 120 克,饴糖 150 克,冰糖 500 克,黄酒 400 克,胡桃肉 300 克,生晒参 45 克等药收膏而成。

服用膏方后,患者次年腹痛、腹胀、腰酸等诸症俱减,精神体质较前明显好转。近期胃镜复查提示:萎缩性胃炎,病理较前明显改善,萎缩(＋),肠化生(＋)。今冬主动要求续服膏方。查舌质淡红,苔薄白,脉细。再宗前法,原膏方稍加调整,去延胡索、厚朴花、代代花,加芙蓉叶 150 克,鬼针草 150 克,以增强抑瘤效果,达到逆转肠化生之目的。

四、预防与调摄

预防本病关键在于病因的预防。本病多为外感寒邪、饮食失节、情志不畅和脾胃虚弱所致,故在预防本病时,注意精神和饮食的调摄,尽量保持心情舒畅,忌暴饮暴食,或饥饱不均等现象的发生。若出现胃脘不适、腹胀等症状时,应少食多餐,吃一

些流质或半流质,以清淡为主,少食肥甘厚味、辛辣刺激性及腌制食物,忌食粗糙纤维食物。进食时应细嚼慢咽。平时应加强体育锻炼,注意保暖,避免过度劳累和紧张也是防护的关键。

第三节 功能性消化不良

一、临床特点与病机分析

功能性消化不良是最为常见的影响人们生活质量的慢性消化系统疾病,临床主要表现为上腹疼痛、上腹烧灼感、早饱、餐后饱胀等。按照 RomeⅢ诊断标准,上述症状至少 6 个月,近 3 个月至少具备下列 1 个或 1 个以上症状:①餐后饱胀;②早饱感;③上腹痛;④上腹烧灼感。同时无器质性原因可解释上述症状(包括上消化道内镜检查结果)。分为餐后不适综合征及上腹疼痛综合征两个亚型。流行病学调查显示,本病占消化不良患者的 30%~50%,占消化专科门诊的 30%~40%。作为一组临床证候群,一直困惑着临床医师和患者,严重影响患者生活质量。功能性消化不良发病机制复杂,包括胃(内脏)高敏感性、胃肠道运动功能障碍、特定基因型改变、胃酸分泌过高、幽门螺杆菌感染、心理、社会、饮食等诸多因素的综合作用。功能性消化不良属中医学"胃脘痛""痞证"等范畴。其致病因素包括饮食失调、情志内伤、脾胃虚弱、湿邪中阻等,为虚实夹杂,寒热错杂之证。①饮食失调:嗜食生冷油腻或辛辣等刺激性食物,引起脾胃受纳运化障碍,而致食滞中脘,胃失和降而发为本病。②情志内伤:七情失调,恚怒伤肝,肝郁气滞而乘脾犯胃;或忧思太过伤脾,肝脾失调,气机逆乱,升降不利而胃失和降,均可发为本病。③脾胃虚弱:素体脾虚,或病后体虚,或劳倦太过,损伤脾胃,脾虚失运,气机不利,胃失和降,则生消化不良诸症。总之,功能性消化不良的病位在脾胃,旁及肝。基本病机为脾胃功能失调,升降失常。病机的关键是中焦气机阻滞。脾胃同居中焦,脾主升清,胃主降浊,脾升胃降是气机升降的枢纽,因食积、湿阻、气滞等因素,或脾胃虚弱,导致脾气不升,胃气不降,则脾胃气机升降失常而致气机阻滞。肝气的疏泄,对脾胃升降运动有着重要影响,若肝气郁结,则可乘脾犯胃,从而导致中焦气机阻滞。

本病病理性质为本虚标实。属实者为食滞、湿阻、气滞、血瘀。食滞于胃可产生湿阻、气滞,气滞日久可致血瘀,湿阻、气滞日久可化热。属虚者为脾胃虚弱,气机不运,升降无力。虚实之间可相互转化,实邪内阻日久可损伤脾胃,脾胃虚弱可产生痰湿、气滞,导致气机升降不利。故在本病的演变过程中常出现虚实夹杂的病理变化和本虚标实的病理特质,脾胃虚弱为本,食滞、湿阻、气滞、血瘀为标。临床分为肝气郁结、脾胃气虚、肝气犯胃及湿热滞胃 4 个证型。

二、处方经验

膏方处方时,应牢牢把握功能性消化不良肝郁脾虚的基本病机,采用疏肝健脾、和胃止痛之法,常可收到较好临床疗效。

1. 益气健脾,和胃调中法

症状:腹胀,尤以餐后为甚,纳差,四肢乏力,少气懒言,大便溏薄,舌质淡红,舌体偏胖,苔薄白,脉沉细。

证型:脾胃虚弱。

治则:益气健脾,和胃调中。

方药:党参、白术、茯苓、甘草、陈皮、生姜、苏梗、砂仁、白豆蔻、熟地黄、焦三仙、黄芪、厚朴花、代代花、炒防风、炒山药、生薏苡仁、怀牛膝、菟丝子、补骨脂。另加阿胶、鹿角胶、龟甲胶、鳖甲胶、饴糖、冰糖、黄酒、胡桃、生晒参等药收膏而成。

随症加减:若腹泻较甚者,可加仙鹤草、葛根、赤石脂、芡实等以涩肠止泻;若兼见寒热互结,气壅湿聚,形成虚实夹杂之证,可加半夏、黄芩、黄连、吴茱萸、干姜等以辛开苦降,消补兼施。

沪上中医名家养生保健指南丛书

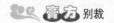

2. 疏肝解郁,理气降逆法

症状:腹痛,甚则通引两胁,情绪不佳时尤甚,伴泛酸嘈杂,口苦咽干,舌质红,苔薄白,脉细弦。

证型:肝郁气滞。

治则:疏肝解郁,理气降逆。

方药:蒲公英、酸枣仁、生地黄、黄精、玉竹、女贞子、藿香、苏梗、青皮、陈皮、木瓜、生白术、太子参、枸杞子、山茱萸、石斛。另加阿胶、鹿角胶、龟甲胶、鳖甲胶、饴糖、冰糖、黄酒、胡桃肉等药收膏而成。

随症加减:嗳气较频者,可加沉香、乌药、木香、旋覆花以顺气降逆;若肝火偏旺者,可加龙胆草、栀子以清肝除烦。

膏方举隅

患者,男,52岁。

初诊日期:2010年11月28日。

病史:诉反复中上腹胀闷隐痛不适5年余,伴嗳气,餐后及情绪不佳时易发,平素乏力,易疲倦,纳食不馨,二便尚调,舌质淡红,苔薄白,脉沉细。既往多次胃镜示慢性浅表性胃炎。病理示:炎症(+),幽门螺杆菌(-)。间断性中药调理,症状时轻时重。治以疏肝理气,和胃止痛,补益脾肾。

膏方:生黄芪300克,生白术300克,太子参150克,当归90克,莪术150克,天冬150克,麦冬150克,黄精120克,玉竹120克,熟地黄150克,藿香90克,苏梗90克,砂仁45克,白豆蔻45克,佛手90克,甘松45克,陈皮45,厚朴花60克,代代花45克,姜半夏90克,黄连30克,吴茱萸30克,黄芩120克,生薏苡仁150克,延胡索90克,片姜黄90克,茯苓150克,柴胡90克,枳壳90克,香附90克,蒲公英150克,川牛膝150克,怀牛膝150克,杜仲120克,川断120克,桑寄生120克,鹿角片90克,补骨脂120克。

阿胶 300 克,鹿角胶 90 克,龟甲胶 120 克,鳖甲胶 120 克,饴糖 150 克,冰糖 500 克,黄酒 400 克,胡桃肉 300 克,生晒参 45 克等药收膏而成。

服用膏方后,患者次年腹痛、腹胀明显减轻,精神体质较前好转,纳佳,仍时觉疲倦。为求巩固疗效,要求续服膏方。查舌质淡红,苔薄白,脉细。再宗前法,原膏方稍加调整,去延胡索、片姜黄,加党参 200 克,淮山药 150 克,石楠叶 150 克,山茱萸 90 克,加强健脾益肾之功效。

四、预防与调摄

功能性消化不良的病因和发病机制至今尚不完全清楚,可能与多种因素有关。其中精神因素和应激因素与其发病有密切关系。功能性消化不良患者存在个性异常,焦虑、抑郁积分显著高于正常人群。对于这类患者,应根据其不同特点进行心理治疗,消除患者对所患疾病的恐惧和疑虑。失眠焦虑者可于睡前口服适当镇静催眠药。建立良好的生活习惯,避免烟、酒及服用非甾体类抗炎药,平素应饮食有节,进食易消化食物,忌食生冷不易消化食物。虚寒者宜进热食;热证忌辛辣油腻之品;食积腹痛者宜暂禁食或少食;腹胀者,忌食牛奶、豆制品、油煎油炸之品。平素加强体育锻炼,可以调畅气息,开阔胸襟,使气机条达,减少本病的反复发作。也可常用杭菊花、玫瑰花、麦芽等泡茶代饮,以达到疏肝理气止痛之目的。

第四节 消化性溃疡

一、临床特点与病机分析

消化性溃疡主要指发生于胃和十二指肠的慢性溃疡,为临床常见病、多发病。一般认为与消化性溃疡发病有关的基本因

素可分为黏膜损伤因子和防护因子。损伤因子主要有：胃酸、胃蛋白酶、吸烟、药物和幽门螺杆菌等，其中胃酸可能是引起溃疡病的最主要损伤因子。防护因子有胃黏膜血流和重碳酸盐、黏膜屏障、黏膜上皮细胞再生等。当损伤因子增强或（和）防护因子削弱，至胃肠黏膜损伤，防护机制失去平衡时即形成溃疡。消化性溃疡具有病程长（有的甚至长达一二十年，甚至更长）、周期性上腹疼痛（呈反复周期性发作；节律性溃疡疼痛与饮食之间具有明显的相关性和节律性，十二指肠溃疡的疼痛好在二餐之间发生，胃溃疡疼痛的发生较不规则，常在餐后 1 小时内发生，经 1～2 小时后逐渐缓解，直至下餐进食后再出现上述节律）等特点。十二指肠溃疡的疼痛多出现于中上腹部，或在脐上方，或在脐上方偏右处。胃溃疡疼痛的位置多在中上腹，但稍偏高处，或在剑突下偏左处，疼痛性质多呈钝痛、灼痛或饥饿样痛，一般较轻而能耐受，若持续性剧痛并拒按多提示溃疡穿孔。疼痛常因精神刺激、过度疲劳、饮食不慎、药物影响、气候变化等因素诱发或加重；可因休息、进食、服制酸药、以手按压疼痛部位、呕吐等方法而减轻或缓解。消化性溃疡的诊断主要依靠胃镜检查，也可结合钡餐及上腹部 CT 等检查。

本病属中医学"胃痛""反酸"等范畴。本病的病位主要在胃及十二指肠，但与肝脾的关系密切。常见病因病机包括如下。

1. 外邪犯胃　外邪之中以寒邪犯胃最为多见，亦有因暑热、湿浊之邪犯胃者。邪气客胃，胃气受损，轻则气机壅滞，重则和降失司，而致胃脘作痛。寒邪凝滞，多见绞痛；暑热急迫，常见灼痛；湿浊黏腻，常见闷痛。

2. 饮食不节　胃主受纳，开窍于口，若饥饱失常，寒热不适，偏嗜烟酒，或药物伤胃，均可伐伤胃气，气机升降失调而作胃痛。临床上以过食肥甘及烟酒致病为最常见，因厚味及烟酒皆湿热或燥热之性，停于胃腑伤津耗液为先，久则伤脾。

3. 情志失畅，肝胃不和　抑郁恼怒则伤肝，肝气失于疏泄条达,横犯脾胃,气机阻滞而成胃痛。《沈氏尊生书·胃痛》云:"胃痛,邪干胃脘病也……唯肝气相乘为尤甚,以木性暴,且正克也。"忧思焦虑则伤脾,脾主运化失司,升降失常,气机不畅,亦可致胃痛。

4. 脾胃虚弱 劳倦太过,气血生化乏源;或久病不愈,伤及脾胃;或身体素虚,脾胃不健,运化无权,升降转枢乏力,气机阻滞而致胃病。若中气下陷者,病情可进一步加重;若脾胃阳虚阴寒内生,胃络失于温养,则拘急而痛;若胃病日久,阴津暗耗,胃失濡养,气机失调,亦可致胃痛。

上述病因可单独致病,但大多为相兼致病。致病因素虽异,但病理机制则有共同之处,本虚标实为其基本病机,本虚为脾胃虚弱,标实为气滞、血瘀、肝郁,理气和胃止痛为其治疗大法。

二、处方经验

对于素体脾胃虚弱,反复发作,病程迁延的消化性溃疡患者,膏方通过扶正固本、抑酸护膜、疏肝和胃等法,常能达到较好临床效果,避免复发。

1. 温中和胃,健脾止痛法

症状:上腹部隐隐作痛,痛时喜按,喜热怕冷,遇寒痛甚,劳累容易诱发,面色萎黄,四肢欠温,倦怠无力,呕吐清涎,大便溏薄,舌淡,苔薄白,脉沉细。

证型:脾胃虚寒。

治则:温中和胃,健脾止痛。

方药:炙黄芪、桂枝、炒白芍、炙甘草、乌贼骨、白及、浙贝、元胡、炒白术、茯苓、生地黄榆、田三七、蒲公英、白豆蔻、佛手、苏梗、党参、熟地黄、枸杞、山茱萸、补骨脂、菟丝子、神曲、熟薏苡仁。另加阿胶、鹿角胶、龟甲胶、鳖甲胶、饴糖、冰糖、黄酒、胡桃肉、生晒参等药收膏而成。

随症加减:若泛吐清水较多者,可加干姜、乌药、益智仁、陈

沪上中医名家养生保健指南丛书

皮、半夏等温胃化饮;如阳虚寒甚而痛剧,可加制附子、肉桂、野山参、干姜、吴茱萸等以温中散寒;若泛酸较多者,可去饴糖、冰糖,加吴茱萸、乌药、沉香等以暖肝温胃制酸,另可再加白螺蛳壳、煅瓦楞等。

2. 疏肝和胃,理气止痛法

症状:胃脘胀满疼痛,两胁作胀,情志不舒则加重,胸闷,易怒,喜太息(长叹气),纳食减少,舌质淡红或红,苔薄白或黄,脉弦。

证型:肝胃不和。

治则:疏肝和胃,理气止痛。

方药:柴胡、枳壳、香附、当归、炒白芍、生白术、乌贼骨、白及、浙贝、延胡索、酸枣仁、合欢皮、沙苑子、丹参、丹皮、焦山栀、黑豆衣、女贞子、生黄芪、苏梗、佛手、陈皮、蒲公英、田三七。另加阿胶、冰糖、黄酒、龟甲胶、鳖甲胶等药收膏而成。

随症加减:若疼痛较甚者,可加片姜黄、郁金、徐长卿等以加强理气止痛;嗳气较频者,可加乌药、木香、沉香等以顺气降逆;若反酸嘈杂明显者,可加黄连、吴茱萸以清肝泄热,制酸止痛;若口干舌红较著者,可加黄精、玉竹、芦根等养阴润燥。

3. 养阴柔肝,和胃止痛法

症状:胃脘隐痛或灼痛,午后尤甚,嘈杂,五心烦热,口干,消瘦,或口舌生疮,大便干结等,舌红少苔,脉弦细。

证型:肝胃阴虚。

治则:养阴柔肝,和胃止痛。

方药:南北沙参、生熟地黄、天麦冬、枸杞子、炒白芍、当归、甘草、柴胡、苏梗、香附、炒白术、片姜黄、生黄芪、佛手、白豆蔻、陈皮、桑寄生、补骨脂、乌贼骨、白及、浙贝、生地黄榆。另加阿胶、冰糖、黄酒、龟甲胶、鳖甲胶等药收膏而成。

随症加减:若见胃脘灼痛,嘈杂泛酸者,可加黄连、吴茱萸以清肝泄热,制酸止痛;若阴虚胃热偏盛者,可加知母、酸枣仁、玉竹、芦根、石斛等以清泻胃热,润燥止痛。

三、膏方举隅

患者,男性,54 岁。

初诊日期:2011 年 12 月 8 日。

病史:诉反复中上腹灼痛不适 2 年余,空腹时易发,有夜晚痛醒史,伴泛酸嗳气,纳可,大便稍薄,小便调,舌质淡红,舌体稍胖,苔薄白,脉细弱。既往多次胃镜示十二指肠球部溃疡,慢性萎缩性胃炎。病理示:炎症(＋),萎缩(＋),幽门螺杆菌(＋),予根除幽门螺旋杆菌治疗,后予 PPI 维持治疗,但仍时有反复,尤其季节转换时易发,素畏寒。由于工作繁忙,门诊未服用中药调理。治以温中健脾,和胃止痛,益肾填精。

膏方:炙黄芪 150 克,桂枝 90 克,炒白芍 120 克,干姜 45克,炙甘草 45 克,乌贼骨 200 克,制附片 60 克,白及 90 克,浙贝90 克,元胡 150 克,炒白术 150 克,茯苓 150 克,荜茇 60 克,生地黄榆 150 克,田三七 45 克,蒲公英 300 克,芙蓉叶 150 克,石见穿 150 克,白豆蔻 30 克,佛手 120 克,苏梗 90 克,党参 150 克,黄精 120 克,熟地黄 120 克,枸杞 150 克,山茱萸 90 克,补骨脂 120克,菟丝子 120 克,神曲 150 克,肉桂 30 克,黄连 30 克,吴茱萸30 克,熟薏苡仁 150 克,炒防风 90 克。

阿胶 200 克,鹿角胶 90 克,龟甲胶 90 克,鳖甲胶 90 克,饴糖 150 克,冰糖 300 克,黄酒 400 克,胡桃肉 300 克,生晒参45 克等收膏而成。

2012 年 11 月 20 日复诊,自诉服用膏方后已无腹痛不适,无泛酸嗳气。2 个月前胃镜复查是慢性萎缩性胃炎。病理示:炎症(＋),萎缩(＋),幽门螺杆菌(－)。查舌质淡红,苔薄白,脉细。治法如前,原膏方稍加调整,去田三七、白及、延胡索、芙蓉叶,桂枝改为 60 克,加党参 200 克,大狼巴草 200 克,淮山药 150克,石楠叶 150 克,山茱萸 90 克,以加强健脾益肾之功效。

四、预防与调摄

消化性溃疡除药物治疗外，一般应注意适当休息，合理饮食，戒除不良习惯。

1. 适当休息 应包括身心两个方面。患者有明显的胃部不适、黑便、呕血时，应住院卧床休息。对于精神紧张、顾虑较多、精神不良者，应适当给予镇静剂，并向患者解释病情，解除精神负担，不能熬夜，保持充足的睡眠。

2. 合理饮食

(1) 饮食应有规律，规律性的饮食有利于溃疡的愈合。目前认为每日三餐即可，最多每日四餐，而不主张多餐，因为每餐之后都伴有高胃酸分泌，少量多餐并不有利于溃疡病的愈合。

(2) 饮食要营养丰富，能量充足。饮食中应富含蛋白质和维生素；碳水化合物不影响胃酸的分泌，不必限制；脂肪能延缓胃的排空时间，但能抑制胃酸的分泌，目前的观点不必严格限制。提倡不吃或少吃油炸、煎炸、烟熏及腌渍食品，忌暴饮、暴食，避免过热、过硬和酸性太强的食物。

(3) 根据病情指导饮食。对于活动期的溃疡或伴有出血的溃疡，应以少酸、少刺激的饮食为主，如豆浆、米粥类流质饮食。戒除不良习惯，戒除烟酒，不饮浓茶、咖啡，不服非甾体类抗炎药物，如阿司匹林、吲哚美辛、保泰松等，以免影响溃疡病的愈合。必须服用此类药物的患者，应与黏膜保护剂同时服用，以免加重病情、延误治疗。

 ## 第五节　胃食管反流病

一、临床特点及病因分析

胃食管反流病为临床常见病、多发病，常表现为胃灼热（胃灼热)、泛酸、胸骨后灼痛、嗳气、反胃等不适症状,另外咽喉梗阻不适和口苦、心烦失眠的发生率也较高。根据其主要临床表现,应属于中医学"胃脘痛""呕苦""嘈杂""反酸""吐酸""食管瘅"等范畴。本病初起以实证居多,随着病情的发展逐渐演变为虚实夹杂以及虚证表现,其虚以脾胃虚弱为主,其实以气滞、痰阻、郁热、湿阻、血瘀多见。临床上气滞证占比最高,提示肝胃气机升降失常是胃食管反流病发病的症结所在;痰阻证和郁热证也占有较高比例,提示痰阻和郁热是其发病的重要病理因素。

《素问·至真要大论》篇最早指出"诸逆冲上,皆属于火""诸呕吐酸,⋯⋯皆属于热",提出吐酸属于火、热的主要病机;《灵枢》云"邪在胆,逆在胃,胆液泄则苦,胃气逆则呕苦",指出本病可由外邪犯胆引起胆液泄、胃气上逆导致呕苦的症状。中医学认为肝为刚脏,性喜条达而恶抑郁,主疏泄。脾胃气机的升降与肝主疏泄的功能密切相关。脾的运化,胃的受纳,均有赖于肝的疏泄,肝的疏泄功能是脾胃气机疏通畅达、脾升胃降的一个重要条件。肝的疏泄功能正常,肝气条达则胃气和降,若情志不舒,饮食失调,引起肝气郁滞,疏泄失职,横逆犯胃,胃失和降就会出现胃脘、胸胁胀满疼痛、嗳气、恶心呕吐等症状,情志不畅易诱发或加重。若治疗失时,日久气郁化火,肝失柔润,横逆犯胃,肝胃蕴热生酸,酸液随胃气上逆而泛溢,就会出现胃灼热或胸骨后疼痛伴反酸、口干、口苦等症。若恼怒忧思,气郁伤肝,肝失疏泄,横逆犯胃,胃气失和,气逆于上,也可以出现嗳气、泛酸、反胃等症状。若气郁津凝,痰浊内生,则可出现胸闷脘痞,咽中如有炙脔的梅核气表现。因酸味属肝,苦味属胆,肝郁则侮其所胜,若肝气横逆犯胃,则吞酸频作,口苦胁满。若胃火内炽,灼伤胃阴,络脉失养,则可见胃灼热、胸骨后疼痛等症。

胃食管反流病病位在食管,与肝胆脾胃关系密切。其基本病机是:肝胆失于疏泄,脾胃升降失调,胃失和降。临床上采用"疏肝理气,和胃降逆"为基本原则,并根据不同临床症状进行随

沪上中医名家养生保健指南丛书

症加减,常可取得较好临床疗效。

二、处方经验

胃食管反流病病位在食管,与脾胃肝胆关系密切,常根据不同临床表现随症加减。

症状:肝胃郁热证以胃灼热、反酸为主要表现;胆热犯胃证以口苦咽干、胃灼热为主要表现;中虚气逆证以反酸或泛吐清水、嗳气反流为主要表现;气郁痰阻证以咽喉不适如有痰梗、胸膺不适为主要表现;瘀血阻络证以胸骨后灼痛或刺痛为主要表现。

1. 清泄肝火,和胃降逆法

症状:胸骨后疼痛不适,胃灼热,泛酸时作,口苦咽干,心烦易怒,舌红苔黄,脉弦数。

证型:肝胃郁热。

治则:疏肝利胆,和胃降逆。

方药:青皮、陈皮、丹皮、炒白芍、焦山栀、泽泻、浙贝、黄连、吴萸等。另加阿胶、冰糖、黄酒、龟甲胶、鳖甲胶等药收膏而成。

随症加减:若以胃灼热、反酸为主要表现者,加煅瓦楞、海螵蛸等;若以口苦咽干、胃灼热为主要表现者,加用金钱草、郁金、龙胆草等。

2. 清化胆热,降气和胃法

证型:胆热犯胃。

症状:胸胁苦满,心烦而呕,口苦咽干,舌质红,苔薄黄或黄腻,脉弦。

治则:清化胆热,降气和胃。

方药:柴胡、枳壳、白芍、黄芩、龙胆草、胆南星、泽泻、延胡索等。另加阿胶、冰糖、黄酒、龟甲胶、鳖甲胶等药收膏而成。

随症加减:若以心烦而呕为主者,可加姜竹茹、郁金等;以口苦咽干为主者,可加麦冬、石斛等。

3. 疏肝理气,开郁化痰法

证型:气郁痰阻证。

症状:胸闷痰多,两胁作胀,情志不舒则加重,易怒,喜太息,纳食减少,舌质淡红或红,苔薄白或黄,脉弦。

治则:疏肝理气,开郁化痰。

方药:柴胡、枳壳、香附、陈皮、姜半夏、厚朴、茯苓、木蝴蝶、桔梗等,另加阿胶、冰糖、黄酒、龟甲胶、鳖甲胶等药收膏而成。

随症加减:若痰多,可加胆南星、天竺黄等;若烦躁易怒,可加玫瑰花、郁金、丹皮、白芍等。

4. 益气健脾,和胃降逆法

证型:中虚气逆证。

症状:胸骨后闷胀不适,纳差,四肢乏力,少气懒言,大便溏薄,舌质淡红,舌体偏胖,苔薄白,脉沉细。

治则:益气健脾,和胃降逆。

方药:党参、白术、茯苓、甘草、陈皮、生姜、苏梗、白豆蔻、姜半夏、黄连、全瓜蒌等,另加阿胶、鹿角胶、龟甲胶、鳖甲胶、饴糖、冰糖、黄酒、胡桃、生晒参等药收膏而成。

随症加减:大便溏薄,可加茯苓、炒苡仁、炮姜等;四肢乏力,可加桂枝、黄芪等。

三、膏方举隅

患者,女,54 岁。

初诊日期:2012 年 11 月 25 日。

病史:诉反复胸骨后及胃脘部烧灼不适 5 年余,伴泛酸嗳气、神疲乏力,平素性格急躁易怒,长期服用奥美拉唑及中药调理,症情时有反复,纳尚可,大便稍薄,小便调,舌质淡红,苔薄白,脉细弦,寐欠安。既往多次胃镜示反流性食管炎、慢性萎缩性胃炎。病理示:炎症(＋),萎缩(＋)。治以疏肝利胆,和胃降逆。

沪上中医名家养生保健指南丛书

膏方:姜半夏 90 克,黄芩 150 克,黄连 30 克,吴茱萸 30 克,夏枯草 150 克,珍珠母 150 克,柴胡 90 克,当归 90 克,炒白芍 150 克,生白术 200 克,茯苓 150 克,厚朴花 60 克,玫瑰花 60 克,枳壳 90 克,佛手 90 克,郁金 150 克,乌贼骨 200 克,白及 90 克,浙贝 90 克,延胡索 120 克,酸枣仁 150 克,合欢皮 120 克,沙苑子 120 克,焦山栀 150 克,黑豆衣 120 克,生黄芪 200 克,黄精 120 克,玉竹 120 克,生地黄 120 克,桑叶 120 克,桑寄生 150 克,苏梗 120 克,陈皮 45 克,蒲公英 150 克。

阿胶 300 克,冰糖 300 克,黄酒 400 克,龟甲胶 90 克,鳖甲胶 90 克,西洋参 100 克等药收膏而成。

复诊日期:2013 年 12 月 20 日。

自诉去岁膏方调理后,胸骨后及胃脘部烧灼不适明显减轻,偶有泛酸嗳气,精力较佳,能较好控制情绪。今为进一步求治而要求续服膏方。查体:舌质淡红,苔薄白,脉细,寐尚安。续以前方,减夏枯草、珍珠母,加全瓜蒌 150 克,厚朴 90 克,旋复梗 120 克,以加强降气和胃之功效。

四、预防与调摄

本病常因饮食不节、情志不疏、郁怒或因他病服药为诱因或加重因素,故预防复发应重在调理保养。现代社会生活节奏加快,竞争激烈,易造成精神紧张、心情抑郁,从而诱发本病发作。改变生活方式可能有助于改善胃食管反流症状,包括限制饮酒和戒烟;减少或避免进食可能增加胃食管反流的食物,如高脂食物、巧克力、咖啡、浓茶等;避免过饱、餐后仰卧和睡前进食;不穿紧身衣服;肥胖者减肥等。抬高床头适用于夜间症状明显或有咽喉症状者。倡导良好的饮食、生活习惯,注意保持心情舒畅和减轻精神压力对预防本病有重要意义。

第六节 脂肪肝

一、临床特点及病机分析

脂肪肝是指脂肪(主要是甘油三酯)在肝脏过度沉积的临床病理综合征。临床上脂肪性肝病有非酒精性脂肪肝性肝病和酒精性脂肪性肝病之分。前者病理性改变以大泡性或以大泡性为主的肝细胞脂肪变性为特征。后者病理学改变主要为大泡性或大泡性为主伴小泡性的混合性肝细胞脂肪变性。临床上鉴别主要为实验室检查或影像学检查。

临床早期可没有明显症状,或少数患者出现乏力、右上腹轻度不适、肝区隐痛或肝区胀痛等症状。本病属中医学"胁痛""积聚"的范畴,病因病机主要为情志不遂。肝为将军之官,喜调达恶抑郁,主气机,若情志不畅,或抑郁忧思,使肝失条达,气郁经络,则发胁痛;若饮食失节,过食肥甘厚味,损伤脾胃,湿热内生,郁于肝胆,肝胆失于疏泄,则为胁痛;若劳欲久病,气血亏虚,肝阴不足,失于濡养,则为胁痛。病机主要为肝络失养,"不通则痛""不荣则痛",治疗原则以疏肝和络止痛为主,加以清热祛湿、祛瘀通络、养阴柔肝等方法综合调理。

二、处方经验

1. 疏肝理气,和络止痛法

症状:胁肋胀痛,走窜不定,疼痛随情志变化而增减,嗳气频作,胃纳不佳,口苦,舌苔薄白,脉弦。

证型:肝郁气滞。

治则:疏肝理气,和络止痛。

方药:柴胡、枳壳、炒白芍、赤芍、莪术、当归、红花、生白术、茯苓、玉米须、茶树根、生山楂、泽泻、佛手、郁金、延胡索、酸枣

仁、合欢皮、沙苑子、生黄芪、黄精、玉竹、生地黄、桑叶、桑寄生、苏梗、陈皮、蒲公英。另加阿胶、冰糖、黄酒、龟甲胶、鳖甲等药收膏而成。

随症加减:若肝气郁结,久而化火,症见心烦急躁,口干口苦等,可加丹皮、山栀、龙胆草、泽泻等清肝泻火,理气止痛;若见肠鸣泄泻,腹胀不适,可加茯苓、厚朴、半夏、黄连等以调和肝脾。

2. 柔肝理气,养阴止痛法

症状:胁肋隐痛,遇劳加重,腰酸乏力,潮热盗汗,口干咽燥,舌红少苔,脉细弦数。

证型:肝肾阴虚。

治则:柔肝理气,养阴止痛。

方药:南北沙参、天花粉、生熟地黄、天麦冬、枸杞子、炒白芍、石斛、当归、甘草、苏梗、炒白术、延胡索、片姜黄、生黄芪、佛手、白豆蔻、陈皮、玉米须、泽泻、桑寄生、补骨脂、仙灵脾、菟丝子、山茱萸。另加阿胶、冰糖、黄酒、鹿角胶、龟甲胶、鳖甲胶等药收膏而成。

随症加减:若见潮热盗汗明显者,可加浮小麦、麻黄根、黄柏、瘪桃干等益阴敛汗;若见胁痛较甚,绵绵不休,可加八月札、延胡索、郁金等理气止痛;若口干咽燥,舌红少苔较著,可加女贞子、黄精、旱莲草等以加强滋补肝肾之效。

3. 养血活血,通络止痛法

症状:胁肋刺痛,或有痞块,舌质暗紫,或有瘀点、瘀斑,舌下经脉曲张等征象。脉象多见细涩、沉弦或结代。

证型:瘀血阻滞。

治则:养血活血,通络止痛。

方药:桃仁、柴胡、枳壳、赤芍、决明子、菊花、益母草、丹参、生山楂、何首乌、炒白术、延胡索、片姜黄、佛手、白豆蔻、陈皮、玉米须、茶树根、泽泻、桑寄生、补骨脂、仙灵脾、菟丝子、山茱萸。另加阿胶、冰糖、黄酒、鹿角胶、龟甲胶、鳖甲胶、西红花等药收膏而成。

随症加减：若胁下有癥块坚硬疼痛而正气未虚者，可加鳖甲、牡蛎、三棱、莪术等破瘀消坚；若正气渐虚，乏力者，可加黄芪、党参等益气健脾。

三、膏方举隅

患者，男，38 岁。

初诊日期：2011 年 11 月 18 日。

病史：诉反复右胁胀痛不适 4 年余，伴乏力易疲倦，头晕腰酸，畏寒肢冷，平素嗜酒，纳尚可，大便稍薄，小便调，舌质暗紫，苔薄白腻，脉细弦涩，寐欠安。既往多次 B 超及上腹部 CT 示脂肪肝中至重度，谷丙转氨酶反复升高，高脂血症。证属肝脾肾诸脏俱虚，痰湿内蕴，瘀血停滞。治以补益肝肾，化湿和胃，活血通络止痛。

膏方：桃仁 90 克，红花 45 克，生薏苡仁 200 克，炒防风 90 克，八月札 120 克，柴胡 90 克，枳壳 90 克，赤芍 150 克，决明子 200 克，菊花 120 克，益母草 150 克，丹参 200 克，生山楂 300 克，何首乌 150 克，炒白术 200 克，延胡索 90 克，片姜黄 90 克，生黄芪 200 克，佛手 90 克，白豆蔻 30 克，陈皮 60 克，玉米须 150 克，茶树根 150 克，泽泻 150 克，桑寄生 150 克，制附子 60 克，肉桂 45 克，补骨脂 120 克，仙灵脾 90 克，菟丝子 120 克，山茱萸 90 克。

阿胶 300 克，冰糖 500 克，黄酒 400 克，鹿角胶 60 克，龟甲胶 90 克，鳖甲胶 90 克等药收膏而成。

复诊日期：2012 年 12 月 22 日。

自诉去岁膏方调理后，无明显右胁不适，腰酸乏力明显好转，仍自觉畏寒。今为进一步求治而要求续服膏方。查体：舌质稍暗，苔薄白，脉细弦，寐尚安。续以前方，减菊花、片姜黄，红花改为 60 克，附子改为 90 克，加黑豆衣 150 克，酸枣仁 150 克，女

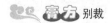

贞子 150 克,杜仲 150 克等,以加强柔肝益肾之功效。

四、预防与调摄

脂肪肝多为不良生活方式引发的后天性疾病。尤其是近年来,随着人们生活水平不断提高以及工作压力增大,脂肪肝患者越来越多。饮食和运动调节是治疗脂肪肝最重要的两个环节。

1. 脂肪肝的饮食注意事宜

(1) 建立良好的每日三餐饮食习惯:忌暴饮暴食、吃零食,晚饭应少吃,睡前不宜加餐。有研究表明,饮食量相同的情况下,饮食方式无规律者比三餐饮食规律者更容易发胖,从而增加脂肪肝的危险。

(2) 选用合理的烹饪方法,尽量食用植物油并控制总量,每日食用盐摄取量不宜超过 6 克。

(3) 培养合理科学的饮水习惯:每日保证足够的饮水量,饮用水以白开水、矿泉水、纯净水以及清淡的茶水为最佳,不用各种饮料、牛奶和咖啡等代替饮水。

(4) 注意营养素的合理搭配:①增加蛋白质的摄入量,但要注意多选用脱脂牛奶或者酸奶、鸡蛋清、鱼类、虾类等高蛋白低脂肪的食物,这些食物有利于肝细胞的复原与再生。②控制脂肪和胆固醇的摄入,并限制糖类、碳水化合物的摄入。尽量不吃动物内脏、鸡皮、肥肉、鱼子、蟹黄等胆固醇高的食物;巧克力、精制糖类、蜂蜜、果汁、果酱、水果罐头和各种甜点的摄入也应该严格限制。在碳水化合物摄入方面,应尽量选用小米等粗粮类。

2. 脂肪肝的运动调节　　脂肪肝患者只要注意坚持体育锻炼,增加活动量,适当减少食量,控制体重增长,就能使病情好转或停止发展。多运动不但能消耗多余能量,还可以增加胰岛素受体的敏感性,以维持相对正常的血脂、血糖水平。非酒精性脂肪肝患者每日都应该坚持运动,最好每次维持在 1 小时左右。

采取何种运动形式并不重要,重要的是坚持。同时,必须达到一定的运动量。合理的减重速度是每周 0.45～0.9 千克。

 第七节　慢性腹泻

一、临床特点及病机分析

　　腹泻是一种常见症状,是指排便次数明显超过平日习惯的频率,粪质稀薄,水分增加,每日排便量超过 200 克,或含未消化食物或脓血、黏液。腹泻常伴有腹痛、排便急迫感、肛门不适、失禁等症状。腹泻分急性和慢性两类。急性腹泻发病急剧,病程在 2～3 周之内,多不适合膏方调治,故本篇不作讨论。慢性腹泻指病程在 2 个月以上或间歇期在 2～4 周内的复发性腹泻。引起慢性腹泻的病因复杂,主要包括如下。

　　1. 肠道感染　是引起慢性腹泻最常见的病因,包括细菌、原虫、寄生虫、真菌感染。

　　2. 肠道非特异性炎症或非感染性炎症　如自身免疫性疾病、放射性肠炎等。

　　3. 吸收不良综合征　可因胃及小肠疾病而引起,也可因肝胆、胰腺疾病所致。

　　4. 内分泌疾病　多种内分泌疾病都伴有腹泻的症状,如甲状腺功能亢进症、糖尿病、甲状旁腺功能减退症与甲状腺髓样瘤、肾上腺皮质功能减退症、胰性霍乱综合征、WDHA 综合征、水泻-低钾-无胃酸综合征或血管活性肠肽瘤、胃泌素瘤。

　　5. 肿瘤性疾病　胃肠道恶性淋巴瘤、类癌综合征、结肠癌、肠道腺瘤性息肉或息肉病。

　　6. 胃肠道功能障碍性疾病　如肠易激综合征等。

　　7. 其他因素　肠道菌群失调等。

　　根据其临床表现,可归属于中医学"泄泻"的范畴。泄泻的

致病原因主要有感受外邪、饮食所伤、七情不和及脏腑虚弱等。其主要病机特点为脾虚湿盛,病位在脾胃、大肠、小肠,而小肠的分清泌浊、大肠的传导变化,都有赖于脾主运化功能的正常与否。因此,张景岳有"泄泻之本,无不由于脾胃"之说。健脾化湿为泄泻总的治疗原则。在具体治法的总结上,当首推明代李中梓的治泻九法,即淡渗、升提、清凉、疏利、甘缓、酸收、健脾、温肾、固摄。对于慢性腹泻患者,通过健脾化湿、温补脾肾等法,多能取到较好临床效果。

二、处方经验

1. 抑木理气,健脾运中法

症状:泄泻肠鸣,腹痛腹胀,便后痛减,情绪不佳时易发,舌质淡红,苔薄白,脉细弦。

证型:肝郁脾虚。

治则:抑木理气,健脾运中。

方药:炒白芍、生白术、陈皮、防风、羌活、仙鹤草、葛根、柴胡、木香、郁金、香附、黄连、百合、乌药、小茴香、生薏苡仁、黄柏、黄芪、川牛膝、山茱萸、白豆蔻各 30 克。另加阿胶、冰糖、黄酒、鹿角胶等药收膏而成。

随症加减:若脾胃素虚,可加党参、炒山药、益智仁等健脾扶土之品;若腹痛明显,可加延胡索、路路通、片姜黄等加强理气之功;若泄泻较甚者,可加入葛根、仙鹤草、石榴皮等升清止泻。

2. 健脾益气,化湿止泻法

症状:大便时溏时泻,食少,食后胃脘不适,病势缠绵,迁延难愈,神疲倦怠,舌质淡,苔白,脉细弱。

证型:脾胃虚弱。

治则:健脾益气,化湿止泻。

方药:党参、炒白术、茯苓、甘草、砂仁、陈皮、桔梗、仙鹤草、扁豆、山药、莲子、薏苡仁、白豆蔻、五味子、生黄芪、升麻、菟丝子。另加阿胶、冰糖、黄酒、鹿角胶等药收膏而成。

随症加减：若脾阳虚衰、阴寒内盛腹中冷痛者，可加制附子、肉桂、吴茱萸等温阳止痛；若腹痛位于脐旁者，可加小茴香、乌药、干姜等温散止痛；若泄泻无度者，可加肉果、乌梅、五味子、石榴皮等温涩之品。

3. 温阳暖脾，补肾止泻法

症状：病程较长，以畏寒、面色㿠白、腰膝酸冷、肠鸣腹泻多在黎明前，或滑泻、泻下完谷不化之物为特征，舌淡苔白滑，脉沉细无力。

证型：肾阳亏虚。

治则：温阳暖脾，补肾止泻。

方药：炮姜、乌梅、芡实、五味子、补骨脂、乌药、山药、仙鹤草、桔梗、葛根、生白术、生黄芪、陈皮、菟丝子、川断。另加阿胶、冰糖、黄酒、鹿角胶、龟甲胶、鳖甲胶、紫河车粉等药收膏而成。

随症加减：脾虚盛者，可加党参、太子参、茯苓等益气健脾；若久泻伤阴，阴阳两虚者，可加黄柏、制附子、肉桂、熟地黄等阴阳并调。

三　膏方举隅

患者，女，58岁。

初诊日期：2013年11月15日。

病史：诉反复腹痛腹泻不适7年余，情绪不佳时腹痛加重，便后痛减，便后少量黏冻，伴神疲乏力，畏寒肢冷，腰膝酸冷。间断性中药调理，症情时有反复。纳食不馨，小便调，舌质淡红，舌体稍胖，苔薄白，脉沉细弦，寐欠安。既往多次肠镜示慢性结肠炎。治以抑肝扶脾、温阳止泻。

膏方：炒白芍200克，生白术200克，陈皮60克，防风120克，羌活90克，凤尾草120克，老鹳草120克，仙鹤草150克，葛根200克，柴胡90克，木香90克，郁金120克，香附90克，黄连

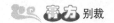
30克,鸡内金120克,山楂120克,制附片90、乌药90克,小茴香45克,生薏苡仁300克,黄柏150克,黄芪150克,川牛膝150克,菟丝子150克,山药150克,山茱萸90克,苏梗120克,木瓜90克,延胡索90克,黄精120克,玉竹120克,白豆蔻30克。

阿胶300克,冰糖500克,黄酒400克,鹿角胶90克,紫河车粉90克,生晒参60克等药收膏而成。

复诊日期:2014年12月15日。

自诉去岁膏方调理后,已无明显腹痛,二便调,仍间有腰酸、畏寒。今为进一步求治而要求续服膏方。查体:舌质淡红,苔薄白,脉细弦,寐尚安。续以前方,减凤尾草、老鹳草、延胡索,加桂枝60克,杜仲150克,以加强温阳益肾之功效。

四、 预防与调摄

慢性腹泻病程长、消耗大、消化吸收能力差,故饮食原则应给予充足的能量、蛋白质、少渣低脂的平衡饮食为宜。

1. 多选用易消化的谷类食物　可以提高碳水化合物和能量的需要,不宜食用粗粮。可用加餐以补充。

2. 选用含蛋白质较高、脂肪较低的肉类食品　指鱼类、鸡、瘦肉、脱脂奶及豆腐等。适量应用在三餐中,以利于提高蛋白质摄入。

3. 油脂应适当加以限制　指选用易消化的植物油,不用动物油,采用煮焖等方法以减少烹调用油量。

4. 限制膳食纤维量　指应用质软易消化的菜果类,如嫩叶菜、冬瓜、胡萝卜、山药等含纤维较少的品种。有人主张水果用富含果胶的苹果煮软制成果泥应用,有改善症状的作用。

同时,对待本病,应该行动上重视、积极求医,思想上轻视、精神放松,积极配合医师治疗。平时应加强体育锻炼,如打太极拳、散步、慢跑等低强度运动,以增强体质,提高机体抗病能力。

第八节　慢性胰腺炎

一、临床特点及病机分析

慢性胰腺炎系指胰腺泡和胰岛组织萎缩、胰腺实质广泛纤维化的病理过程,常伴有钙化及假性囊肿形成。临床上主要表现为腹痛、腹泻或脂肪泻、消瘦及营养不良等胰腺功能不全的症候。病变范围和程度轻重不一,以胰头部为多见。肉眼见胰腺呈结节状,硬度增加,有纤维组织增生和钙沉着,切面可见胰腺间质增生,胰管扩张,管内可含有结石,有时可见实质坏死,坏死组织液化后,被纤维组织包围形成假性囊肿。镜下可见胰腺小叶周围和腺泡间纤维增生或广泛纤维化,腺泡和胰岛组织萎缩、消失,胰管柱状上皮有鳞状化生;间质有淋巴细胞、浆细胞浸润。少数慢性胰腺炎的胰腺上皮细胞异常增生,有癌变的可能性。患者年龄多在 40 岁以上,男性多于女性。病程长,数年或数十年不等。初期为相对无症状期与发作期交替出现;晚期主要为胰腺功能不全之表现。胰腺外分泌不足的表现:患者可出现食欲减退、腹胀、不耐油腻食物等,大便次数频繁、量多、色淡、有恶臭,此系蛋白酶、脂肪酶分泌减少或缺乏所致。长期腹泻致患者消瘦,营养不良及维生素 A、维生素 D、维生素 E、维生素 K 缺乏等症状。胰腺内分泌不足的表现有显著糖尿病症状,如多饮、多食、多尿、体重减轻等。约 50% 患者发生隐性糖尿病,葡萄糖耐量试验结果异常。

中医学没有相对应的病名,根据胰腺炎的临床表现,可归属于"胃脘痛""胁痛""腹痛""泄泻""癥瘕积聚"等范畴。其病机属虚实夹杂,本虚标实,本虚主要为脾胃虚弱,标实主要表现为气滞血瘀。脾胃为本,脾虚则中气失于健运,影响肝的疏泄功能,日久而致气滞血瘀。益气健脾、疏肝理气、活血通络止痛为其治

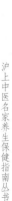

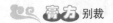

疗大法,临床可分为脾胃虚弱、肝气郁结、肝胆湿热、气滞血瘀等证型。膏方对慢性胰腺炎的调理主要针对缓解期,常可起到较好临床效果,避免复发及相关并发症的发生。

二、处方经验

1. 益气健脾,和胃运中法

症状:腹胀,尤以餐后为甚,纳差,四肢乏力,少气懒言,大便溏薄,舌质淡红,舌体偏胖,苔薄白,脉沉细。

证型:脾胃虚弱。

治则:益气健脾,和胃运中。

方药:党参、白术、茯苓、甘草、陈皮、苏梗、黄芩、黄连、吴茱萸、白豆蔻、焦三仙、炒防风、炒山药、生薏苡仁、菟丝子、补骨脂。另加阿胶、鹿角胶、龟甲胶、鳖甲胶、饴糖、冰糖、黄酒、生晒参等药收膏而成。

随症加减:若见胁痛隐隐,绵绵不休,遇劳加重者,可加八月札、延胡索、郁金等理气止痛;若见头晕目眩,视物昏花等肝肾阴虚表现者,可加女贞子、黄精等滋补肝肾。

2. 疏肝解郁,理气降逆法

症状:腹痛,甚则痛引两胁,情绪不佳时尤甚,伴泛酸嘈杂,口苦咽干,舌质红,苔薄白,脉细弦。

证型:肝郁气滞。

治则:疏肝解郁,理气降逆。

方药:柴胡、枳壳、香附、赤芍、当归、川芎、延胡索、郁金、酸枣仁、女贞子、苏梗、生白术、枸杞子、山茱萸、石斛、黄菊花。另加阿胶、鹿角胶、龟甲胶、鳖甲胶、饴糖、冰糖、黄酒等药收膏而成。

随症加减:若肝气郁结,久而化火,症见心烦急躁,口干口苦等,可加丹皮、山栀、龙胆草等清肝泻火,理气止痛。若见肠鸣泄泻,腹胀不适,可加茯苓、厚朴、半夏、黄连等以调和肝脾。

三、膏方举隅

患者,男,62岁。

初诊日期:2012年8月22日。

病史:诉反复左上腹疼痛不适3年余,间或放射到后背,时腹泻,每日3～5次,便后痛稍减,大便臭秽,伴神疲乏力,纳食不馨,小便调,舌质暗红,苔薄白腻,脉沉细弦,寐欠安。相关实验室及影像学检查示:嗜酸性粒细胞增加,活化CD4、CD8阳性,高γ球蛋白血症,IgG和IgG4明显增高,抗核抗体(＋),抗线粒体抗体(＋)。上腹部增强CT示:胰腺弥漫性肿大。临床诊断为:自身免疫性胰腺炎。长期服用泼尼松(每日20毫克维持)、奥美拉唑、促胰酶分泌等药物,症状并无明显缓解,泼尼松使用半年后出现餐后及空腹血糖异常升高,目前拜糖平治疗中。为求进一步诊治,到本院求助中药治疗。予益气健脾、化湿和胃、活血通络止痛中药治疗3个月后症情明显缓解,泼尼松减量为每日5毫克维持治疗,血糖餐后及空腹血糖水平正常,已停服降糖药物拜糖平。今为巩固治疗,拟膏方一料以益气健脾、柔肝益肾、活血通络止痛。

膏方:党参150克,白术150克,茯苓120克,甘草45克,陈皮45克,姜半夏90克,生姜45克,苏梗120克,丹参200克,红花45克,延胡索120克,片姜黄90克,田基黄150克,八月札150克,黄芩150克,黄连30克,吴茱萸30克,白豆蔻30克,黄精120克,玉竹120克,熟地黄150克,六曲150克,黄芪200克,厚朴花60克,代代花45克,炒防风90克,炒山药150克,生薏苡仁150克,玉米须150克,鬼箭羽150克,金银花90克,怀牛膝120克,菟丝子120克,补骨脂120克,杜仲120克。

阿胶300克,鹿角胶90克,龟甲胶120克,鳖甲胶120克,元贞糖50克,黄酒400克,胡桃肉300克,生晒参45克等药收膏而成。

复诊日期:2013 年 12 月 20 日。自诉去岁膏方调理后,已无明显腹痛,二便调,纳可,仍视觉乏力。今为进一步求治而要求续服膏方。查体:舌质淡红,苔薄白,脉细弦,寐尚安。续以前方,减延胡索、厚朴花、代代花,加黄芪 200 克,桑寄生 150 克,石楠叶 150 克,以健脾益肾之功效。

四、预防与调摄

1. **积极防治胆系疾病** 这是预防慢性胰腺炎的重要措施。此外,与本病发病有关的疾病,如甲状旁腺功能亢进症、高脂血症等也必须积极防治。

2. **积极、彻底治疗急性胰腺炎**

3. **不酗酒、少饮酒** 长期酗酒之人易引起慢性酒精中毒,酒精中毒是慢性胰腺炎的重要发病原因之一。

4. **饮食有度** 慎饮食,防止暴饮暴食,对预防本病非常重要。同时,饮食宜清淡,少食辛辣肥甘、醇酒厚味,以防肠胃积热引起本病。

5. **怡情节志、心情舒畅** 宜避免忧思郁怒等不良的精神刺激,心情愉快,则气机调畅,气血流通,可防本病。

第五章
神经系统疾病

 第一节　概述

神经系统疾病包括脑卒中、痴呆、帕金森病、癫痫、偏头痛、失眠、运动神经元病、重症肌无力等。多数神经疾病具有复发性或慢性进展，或症状反复发作的特点，部分患者因神经功能受损而留有不同程度残障如认知障碍、语言障碍、肢体瘫痪等，进而影响日常生活。神经系统疾病具有难治性的特点，虽然一些疾病可以完全或基本治愈，但是许多疾病仍不能治愈，还有一些疾病目前尚无有效的西药治疗。中药治疗神经系统疾病有数千年的历史，膏方因其量身定制、调治结合、药力缓和持久、服用方便等特点，在神经系统疾病的防治中具有优势，适合于症状反复发作、复发性和慢性进展性疾病，也适合于其他神经疾病所致神经功能残障者的康复。

神经系统疾病多数因虚致病，或因虚致实而发病。疾病急性期或发作期常虚实夹杂，以标实为主；而恢复期或缓解期多以本虚为主。膏方根据患者体质，调整气血阴阳，匡扶正气，为治本之剂；同时膏方又通过望、闻、问、切，辨证论治，有标本兼治之功效。

1. 膏方作用

(1) 减少症状的反复发作或疾病的复发：如减少癫痫的发

作次数,减少偏头痛的发生。

(2) 延缓疾病的进程:如帕金森病、痴呆等变性疾病呈缓慢进展的特点,通过膏方调治,扶正治本而起到延缓疾病发展的作用。

(3) 缓解或减轻症状:如针对头晕、头痛、情志不畅、尿便障碍、睡眠障碍等症状,膏方同汤剂一样有显著作用。

(4) 促进躯体残障的康复:膏方中的饮片味数多于汤剂,作用全面且持久,调治结合,利于残障的康复。

(5) 和西药合用起增效减毒作用:如重症肌无力患者服用膏方以减少激素用量,帕金森病患者服用膏方以减少美多巴的不良反应。

2. 注意事宜

(1) 膏方治疗不是适合所有神经疾病和病程的任何时期。神经系统感染性疾病、病程急性的疾病或疾病的急性期,体内邪毒未除之时,膏方补益有"闭门留寇"之嫌疑。

(2) 神经科膏方调治需注意护肾。"脑为髓之海",而肾藏精,主骨生髓。因而,脑的功能和中医肾的功能息息相关。许多神经变性疾病如阿尔茨海默病、运动神经元病等的膏方调治都可以从补肾入手。

(3) 脾为后天之本,气血生化之源,脑唯有气血不断滋养,精髓纯正充实,才能发挥元神之府的功能。因而,神经科膏方调治尤其要注重健脾。

(4) "神明",即人的精神、意识和思维活动,在现代医学是脑的功能体现,中医学认为"心主神明",即中医"心"的功能对脑的功能起主导作用,在神经疾病膏方调治时要注意调养"心"。

(5) 神经科疾病多数与中医"肝"有关。或疾病的病因病机与"肝"有关,如帕金森病、癫痫、中风等;或病后情志不畅、肝气不疏而肝气郁结。因而,神经疾病在膏方调治时要注意柔肝、疏肝、清肝等调"肝"治疗。

第二节 脑卒中

一、临床特点与病机分析

脑卒中又称中风或脑血管意外,是指急性起病,由于脑局部血液循环障碍(缺血或出血)所导致的神经功能缺损综合征。

脑卒中分为缺血性脑卒中和出血性脑卒中。缺血性脑卒中即脑梗死,出血性脑卒中包括脑出血和蛛网膜下隙出血。脑卒中急性期一般2~4周,急性期后进入恢复期(6个月以内)和后遗症期(6个月以后),约75%患者遗留神经功能残障,包括言语障碍、吞咽障碍、肢体瘫痪、感觉障碍、共济失调等。西医认为引发脑卒中的主要危险因素包括高血压、糖尿病、心脏病、血脂异常、高同型半胱氨酸血症、吸烟、饮酒、肥胖等,这些危险因素长期存在,导致血管壁病变等而发病。

脑卒中包括出血性脑卒中和缺血性脑卒中,均属中医学"中风"的范畴。中医学认为中风发病在于患者平素气血亏虚,加之饮食不节、情志所伤、劳累过度、外邪侵袭等诱因而发病。病位在脑,与心肝肾脾有关。病机属本虚表实,本虚以阴虚、气虚为主;标实主要为风、火、痰、瘀。急性期以标实为主,恢复期和后遗症期多为虚实夹杂,主要有气虚血滞、肾虚精亏、肝阳上亢、风痰阻络。

二、处方经验

脑卒中急性期不主张服用膏方,膏方主要适于脑卒中恢复期和后遗症期,患者服用膏方的主要目的是强身、促进康复和预防再卒中。针对脑卒中患者,膏方的调治原则主要依据患者体质、病因病机而定,大致有以下几种方法。

1. 益气活血,通经活络法

症状:半身不遂,肢体软弱,偏身麻木,舌歪语蹇,手足肿胀,面色淡白,气短乏力,心悸自汗,舌质暗淡,苔薄白或白腻,脉细缓或细涩。

证型:气血瘀滞。

治则:益气活血,通经活络。

方药:黄芪、党参、白术、茯苓、炙甘草、半夏、陈皮、当归尾、川芎、赤芍、僵蚕、地龙、桃仁、红花、山药、山茱萸、桂枝、泽泻、人参、阿胶。

随症加减:若小便失禁,可加桑螵蛸、益智仁、金樱子;若大便秘结,可加火麻仁、郁李仁、肉苁蓉。

2. 益肾填精,兼调阴阳法

症状:半身不遂,口舌歪斜,舌强言蹇或不语,偏身麻木,烦躁失眠,眩晕耳鸣,手足心热,舌质红绛或暗红,少苔或无苔,脉细弦或细弦数。

证型:肾虚精亏。

治则:益肾填精,滋阴温阳。

方药:生地黄、山茱萸、石斛、麦冬、五味子、炮附子、肉桂、肉苁蓉、巴戟天、石菖蒲、远志、丹皮、茯苓、人参、白术、炙甘草、大枣、白芍、枳壳、阿胶、知母、黄柏。

随症加减:若烦躁失眠,加灵芝、龙齿、茯神;若腰酸膝软,加狗脊、川断、桑寄生。

3. 平肝潜阳,祛风通络法

症状:半身不遂,舌强语蹇,口舌歪斜,眩晕头痛,面红目赤,心烦易怒,口苦咽干,便秘尿黄,舌红或绛,苔黄或燥,脉弦有力。

证型:肝阳上亢。

治则:平肝潜阳,祛风通络。

方药:天麻、钩藤、生石决明、黄芩、山栀、川牛膝、丹皮、桑寄生、杜仲、益母草、朱茯神、夜交藤、玄参、龟甲、生白芍、川楝子、麦芽、甘草、西洋参、阿胶。

随症加减：若头痛较重，可加羚羊角粉、潼蒺藜、夏枯草；若失眠多梦，可加珍珠母、龙齿、柏子仁。

4. 运脾化痰，祛风通络法

症状：半身不遂，口舌歪斜，舌强言謇，肢体麻木或手足拘急，头晕目眩，舌苔白腻或黄腻，脉弦滑。

证型：风痰阻络。

治则：运脾除痰，祛风通络。

方药：半夏、白术、天麻、陈皮、茯苓、甘草、白附子、南星、石菖蒲、远志、全蝎、羌活、木香、党参、竹茹、枳实、白芍、川楝子、山药、阿胶。

随症加减：若手足拘急，可加僵蚕、地龙、桂枝；若肢体麻木，可加藏红花、络石藤、鸡血藤。

虽然中风的中医辨证不区分出血性和缺血性，但出血性脑卒中多因高血压引起，处方中可加用平肝潜阳息风之剂，如天麻、钩藤、石决明等；缺血性脑卒中终因血管梗塞而发病，处方中应加活血通络之品，如川芎、红花、地龙等。脑卒中患者常并发抑郁，可加疏肝解郁中药，如柴胡、枳壳、川楝子等；若有认知障碍，可加益肾中药如益智仁、肉苁蓉、狗脊等；若有睡眠障碍，可加安神中药如龙齿、远志、合欢皮等。

二、膏方举隅

患者，男，75岁，脑梗死后1年。既往有高血压、糖尿病史。1年前脑梗死，经治疗后遗言语欠利，左侧肢体轻偏瘫，左上肢能持物，左下肢拖曳行走。平日时有眩晕，耳鸣，心烦，二便调，胃纳可，寐欠佳，舌质红，舌苔少，脉细弦。考虑阴虚而致肝阳上亢，调治原则养阴息风，健脾益肾。方从镇肝息风汤、六君子、六味地黄丸化裁。

膏方：淮牛膝120克，天冬120克，玄参120克，龟甲90克，

沪上中医名家养生保健指南丛书

生白芍 150 克，代赭石 150 克，龙骨 150 克，牡蛎 150 克，茵陈 120 克，川楝子 60 克，炙甘草 90 克，黄连 45 克，柴胡 90 克，枳壳 90 克，白术 120 克，茯苓 150 克，陈皮 90 克，熟地黄 120 克，山药 120 克，山茱萸 120 克，丹皮 90 克，泽泻 90 克，菟丝子 120 克，天麻 90 克，钩藤 120 克，夜交藤 300 克。

鳖甲胶 50 克，阿胶 350 克，西洋参 150 克，枫斗 60 克，木糖醇 50 克，黄酒 400 克等药收膏而成。

服用膏方后，患者次年眩晕、心烦缓解，耳鸣、睡眠有改善，自觉左侧肢体较前有力，要求续服膏方。

四、预防与调摄

1. 控制脑卒中危险因素

（1）了解脑卒中危险因素。

（2）了解自己患有脑卒中的危险因素。

（3）定时监测血压、血糖、血脂、同型半胱氨酸等，并遵医嘱服用相应药物。

（4）遵医嘱服用脑卒中预防药物，如抗栓药物、他汀类药物。

2. 避免脑卒中诱发因素

（1）降压药服用不当，血压过高或过低。

（2）情绪波动、疲劳等。

（3）一次大量饮酒。

（4）大汗、腹泻后未及时补充液体。

（5）用力排便而使血压急剧升高。

3. 生活起居

（1）居住环境以安静清洁、空气流通、阳光充足、温度湿度适宜、生活起居方便为好。

（2）做到生活规律，劳逸结合。要保持有效的休息和充足的睡眠。

（3）养成良好的生活习惯，顺应气候的变化，注意冷暖而随时更衣；起床、低头系鞋带等日常生活动作要缓慢；平时外出时多加小心，防止跌跤；临睡前宜用热水泡脚。

4. 饮食调养

（1）以卫生、新鲜的清淡素食为主；不暴饮暴食。

（2）禁烟酒、浓茶、咖啡等刺激之品。

（3）在选择食物时，应注意选择低盐、低糖、低脂肪和低胆固醇含量的食物。低脂肪食物包括绿豆芽、土豆、山药、胡萝卜、油菜、大葱、菜花、冬瓜、黄瓜、番茄等。胆固醇含量相对不高的动物类食物有瘦猪肉、牛肉、鸭肉、鸡肉、鱼类和奶类。

（4）适当多食豆制品、蔬菜、水果和降脂食物。常见的降脂食物有玉米、燕麦、洋葱、大蒜、茄子、芹菜、木耳、海带、香菇、鱼等。

（5）少食或忌食动物内脏、脑髓、脊髓、内脏、蛋黄、肥肉、动物油、奶油、花生、巧克力等高胆固醇、高脂、高能量的食物。

（6）可选服一些有助降压、降脂及提高机体免疫功能的中药或中成药，如山楂、枸杞子、冬虫夏草等。

5. 心理调摄　保持平和的情绪，忌大喜大悲；可以参加怡情的文体活动，如练字、太极拳、唱歌等。

第三节　痴呆

一、临床特点与病机分析

痴呆是一种获得性和进行性认知功能障碍综合征。患者有智能障碍（包括记忆、语言、视空间能力、注意力、执行力等），人格、行为和情感的异常，以及日常生活能力、社会交往和工作能力的明显减退。

西医研究发现，痴呆的病因各不相同，多数是神经变性所

沪上中医名家养生保健指南丛书

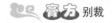

致,最常见的神经变性痴呆是阿尔茨海默病,具体发病机制尚不清楚,主要与遗传和环境因素有关。血管性痴呆是我国第2常见的痴呆,其发病机制主要是脑血管病变。其他痴呆临床较少见。

痴呆属中医学"呆病"的范畴,中医学认为其发病由于年迈体虚、七情内伤、久病耗损,而致痰、瘀、火等病邪为患。病位在脑,与心肝脾肾密切相关。病机以虚为本,以实为标。本虚以脾肾虚为主,标实主要为痰、瘀、火。

二、处方经验

痴呆目前尚无特效治疗。痴呆患者适合服用膏方,可起补虚强身、减轻症状和延缓疾病进展的作用。膏方处方时应依据患者体质、病因病机而定,大致有以下几种方法。

1. 升清降浊,豁痰开窍法

症状:表情呆钝,智力减退,或哭笑无常,喃喃自语,或终日无语,呆若木鸡,伴不思饮食,痞满不适,脘腹胀痛,口多涎沫,头重如裹,舌质淡,苔白腻,脉濡滑。

证型:痰浊阻窍。

治则:豁痰降浊,升清开窍。

方药:陈皮、制半夏、制南星、竹茹、枳实、茯苓、白术、石菖蒲、人参、生姜、神曲、川芎、赤芍、郁金、肉苁蓉、益智仁、桂枝、山药、甘草、阿胶。

随症加减:若脾虚明显者,加党参、黄芪、补骨脂;若痞满不适,脘腹胀痛,可加莱菔子、全瓜蒌、青皮。

2. 活血化瘀,通窍益髓法

症状:表情迟钝,言语不利,善忘,易惊恐,或思维异常,行为古怪,伴肌肤甲错,口干不欲饮,双目暗晦,舌质暗或有瘀点瘀斑,脉细涩。

证型:瘀阻脑络。

治则:活血化瘀,通窍益髓。

方药:川芎、赤芍、桃仁、红花、鲜姜、大枣、黄芪、人参、柴胡、白芍、枳壳、炙甘草、淮小麦、山药、山茱萸、茯苓、丹皮、仙灵脾、益智仁、阿胶。

随症加减:若久病伴气血不足,可加党参、黄芪、熟地黄;若瘀血日久,阴血亏虚,可加紫河车、鳖甲、制首乌。

3. 养血清肝,宁心泻火法

症状:眩晕耳鸣,头痛,烦躁易怒,失眠多梦伴盗汗,咽干口燥,面红目赤,尿赤便干,舌质红,舌苔黄,脉细数或有力。

证型:肝经火旺。

治则:养血清肝,宁心泻火。

方药:龙胆草、泽泻、车前子、当归、柴胡、生地黄、黄芩、栀子、山药、山茱萸、熟地黄、麦冬、茯苓、丹皮、郁金、白芍、钩藤、天麻、淮小麦、夜交藤、西洋参、阿胶。

随症加减:若头晕耳鸣,可加磁石、杜仲、怀牛膝;若咽干口燥,大便秘结,可加天花粉、肉苁蓉、火麻仁。

4. 补肾填精,养髓益智法

症状:智能减退,记忆力和计算力明显减退,头晕耳鸣,懒惰思卧,齿枯发焦,腰酸骨软,步行艰难,舌瘦色淡,苔薄白,脉沉细弱。

证型:肾虚髓亏。

治则:补肾填精,养髓益智。

方药:熟地黄、山药、山茱萸、枸杞子、菟丝子、鹿角胶、龟甲胶、川牛膝、肉苁蓉、益智仁、人参、茯苓、白术、炙甘草、泽泻、郁金、丹参、神曲、石菖蒲、阿胶。

随症加减:若形寒肢冷,可加附子、干姜、鹿茸;若大便溏薄,可加补骨脂、巴戟天、煨肉果。

5. 温补脾肾,益气生髓法

症状:表情呆滞,沉默寡言,记忆减退,失认失算,口齿含糊,词不达意,伴气短懒言,肌肉萎缩,食少纳呆,口涎外溢,腰膝酸软,或四肢不温,腹痛喜按,泄泻,舌质淡白,舌体胖大,苔白,或舌红,苔少或无苔,脉沉细弱。

证型:脾肾阳虚。

治则:温补脾肾,益气生髓。

方药:人参、白术、茯苓、炙甘草、熟地黄、白芍、当归、川芎、肉桂、附子、炙黄芪、半夏、麦冬、苁蓉、山茱萸、仙灵脾、山药、茯苓、丹皮、泽泻、木香、神曲、阿胶。

随症加减:若四肢不温,可加桂枝、附子、巴戟天;若食少纳呆,可加陈皮、生谷芽、生麦芽。

在痴呆的膏方处方中,若神经变性痴呆如阿尔茨海默病,可加益肾填精中药,如菟丝子、桑葚子、紫河车等;若血管性痴呆,可加活血通络中药,如红花、地龙、地鳖虫等;痴呆患者常有精神症状,烦躁、兴奋者,可加宁心安神中药,如淮小麦、茯神、远志;抑郁、低落者,可加疏肝解郁中药,如柴胡、川楝子、枳壳等。

三、膏方举隅

患者,男,75 岁,轻度痴呆 2 年余。患者大学毕业,既往有高血压史,长期服药,血压控制好;否认糖尿病、心脏病、脑卒中等病史。2 年前无明显诱因下出现记忆力减退,计算力较前差,定向力可,生活自理,简易智能状态测试(MMSE)22 分,诊断为阿尔茨海默病。平日常感疲乏,畏寒肢冷,腰膝酸软,胃纳一般,大便溏薄,寐多梦。舌质淡胖,苔白滑,脉沉细。考虑脾肾阳虚所致。治拟温补脾肾。方拟 14 味建中汤合金匮肾气丸加减。

膏方:党参 120 克,白术 120 克,茯苓 150 克,炙甘草 90 克,熟地黄 120 克,白芍 150 克,当归 120 克,川芎 120 克,桂枝 90 克,附子 60 克,黄芪 180 克,半夏 120 克,麦冬 120 克,山茱萸

120 克,山药 180 克,茯苓 150 克,丹皮 120 克,泽泻 120 克,补骨脂 120 克,狗脊 120 克,川断 120 克,石菖蒲 90 克,茯神 120 克,木香 60 克,砂仁 30 克。

鹿角胶 100 克,阿胶 300 克,生晒参 150 克,核桃仁 150 克,冰糖 200 克,饴糖 200 克,黄酒 400 克等药收膏而成。

服用膏方后,患者诉疲乏感、多梦减轻,畏寒肢冷、腰膝酸软、便溏症状明显改善,认知功能没有进一步减退,记忆力、计算力较前稍有改善。

四、预防与调摄

1. 起居调摄

(1) 生活要有规律,按时作息,劳逸结合,保证充足的睡眠;睡前不喝浓茶或咖啡等有刺激性饮品,不过于兴奋,以温水洗脸洗脚,平静入睡。

(2) 生活内容要丰富,既不要无所事事,寂寞无聊,又不要过于劳累,缺乏休息。

(3) 适当参加文体活动,但要量力而行,循序渐进。

(4) 维持良好的个人卫生习惯,减少感染的机会。

(5) 改善家庭环境,使患者生活便利和富有情趣。

2. 饮食调养

(1) 选择营养丰富、清淡宜口、易消化的食品;

(2) 要注意营养均衡,做到"三定、三高、三低和两戒",即定时、定量、定质,高蛋白、高不饱和脂肪酸、高维生素,低脂肪、低能量、低盐和戒烟、戒酒。

(3) 多吃富含维生素 B_{12} 的食物,如香菇、大豆、鸡蛋、牛奶、动物肾脏、各种豆制品,以及叶酸丰富的食物,如绿叶蔬菜、柑橘、西红柿、菜花、西瓜、菌类、牛肉等。

3. 心理调摄

保持平和、轻松、愉快的心情,通过养花、散步、太极拳、读报、听广播等文体活动,以及力所能及的社会活动

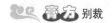

陶冶心情。通过与家人、朋友的沟通和交流,调节和舒缓情绪。

4. 注意安全防护 避免跌倒、意外伤害等。痴呆症状明显者,随身带有姓名、联系电话的卡片,以免走失。

 # 第四节 帕金森病

一、临床特点与病机分析

帕金森病是一种常见于中老年的神经变性疾病,以静止性震颤、运动迟缓、肌强直和姿势步态障碍为主要特征。此外,还有非运动症状(便秘、抑郁、泌汗异常等)。

西医研究发现年龄老化、遗传因素、环境因素(某些化学物质)与帕金森病的发病有关。由于目前的西医治疗主要是以多巴胺替代疗法为主的药物对症治疗,不能改变帕金森病缓慢进展的病程,患者症状依然持续存在和逐渐加重,影响日常活动。

帕金森病属中医学"颤证"的范畴,亦称"颤振""振掉"。中医学认为其发病多因年老精血亏虚,脑失所养,虚风内动;或因痰浊、瘀血痹阻脑络,筋脉不利而致。病位在脑,与肝肾脾等脏关系密切。病机总属本虚标实,本虚为气血阴阳亏虚,标实为风、火、痰、瘀。基本病机为肝风内动,筋脉失养。

二、处方经验

由于帕金森病尚无根本性治疗,需长期服用药物控制症状,患者服用膏方主要目的是补虚强身、减轻症状、延缓进展、减少服用西药的不良反应。膏方处方时主要依据患者体质、病因病机而定,大致有以下几种方法。

1. 滋补肝肾,育阴潜阳法

症状:头摇肢颤,颈肩僵直,肢体拘挛,腰膝酸软,头晕,耳鸣,口咽干燥,形体消瘦,五心烦热,盗汗颧红,大便艰涩,少寐健忘,舌红苔薄白或红绛,无苔,脉细数。

证型:肝肾阴虚。

治则:滋补肝肾,育阴潜阳。

方药:白芍、阿胶、生龟甲、生地黄、火麻仁、五味子、生牡蛎、麦冬、炙甘草、鸡子黄、生鳖甲、钩藤、葛根、伸筋草、怀牛膝、狗脊、丹参、郁金、夜交藤、阿胶。

随症加减:若头摇肢颤显著,可加天麻、全蝎、石决明;若五心烦热,便秘溲赤,可加黄柏、知母、玄参。

2. 益气养血,息风止颤法

症状:肢体颤振,项背僵直,活动减少,面色少华,行走不稳,头晕眼花,四肢乏力,舌质淡,苔薄白或白腻,脉弦细。

证型:气血两虚。

治则:益气养血,息风止颤。

方药:人参、白术、茯苓、甘草、当归、白芍、川芎、熟地黄、生姜、大枣、天麻、钩藤、生石决明、川牛膝、桑寄生、杜仲、茯神、夜交藤、黄芪、陈皮、半夏、阿胶。

随症加减:若头晕眼花,可加桂圆肉、潼蒺藜、枸杞子;若心悸失眠,可加炒枣仁,柏子仁、远志。

3. 清热化痰,息风止颤法

症状:头摇肢颤,神呆懒动,形体稍胖,头胸前倾,活动缓慢,胸脘痞闷,烦热口干,咯吐黄痰,头晕目眩,小便短赤,大便秘结,舌质红,舌苔黄或黄腻,脉弦滑数。

证型:痰热动风。

治则:清热化痰,兼以息风。

方药:陈皮、半夏、茯苓、甘草、枳实、制南星、黄连、黄芩、竹茹、人参、白术、山药、木香、砂仁、麦冬、白芍、丹皮、丹参、僵蚕、钩藤、火麻仁、阿胶。

随症加减:若震颤较重,加珍珠母、生石决明、全蝎;若胸脘痞闷,加瓜蒌皮、厚朴、苍术。

沪上中医名家养生保健指南丛书

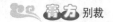

4. 活血化瘀，息风通络法

症状：头摇或肢体震颤日久，面色晦暗，肢体拘痉，活动受限，项背前倾，言语不利，步态慌张，皮脂外溢，发甲焦枯，舌质紫暗或夹瘀斑，舌苔薄白或白腻，脉弦涩。

证型：血瘀动风。

治则：活血化瘀，息风通络。

方药：川芎、赤芍、桃仁、红花、鲜姜、大枣、陈皮、半夏、茯苓、炙甘草、钩藤、伸筋草、郁金、石菖蒲、白芍、柴胡、枳壳、桂枝、桑寄生、杜仲、人参、阿胶。

随症加减：若肢体拘痉强直，可加伸筋草、木瓜、僵蚕；若头晕头胀，可加钩藤、天麻、潼蒺藜。

帕金森病的病位在脑，脑为髓海，而肾生髓，因而治疗以益肾为根本。帕金森病以肢体震颤、肢体僵直为主要症状，而"诸暴强直，皆属于风""诸风掉眩，皆属于肝"，因而应注意调"肝"。依据病因病机，加用养肝、柔肝、清肝中药，如当归、白芍、丹皮等。帕金森病的症状主要出现在四肢，而脾在体合肌肉、主四肢，因而健脾亦相当重要。帕金森病患者常有便秘，可加润肠中药，如火麻仁、郁李仁、柏子仁等；若易汗出，可加益气敛汗中药，如太子参、浮小麦、煅牡蛎等。

三、膏方举隅

患者，男，67岁，患帕金森病9年。患者有糖尿病史。9年前无诱因下出现右侧肢体震颤，静止时明显，之后左侧肢体亦出现震颤，并有肢体僵直沉重感，运动缓慢，翻身、起身和坐下困难，步态小步前冲。目前服用美多巴0.25克，每日3次，能明显改善症状。患者形体消瘦，常有头晕耳鸣，腰膝酸软，大便不畅，3～5日一行，多梦，盗汗，胃纳一般。舌红少苔，脉细弦数。考虑肝肾阴虚阳亢所致。治拟滋补肝肾，育阴潜阳，健脾益气。方从大定风珠、四君子汤化裁。

膏方:生地黄 120 克,生龟甲 90 克,生鳖甲 90 克,白芍 150克,火麻仁 150 克,五味子 90 克,生牡蛎 200 克,麦冬 120 克,炙甘草 90 克,钩藤 150 克,太子参 150 克,白术 120 克,茯苓 90克,茯神 120 克,熟地黄 120 克,山药 120 克,山茱萸 120 克,丹皮 90 克,泽泻 90 克,丹参 150 克,川芎 120 克,黄连 45 克,石斛120 克,菟丝子 120 克。

阿胶 250 克,龟甲胶 100 克,西洋参 100 克,生晒参 50 克,木糖醇 30 克,黄酒 400 克等药收膏而成。

服用膏方后,患者诉头晕耳鸣、腰膝酸软、盗汗等症减轻,大便 2 日一行。

四、预防与调摄

1. 按时服用药物,保证疗效 帕金森病药物建议餐前 1 小时或餐后 1 个半小时服用,以利于药物吸收。服用左旋多巴制剂,蛋白质饮食不可过量。肉类蛋白质会影响左旋多巴的吸收,尽量安排在晚餐食用。

2. 起居调摄

(1) 衣服选择稍宽大些,尽量减少纽扣,改用拉链、自粘胶等,便于患者穿脱,全棉质地为佳,便于吸汗;穿平底鞋,避免拖鞋和系带鞋,便于行走,减少跌倒。

(2) 注意患者活动中的安全问题,调整环境设施,必要时需有专人看护,避免跌倒。

3. 饮食调养

(1) 多吃新鲜蔬菜、水果,多饮水,避免便秘;多食含酪氨酸的食物如瓜子、杏仁、芝麻等,适当控制脂肪的摄入。

(2) 食物按软食供给,以便于咀嚼和吞咽。进餐时缓慢进食,防止吸入性肺炎。

4. 心理调摄 帕金森病患者有合并或并发抑郁、焦虑,应使患者情绪松弛,给予适当的鼓励、劝告和指导,积极面对疾病,

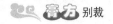
主动配合治疗。

5. 坚持适量运动和康复锻炼 有助于保持平衡和运动功能。

 第五节 癫痫

一、临床特点与病机分析

癫痫是多种原因导致的脑部神经元高度同步化异常放电的临床综合征,临床表现具有发作性、短暂性、重复性和刻板性的特点。发作形式不一,可表现为感觉、运动、意识、精神、行为、自主神经功能障碍或兼而有之。

西医发现癫痫的病因复杂,有的继发于神经系统疾病,有的与遗传因素有关,而更多患者不能发现明确病因。由于西医主要是对症治疗,需长期口服抗癫痫药物,往往存在一定的不良反应,对于多数患者仅减少发作,还有些患者用药后仍不能有效控制癫痫发作。

癫痫属中医学"痫证"的范畴,中医学认为痫证的发病,多由七情失调、先天因素、脑部外伤等原因,致脏腑失调,气机逆乱,风阳内动,痰、火、瘀为内风触动,导致气血逆乱,清窍蒙蔽而发病。病位在脑,与五脏均有关联。病机初期多为实证,日久不愈则虚实夹杂。

二、处方经验

癫痫患者服用膏方的主要目的是补虚强身、减少发作、减轻西药的不良反应。针对癫痫患者,膏方的调治原则主要依据患者体质、病因病机而定,大致有以下几种方法。

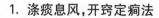

1. 涤痰息风,开窍定痫法

症状:发病时神情呆滞,目瞪如愚,或咂嘴、舔唇、咀嚼、吞咽,或寻衣捻物,或错语独行,或莫名伤悲,或妄见妄闻,或鼻闻焦臭,或气上冲胸,恶心、胸闷、心慌等;甚者继而昏仆,目睛上视,口吐白沫,手足搐搦,喉中痰鸣或口吐涎沫,移时苏醒,头昏如蒙;平素情志抑郁,静而少言,或神情呆钝,智能减退,胸部闷塞,胁肋胀满;舌质淡红,苔白腻,脉弦滑。

证型:风痰闭窍。

治则:涤痰息风,开窍定痫。

方药:竹沥、天麻、胆南星、川贝母、半夏、陈皮、茯苓、茯神、丹参、麦冬、石菖蒲、远志、全蝎、僵蚕、甘草、生姜、人参、白术、柴胡、白芍、枳壳、阿胶。

随症加减:若眩晕、目睛上视,可加生龙骨、磁石、珍珠母;若胁胀嗳气,可加川楝子、厚朴、旋覆花。

2. 清肝泻火,化痰开窍法

症状:发时或咀嚼、吞咽,或寻衣捻物,或视物颠倒,或狂乱无知,狂言妄走,或猝然仆倒,不省人事,四肢强痉拘挛,口中有声,口吐白沫,烦躁不安,气高息粗,痰鸣漉漉;平素急躁易怒,面红目赤,头痛失眠,口臭口苦,溲赤便干,或咯痰黏稠;舌质红,苔黄腻,脉弦滑。

证型:痰火扰神。

治则:清肝泻火,化痰开窍。

方药:龙胆草、泽泻、车前子、当归、柴胡、生地黄、黄芩、陈皮、制半夏、茯苓、枳实、竹茹、制南星、石菖蒲、人参、生姜、甘草、丹皮、郁金、火麻仁、白芍、阿胶。

随症加减:若急躁易怒,可加淮小麦、川楝子、远志;若头痛失眠,可加天麻、钩藤、龙齿。

3. 活血化瘀,息风止痉法

症状:发时或咀嚼、吞咽,或寻衣捻物,或口角、眼角、肢体抽

沪上中医名家养生保健指南丛书

搐,颜面口唇青紫,或猝然昏仆,肢体抽搐;缓解期兼见头部或胸胁刺痛,肢体麻木,精神恍惚,健忘,心悸,寐多噩梦;舌质紫暗或瘀点、瘀斑,脉弦或涩。

证型:瘀阻脑络。

治则:活血化瘀,息风止痉。

方药:川芎、赤芍、桃仁、红花、莪术、老葱、鲜姜、大枣、柴胡、白芍、枳壳、炙甘草、全蝎、蜈蚣、钩藤、淮小麦、茯苓、茯神、远志、麦冬、佛手、阿胶。

随症加减:若头晕、痰涎偏盛,可加半夏、胆南星、竹茹;若头痛,可加白芷、天麻、钩藤。

4. 益气健脾,养心安神法

症状:痫病久发不愈,发则神情恍惚,或咀嚼、吞咽,或寻衣捻物,口眼㖞动,或颈软头垂,或手足蠕动,或卒然仆倒,抽搐无力,或两目瞪视,或口吐白沫,口噤目闭,二便自遗;平素可见神疲乏力,面色无华,眩晕时作,食欲不佳,大便溏薄;舌质淡,苔白或少苔,脉细弱。

证型:心脾两虚。

治则:益气健脾,养心安神。

方药:人参、黄芪、白术、木香、龙眼肉、当归、茯神、酸枣仁、远志、炙甘草、生姜、大枣、补骨脂、仙灵脾、菟丝子、炒谷芽、炒麦芽、白芍、丹参、全蝎、钩藤、阿胶。

随症加减:若头晕咳痰,可加胆南星、石菖蒲、旋覆花;若大便溏薄,可加炒薏苡仁、炒扁豆、炮姜。

5. 益肾养肝,滋阴潜阳法

症状:发则神思恍惚,或咀嚼、吞咽,或寻衣捻物,或言语謇涩,或耳鸣如蝉,或妄见妄闻,手指蠕动,甚则猝然昏仆,肢体抽搐;平素面色潮红,健忘失眠,五心烦热,腰膝酸软;舌质红绛,少苔或无苔,脉弦细数。

证型:肝肾阴虚。

治则：益肾养肝，滋阴潜阳。

方药：人参、当归、炒山药、熟地黄、山茱萸、杜仲、枸杞子、炙甘草、天麻、钩藤、生石决明、山栀、黄芩、益母草、朱茯神、夜交藤、全蝎、白术、茯苓、柴胡、白芍、阿胶。

随症加减：若神思恍惚，可加磁石、珍珠母、柏子仁；若心中烦热，可加黄连、麦冬、莲子心。

癫痫的发病与五脏皆有关，与肝关系最为密切。处方中不忘加用调肝中药，如当归养肝、白芍柔肝、柴胡疏肝、丹皮清肝、钩藤平肝、羚羊角粉镇肝等。临床上癫痫发病突然，表现多样，具有"风"邪的特点，故处方中可予息风之剂，如僵蚕、全蝎、蜈蚣等加强疗效。癫痫病程长，往往虚实交杂，在祛实的同时兼补虚，在补虚的同时不忘祛实。另外，由于疾病反复，患者常有情志不畅、睡眠障碍等症状，这些症状同时也可诱发痫性发作，因而膏方处方中常予疏肝解郁、宁心安神之中药。

三、膏方举隅

患者，男，57岁，患有癫痫20余年。无脑部外伤等疾病史。病初表现为突发意识不清、双目上视、口吐白沫、四肢抽搐，持续约2分钟缓解，每月发作1～2次，经抗癫痫药物治疗后症状减轻。目前德巴金0.5 g，每日1次；卡马西平0.2 g，每日3次。每2个月发作1次。平日时有头晕、心慌、胸闷，心电图检查正常，大便不畅，数日一行，寐早醒、纳欠佳；舌淡红，苔白腻，脉滑。考虑风痰闭窍所致。调治原则：涤痰息风，开窍定痫，并健脾调肝益肾，标本兼治。方从定痫丸、四逆散、六君子汤、六味地黄丸化裁。

膏方：天麻90克，胆南星120克，陈皮90克，半夏120克，茯苓150克，甘草90克，丹参120克，茯神120克，石菖蒲90克，远志90克，全蝎30克，僵蚕90克，麦冬120克，生姜60克，党参120克，白术120克，柴胡90克，白芍150克，枳壳90克，淮小麦 300 克,当归 120 克,柏子仁 120 克,火麻仁 150 克,龙齿 150 克,木香 90 克,熟地黄 120 克,山药 180 克,山茱萸 120 克,茯苓 90 克,丹皮 90 克,泽泻 120 克。

紫河车 60 克,生晒参 150 克,阿胶 300 克,冰糖 200 克,饴糖 200 克等药收膏而成。

服用膏方后,次年发作次数类似,但发作时间短,程度稍有减轻,发作后的疲劳感减轻,大便畅,寐改善。

四、预防与调摄

1. 正确认识癫痫 消除对癫痫的不正确观点和认识,解除心理上的负担,避免外界不良因素刺激,保持乐观愉快的心情,树立战胜疾病的信心,消除对疾病的恐惧心理和精神负担。

2. 要正规、合理、长期用药 避免自行调整药物,或漏服药物而诱发癫痫。

3. 积极寻找诱发因素 如光电刺激、酒精、热性食物、疲劳等。尽量避免诱因,尽可能避免光电刺激,如减少用电脑、看电视时间,以防止癫痫发作。

4. 避免意外伤害 患者应注意不宜从事高空、驾驶及水上工作,亦应注意远离火源、水源、电源,避免登高、剧烈运动,外出时以二人同行为宜,以免癫痫突然发作而发生意外伤害。

5. 起居有常,劳逸适度,保证充足的睡眠 适度锻炼身体,如太极拳、太极剑、五禽戏、气功等运动,有益于身体健康,正气恢复。

6. 饮食调养

(1) 饮食宜清淡有节,结构合理,忌食辛辣刺激及油腻肥甘之品,可常服山药、薏米、赤豆、绿豆、小米。

(2) 戒烟酒,适当限制食盐的摄入。

(3) 避免热性或刺激性食物,如酒精、咖啡、浓茶、牛肉、羊肉等。

第六节　偏头痛

一、临床特点与病机分析

偏头痛是一种常见的慢性神经血管性头痛,临床表现为发作性、多偏侧、中重度、搏动样头痛,一般持续 4～72 小时,可伴有恶心呕吐、畏光怕响。

西医认为偏头痛的发病与遗传、饮食、内分泌以及精神因素有一定关系,发病机制至今仍不明了。西医治疗主要是发作期的对症止痛,不改变其慢性、反复发作的特点。

偏头痛属中医学"头痛"的范畴,是内伤头痛。中医学认为内伤头痛发病与肝、脾、肾三脏相关,病因病机不外虚实两端。实者为风、火、痰、瘀扰乱清空;虚者为气虚血亏、肝肾不足所导致清窍失养。

二、处方经验

偏头痛患者服用膏方的主要目的是补虚强身,减少发作次数和减轻发作时的头痛程度。膏方的调治原则主要依据患者体质、头痛病因病机而定,大致有以下几种方法。

1. 平肝潜阳,息风清窍法

症状:头昏胀痛,两侧为重,心烦易怒,夜寐不宁,口苦面红,或兼胁痛,舌红苔黄,脉弦数。

证型:肝阳上亢。

治则:平肝潜阳,息风清窍。

方药:天麻、钩藤、生石决明、川牛膝、桑寄生、杜仲、山栀、黄芩、益母草、朱茯神、夜交藤、丹皮、柴胡、白芍、枳壳、炙甘草、人参、生地黄、山茱萸、阿胶。

随症加减:若目赤口苦,便秘溲黄,加夏枯草、龙胆草、大黄;

若头晕目涩,腰膝酸软,可选加枸杞、狗脊、潼蒺藜。

2. 升清降浊,化痰通窍法

症状:头痛昏蒙,胸脘满闷,纳呆呕恶,神疲懒言,汗出恶风,舌苔白腻,脉滑或弦滑。

证型:痰浊上扰。

治则:升清降浊,化痰通窍。

方药:半夏、白术、天麻、陈皮、茯苓、甘草、生姜、大枣、人参、砂仁、枳实、厚朴、山药、川芎、白芷、桂枝、白芍、石菖蒲、远志、阿胶。

随症加减:若胸脘满闷,纳呆呕恶,可加全瓜蒌、旋覆花、生麦芽;若头痛明显,可加蔓荆子、白芷、白蒺藜。

3. 养血活血,化瘀清窍法

症状:头痛经久不愈,痛处固定不移,痛如锥刺,或有头部外伤史,舌紫暗,或有瘀斑,苔薄白,脉细或细涩。

证型:瘀阻脑络。

治则:养血活血,化瘀清窍。

方药:川芎、赤芍、桃仁、红花、老葱、鲜姜、大枣、白芷、莪术、黄芪、人参、白术、香附、防风、佛手、钩藤、潼蒺藜、阿胶。

随症加减:若久病气血不足,可加黄芪、当归、桂圆肉;若头痛明显,可加全蝎、蜈蚣、地鳖虫。

4. 益气养血,调补心神法

症状:头痛隐隐,兼有昏晕,心悸失眠,面色少华,神疲乏力,遇劳加重,舌质淡,苔薄白,脉细弱。

证型:气血亏虚。

治则:益气养血,调补心神,补气养血。

方药:人参、白术、茯苓、甘草、当归、白芍、川芎、熟地黄、生姜、大枣、山药、黄芪、白芷、白芍、桂圆肉、仙灵脾、麦冬、五味子、神曲、阿胶。

随症加减:若头晕耳鸣,可加首乌、枸杞子、黄精;若心悸失眠,可加淮小麦、炒枣仁、柏子仁。

5. 柔肝补肾,养阴填精法

症状:头痛且空,眩晕耳鸣,腰膝酸软,神疲乏力,遗精带下,舌质红,少苔,脉细无力。

证型:肝肾阴虚。

治则:滋养肝肾,养阴填精。

方药:枸杞子、菊花、熟地黄、山茱萸、山药、泽泻、丹皮、茯苓、川芎、白芷、金樱子、益智仁、煅牡蛎、西洋参、白术、麦冬、白芍、阿胶。

随症加减:若腰膝酸软,遗精带下,可加狗脊、芡实、锁阳;若眩晕耳鸣,可加钩藤、首乌、枸杞子。

偏头痛的病因病机有虚实两端,实证为标,虚证为本,病程长的患者更要注重补虚扶正。因而在祛风、降火、化痰、化瘀的同时,兼滋补肝肾、益气健脾、调补气血。头痛可以按照经络循经路线加以判断,并予相应的引经药以加强疗效。头后部下连于项属太阳经头痛,加用川芎;前额部及眉棱属阳明经头痛,加用白芷;头之两侧属少阳头痛,加用柴胡;巅顶部位或痛连目系属厥阴头痛,加用吴茱萸;太阴头痛部位不定,或局部或全头痛,加用苍术;少阴头痛部位不定,全头痛多见,加用细辛。

三、膏方举隅

患者,女,41岁,偏头痛反复发作16年。有高血压史,否认糖尿病、心脏病等病史,有头痛家族史。头痛每月发作1~2次,为左侧头部搏动样痛,颞部为甚,伴有恶心,严重时呕吐,畏光怕响,需服止痛药缓解,和血压无明显关系,和月经周期有一定关系。平日面色白,头晕,感神疲乏力,胃纳可,大便正常,寐尚安,月经正常。舌紫暗,苔薄白,脉细弦。考虑患者气血亏虚,瘀阻脑络所致。调治原则:健脾益气,活血通络,填精益肾。方从八珍汤、通窍活血汤化裁。

膏方:玄参 120 克,白术 120 克,茯苓 120 克,甘草 90 克,当归 120 克,川芎 120 克,白芍 120 克,赤芍 120 克,熟地黄 120 克,桃仁 90 克,红花 90 克,郁金 90 克,白芷 90 克,柴胡 90 克,枳壳 90 克,山药 150 克,山茱萸 120 克,丹皮 90 克,泽泻 90 克,黄芪 120 克,麦冬 120 克,木香 60 克,半夏 120 克,陈皮 90 克,菟丝子 120 克,夜交藤 150 克。

阿胶 300 克,西洋参 50 克,生晒参 100 克,冰糖 200 克,饴糖 200 克,黄酒 400 克等药收膏而成。

服用膏方后,次年患者头痛发作次数减少,一般每月发作 1 次,头痛程度减轻,头晕、神疲乏力症状改善。

四、预防与调摄

1. 生活起居

(1) 注意生活规律,避免过度疲劳,保证充足睡眠。

(2) 顺应四时,寒温适宜,起居定时,参加体育锻炼,以增强体质,抵御外邪侵袭。

(3) 注意头部防寒、防风。

(4) 头痛发作时,尤其要保持环境安静,光线不宜过强。

2. 饮食调养

(1) 各类头痛患者均应禁烟戒酒,避免诱发头痛的食物,如咖啡、酒精、浓茶、奶酪、柑橘等,适当补充 B 族维生素。

(2) 肝阳上亢者,禁食肥甘厚腻、辛辣发物,以免生热动风,而加重病情;因痰浊所致者,饮食宜清淡,勿进肥甘之品,以免助湿生痰;气血亏虚者,多服用益气养血之品;肝肾阴虚者,应加强饮食调理,多食牛乳、蜂乳等血肉有情之品。

3. 情绪调摄
保持情绪舒畅,避免压力过大和精神刺激,注意劳逸结合。

4. 减轻头痛方法

（1）冷敷：可用冰袋敷在太阳穴上，从而降低头部血液的温度，达到缓解头痛的方法。

（2）头部保健按摩法：太阳穴是偏头痛按摩的重要穴位，可用食指按压太阳穴，或用拳头在太阳穴到发际处轻轻来回转动按摩。

（3）头缠毛巾：疼痛时，使用毛巾或柔软的布条松紧适宜地缠在太阳穴周围，如此可达到抑制血管扩张、缓解疼痛的目的。

（4）饮用绿茶：绿茶中的物质对缓解偏头痛有效果，可以适量地饮用绿茶来克服严重的偏头痛。

 第七节　重症肌无力

一、临床特点与病机分析

重症肌无力是神经-肌肉接头传递功能障碍的获得性自身免疫性疾病。临床表现为隐袭起病，部分或全身骨骼肌无力和易疲劳，症状波动，活动后加重，休息或药物对症治疗后症状减轻。

西医研究发现，重症肌无力的发病与免疫、遗传有关，其病因机制为突触后膜乙酰胆碱受体（AChR）受损。该病病程长（数年至数十年），需长期药物维持，病程中缓解与复发交替，少数自然缓解。

重症肌无力属中医学"痿病"的范畴。病位在肌肉，其发病与肺脾肝肾关系最为密切。病因病机包括肺热伤津，津伤不布；湿热浸淫，气血不运；脾胃亏虚，精微不输；肝肾亏损，髓枯筋痿。

二、处方经验

重症肌无力患者服用膏方的主要目的是补虚强身、减轻症

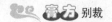

状、减少复发。膏方的调治原则主要依据患者体质、病因病机而定,大致有以下几种方法。

1. 清热润燥,养肺生津法

症状:发病急,病起发热,或温热病后突然出现肢体软弱无力,可较快发生肌肉瘦削,皮肤干燥,心烦口渴,咳呛少痰,咽干不利,小便黄赤或热痛,大便干燥,舌质红,苔黄,脉细数。

证型:肺热津伤。

治则:清热润肺,濡养筋脉。

方药:桑叶、石膏、杏仁、甘草、麦冬、人参、阿胶、炒胡麻仁、炙枇杷叶、白术、陈皮、升麻、柴胡、当归、茯苓、山药、补骨脂、佛手、丹参、阿胶。

随症加减:若身热未退,口渴有汗,可重用生石膏,加银花、连翘、知母;若咳嗽痰多,可加瓜蒌、桑白皮、川贝母。

2. 清热利湿,通利筋脉法

症状:起病较缓,逐渐出现肢体困重,痿软无力,尤以下肢或两足痿弱为甚,兼见微肿,手足麻木,扪及微热,喜凉恶热,或有发热,胸脘痞闷,小便赤涩热痛,舌质红,苔黄腻,脉濡数或滑数。

证型:湿热浸淫。

治则:清热燥湿,通利筋脉。

方药:黄芩、黄柏、半夏、苍术、薏苡仁、怀牛膝、当归、龟甲、白芍、麦冬、丹皮、丹参、防己、玄参、白术、茯苓、炙甘草、杜仲、桑寄生、泽泻、佛手、阿胶。

随症加减:若胸脘痞闷,肢重且肿,可加厚朴、胆南星、枳壳;若身热肢重,小便赤涩热痛,可加忍冬藤、蒲公英、赤小豆。

3. 补脾益气,健运升清法

症状:起病缓慢,肢体软弱无力逐渐加重,神疲肢倦,肌肉萎缩,少气懒言,纳呆便溏,面色㿠白或萎黄无华,面浮,舌淡苔薄白,脉细弱。

证型:脾胃亏虚。

治则：健脾益胃，健运升清。

方药：人参、茯苓、白术、桔梗、山药、甘草、白扁豆、莲子肉、砂仁、薏苡仁、黄芪、升麻、柴胡、炙甘草、陈皮、当归、补骨脂、山药、巴戟天、神曲、川芎、阿胶。

随症加减：若食积不运，纳呆，可加谷麦芽、山楂、神曲；若面色萎黄无华，唇舌紫黯，可加丹参、西红花、川牛膝。

4. 补益肝肾，滋阴生精法

症状：起病缓慢，渐见肢体痿软无力，尤以下肢明显，腰膝酸软，不能久立，甚至步履全废，腿胫大肉渐脱，或伴有眩晕耳鸣，舌咽干燥，遗精或遗尿，或妇女月经不调，舌红少苔，脉细数。

证型：肝肾亏损。

治则：补益肝肾，滋阴生精。

方药：龟甲、黄柏、知母、熟地黄、生地黄、白芍、锁阳、陈皮、生姜、山药、山茱萸、茯苓、丹皮、泽泻、白术、人参、钩藤、丹参、佛手、阿胶。

随症加减：若神疲，怯寒怕冷，阳痿早泄，尿频而清，可加仙灵脾、鹿角霜、桂枝；若面色无华或萎黄，头昏心悸，可加黄芪、当归、党参。

重症肌无力病位在肌肉，症状表现为无力。脾在体合肌肉，主四肢，《灵枢·本神》曰"脾气虚，则四肢不用"，可见补益脾气尤为重要。四君子汤、六君子汤、参苓白术散等均可起益气健脾的作用，气虚明显者，可加用黄芪、功劳叶等。在补脾同时温肾也很重要，肾阳虚，则温煦作用不足，脾胃得不到温煦，则不能化生水谷精微，肌肉筋脉失却濡养。因而，治疗重症肌无力，常用巴戟天、补骨脂、锁阳等温肾之剂。

三、膏方举隅

患者，女，36岁，重症肌无力3年余。无糖尿病等慢性病病史。3年前无明显诱因下，出现左侧眼睑下垂，晨轻暮重，疲劳

沪上中医名家养生保健指南丛书

后加重,休息后减轻,1 年前右侧眼睑亦出现下垂,抗胆碱酯酶药物治疗有效,停药后症状又明显。面色少华,平时疲乏,自汗,气短,纳少,肢冷,大便日一行,便溏,寐一般,早醒。舌淡苔白,脉细缓。考虑患者脾胃虚弱所致。调治原则:健脾益气,和中养胃,养血补肾。方从参苓白术散、肾气丸化裁。

膏方:党参 150 克,茯苓 120 克,白术 90 克,桔梗 60 克,山药 180 克,甘草 90 克,白扁豆 120 克,莲子肉 100 克,砂仁 30克,薏苡仁 200 克,黄芪 180 克,木香 60 克,当归 120 克,川芎120 克,香附 120 克,赤芍 120 克,熟地黄 120 克,山药 120 克,山茱萸 120 克,丹皮 90 克,泽泻 90 克,桂枝 90 克,菟丝子 120 克,麦冬 120 克,补骨脂 120 克,远志 90 克,茯神 90 克,合欢皮150 克。

阿胶 300 克,西洋参 50 克,生晒参 100 克,冰糖 200 克,饴糖 200 克,黄酒 400 克等药收膏而成。

患者服用膏方后,肌无力症状稳定,疲乏、自汗、气短、纳少、肢冷、便溏等症状有改善,寐安。次年续用膏方。

四、预防与调摄

1. **生活起居** 痿证的发生常与居住湿地、感受温热湿邪有关。因此,避居湿地,防御外邪侵袭,有助于痿证的预防和康复。

2. **精神调养** 《素问·痿论》说:"思想无穷,所愿不得,意淫于外,入房太甚,宗筋弛纵,发为筋痿。"因此,注意精神调养,清心寡欲,避免过劳,生活规律。

3. **饮食调养** 宜清淡富有营养,富含维生素,忌油腻辛辣,对促进痿证康复有重要意义。

4. **适当锻炼** 患者常因肌肉无力,影响肢体功能活动,坐卧少动,气血运行不畅,加重肌肉萎缩等症状,应提倡患者进行适当锻炼。对生活自理者,可打太极拳、做五禽戏;病情较重者,可经常用手轻轻拍打患肢,以促进肢体气血运行,有利于康复。

5. 避免服用影响疾病的药物　如氨基糖苷类、喹诺酮类、大环内酯类抗生素、降脂药、异丙嗪、安定、吗啡、麻醉肌松剂、普鲁卡因、冬眠宁、奋乃静；蟾酥及其中成药，如六神丸、喉疾灵等。

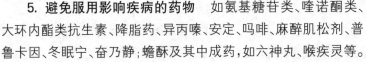

第八节　运动神经元病

 临床特点与病机分析

运动神经元病是一组病因未明的选择性侵犯脊髓前角细胞、脑干后组运动神经元、皮质锥体细胞和锥体束的慢性进行性变性疾病，临床表现为肌无力、肌束纤颤和肌萎缩与锥体束征的不同组合。

西医研究发现 5%～10% 的患者有遗传性，其他散发患者的病因和发病机制不清，可能与中毒、免疫、病毒感染有关。在治疗方面仅利鲁唑片被批准用于治疗运动神经元病中肌萎缩侧索硬化症患者，但价格昂贵，不能改善患者的运动功能，仅延长患者从轻中度进展到重度或终末期病变的时间。由于目前尚无有效的治疗，运动神经元病的病情呈进行性加重。

运动神经元病属中医学"痿病"的范畴。中医学认为痿病与肝肾肺胃关系最为密切。痿病中，起病急、发展快、肢体不用或拘急麻木、肌肉萎缩不明显者，多数实证；而发病缓、病程长、肢体弛缓、肌肉萎缩明显不用者，多属虚证。根据疾病特点，运动神经元病多属虚证，病因病机主要有脾胃亏虚，精微不输，肝肾亏损，髓枯筋痿。

二、处方经验

运动神经元病患者服用膏方的主要目的是补虚强身、延缓疾病的进程。膏方的调治原则主要依据患者体质、病因病机而定，大致有以下几种方法。

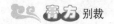

1. 健脾益胃,健运升清法

症状:起病缓慢,肢体软弱无力逐渐加重,神疲肢倦,肌肉萎缩,少气懒言,纳呆便溏,面色㿠白或萎黄无华,面浮,舌淡苔薄白,脉细弱。

证型:脾胃亏虚。

治则:健脾益胃,健运升清。

方药:人参、茯苓、白术、白扁豆、桔梗、山药、莲子肉、砂仁、薏苡仁、甘草、陈皮、半夏、升麻、柴胡、当归、狗脊、川断、补骨脂、葛根、阿胶。

随症加减:若面色㿠白,少气懒言,可加黄芪、党参、龙眼肉;若痰多色白,纳呆便溏,可加制南星、干姜、生麦芽。

2. 补肝益肾,养阴生精法

症状:起病缓慢,渐见肢体痿软无力,尤以下肢明显,腰膝酸软,不能久立,甚至步履全废,腿胫大肉渐脱,或伴有眩晕耳鸣,舌咽干燥,遗精或遗尿,或妇女月经不调,舌红少苔,脉细数。

证型:肝肾亏损。

治则:补益肝肾,滋阴清热。

方药:熟地黄、山药、山茱萸、茯苓、丹皮、泽泻、黄柏、知母、生地黄、龟甲、白芍、麦冬、锁阳、干姜、陈皮、白术、川牛膝、狗脊、川断、西洋参、阿胶。

随症加减:若形寒肢冷,遗精或遗尿,可加鹿角片、肉桂、附子;若肌肉跳动明显,可重用白芍,加钩藤、黄芪、当归。

运动神经元病多属虚证,与肾脾肝关系密切。其病位在髓(脑髓和脊髓),肾为先天之本,主骨生髓;脾为后天之本,气血生化之源,在体合肌肉,主四肢;肝主藏血,在体合筋,其华在爪。因而在运动神经元病的治疗中,滋阴补肾,益气健脾,养血柔肝贯穿疾病的全过程。

三、膏方举隅

患者,男,58岁,患有运动神经元病2年。无糖尿病等慢性病病史,否认手术、外伤史。2年前无明显诱因下,出现双上肢无力,症状渐进发展,并累及双下肢,伴四肢肌肉萎缩和肉跳感,目前双上肢能上举过肩,双下肢行走费力。平日情志欠畅,胃纳一般,二便正常,寐欠佳,舌红少苔,脉细弦。考虑患者肝肾亏虚,精血不能濡养筋骨经脉,而渐成痿证。调治原则:补益肝肾,滋阴清热,理气健脾。方从六味地黄丸、四逆散、六君子汤化裁。

生地黄120克,山药120克,山萸萸120克,茯苓90克,丹皮90克,泽泻90克,补骨脂120克,狗脊120克,川断120克,巴戟天120克,柴胡90克,白芍150克,枳壳90克,炙甘草90克,黄芪30克,党参180克,白术120克,陈皮90克,半夏90克,当归120克,川芎90克,香附90克,夜交藤300克。

阿胶300克,龟甲胶100克,西洋参150克,生晒参100克,紫河车60克,冰糖200克,饴糖200克,黄酒400克等药收膏而成。

次年就诊,患者诉服用膏方后,症情尚平稳,双上肢尚能平举,双下肢搀扶下行走,肉跳感减轻,肌肉萎缩同前,寐改善,二便尚调,纳可,吞咽无呛咳,言语尚清。

四、预防与调摄

1. 适当活动 针对这类患者,不主张不活动,亦不主张大运动量活动,运动量应量力而行。可练习一些简单的运动,如依照正常生理的弯曲、伸展、内外旋转而做抬高、上举、提起、放下的动作,加强功能锻炼,延缓肌肉萎缩、关节僵硬;更可适当做一些医疗体操、太极拳或保健气功,以增强体质,提高机体的免疫功能,对本病的康复也有帮助。

2. 生活起居 患者在日常生活中要注意气候的变化,及时添减衣服,以防呼吸道感染而加重病情。在流感流行的季节,要

沪上中医名家养生保健指南丛书

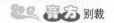

远离公共场所,避免感染。

3. **饮食调摄** 运动神经元病患者多由虚所致,加上得病日久,五脏俱损,所以在日常生活饮食中要营养均衡,保证充足的维生素和蛋白的摄入,避免油腻,慎吃寒凉刺激之物,多食温补平缓之品,以达到补益之功,从而增强机体正气。

4. **条畅情志** 由于目前尚无有效的药物治疗,患者常有情绪低落。因而,保持乐观的生活态度非常重要。

第九节 失眠症

一、临床特点与病机分析

失眠症指入睡困难或维持睡眠障碍(易醒、早醒和再入睡困难),导致睡眠时间减少或质量下降而不能满足个体生理需要,明显影响日间社会功能或生活质量。

西医认为失眠的原因包括躯体、生理、心理、精神和药物性。西医治疗主要用镇静催眠药,仅是对症治疗,一旦停药失眠症状再现;同时长期服用这类药物有头晕、认知减退等不良反应。

失眠属中医学"不寐"的范畴。中医学认为其病位在心,病因病机在于心肝脾肾的阴阳失调,气血失和,以致心神失养或心神不安。不寐实证多由心火炽盛,肝郁化火,痰热内扰,引起心神不安所致;虚证多由心脾两虚,心胆气虚,阴虚火旺引起心神失养所致。

二、处方经验

失眠患者服用膏方的主要目的是补虚强身、改善睡眠、减少或停止镇静催眠药。膏方的调治原则主要依据患者体质、病因病机而定,大致分为以下几种。

1. 清心泻火,安神宁心法

症状:不寐,伴心烦,口干,舌燥,口舌生疮,小便短赤,舌尖红,苔薄黄,脉数有力或细数。

证型:心火炽盛。

治则:清心泻火,安神宁心。

方药:黄连、麦冬、竹叶、生地黄、炙甘草、白芍、丹皮、郁金、白术、黄芩、半夏、茯苓、茯神、淮小麦、山药、山茱萸、肉桂、泽泻、夜交藤、柏子仁、西洋参、阿胶。

随症加减:若心烦急躁,可加柴胡、白芍、枳壳;若大便秘结,可加玄参、火麻仁、郁李仁。

2. 清肝泻火,镇心安神法

症状:不寐,或多梦易惊醒,伴急躁易怒,头晕、头胀、目赤口苦、便秘、溲赤,舌红,苔黄,脉弦数。

证型:肝郁化火。

治则:清肝泻火,镇心安神。

方药:龙胆草、泽泻、车前子、当归、柴胡、生地黄、黄芩、栀子、白芍、枳壳、炙甘草、淮小麦、川楝子、钩藤、石决明、麦冬、生地黄、半夏、龙齿、夜交藤、阿胶。

随症加减:若胸闷胁胀,善太息,可加香附、佛手、绿萼梅;若头晕头痛目眩,可加天麻、白蒺藜、羚羊角粉。

3. 清化痰热,和中安神法

症状:不寐,伴有头痛如裹,痰多,脘闷,吞酸恶心,心烦口苦,目眩,舌质红,苔黄腻,脉滑数。

证型:痰热内扰。

治则:清化痰热,和中安神。

方药:陈皮、半夏、茯苓、甘草、黄芩、竹茹、枳实、厚朴、生姜、丹皮、郁金、石菖蒲、远志、瓜蒌、柴胡、白芍、白术、山药、补骨脂、合欢皮、茯神、阿胶。

随症加减:若饮食停滞,脘腹胀满,可加神曲、山楂、莱菔子;

若痰多,头痛如裹,可加胆南星、竹茹、天麻。

4. 补益心脾,养心安神法

症状:难以入寐,若寐则多梦易醒,伴心悸健忘,肢倦神疲,头晕,腹胀,便溏,面色少华,舌淡苔白,脉细弱。

证型:心脾两虚。

治则:补益心脾,养心安神。

方药:党参、黄芪、白术、木香、龙眼肉、当归、茯苓、茯神、酸枣仁、石菖蒲、远志、炙甘草、生姜、大枣、补骨脂、山药、熟地黄、山茱萸、仙灵脾、阿胶。

随症加减:若脘闷,纳呆,苔腻,可加半夏、陈皮、厚朴。若心悸健忘,可加柏子仁、远志、益智仁。

5. 益气镇惊,安神定志法

症状:不寐多梦,善恐易惊,胆怯心悸,气短倦怠,自汗,舌质淡,脉弦细。

证型:心胆气虚。

治则:益气镇惊,安神定志。

方药:茯苓、茯神、远志、人参、石菖蒲、龙齿、酸枣仁、知母、川芎、甘草、柴胡、白芍、枳壳、煅龙骨、煅牡蛎、当归、熟地黄、白术、仙灵脾、阿胶。

随症加减:若胸闷,善太息,可加柴胡、川楝子、瓜蒌皮;若惊悸不安,可加珍珠母、磁石、钩藤。

6. 滋阴降火,清心安神法

症状:心烦不寐,或时寐时醒,手足心热,头晕耳鸣,心悸,健忘,颧红潮热,口干少津,舌红,少苔,脉细数。

证型:阴虚火旺。

治则:滋阴降火,清心安神。

方药:熟地黄、山药、山茱萸、茯苓、丹皮、泽泻、黄连、黄芩、鸡子黄、麦冬、白芍、生地黄、人参、白术、炙甘草、肉苁蓉、益智仁、夜交藤、珍珠母、阿胶。

随症加减：若头晕耳鸣,颧红潮热,可加龟甲、牡蛎、磁石;若口干少津,可加玄参、石斛、五味子。

失眠病位在心,病因病机与心肝脾肾有关,其中"肝"至关重要。肝属木,心属火,肝与心为母子关系。肝为血脏,肝血不足,相生不及,则心血不足,心失所养而心神不安。肝主疏泄,肝气不疏,郁而化火,也累及心,导致心火旺而心神不宁难以入寐。肝主疏泄,肝气不疏可引起脾胃升降失司,致"胃不和,卧不安"。因而在对失眠辨证论治同时,不忘养肝安神、柔肝宁神、平肝安神、疏肝安神、清肝宁神。此外,一些镇静安神中药如灯芯草、夜交藤、合欢皮、柏子仁、远志、龙齿、磁石等加在处方中往往可以提高疗效。

三、膏方举隅

患者,女,41岁,失眠2年余。既往无慢性病病史。2年前因为工作压力,出现入睡困难,多梦,易醒,再入睡困难至今,一般每晚睡眠2~3小时。平日时有头晕目眩,感精神疲惫,肢体乏力,易健忘,面色无华,胃纳一般,大便溏薄,舌淡,苔薄白,脉细弦。考虑患者心脾两虚,心神失养所致。调治原则:补养心脾,调肝益肾。方从归脾汤、六味地黄丸化裁。

膏方:党参150克,黄芪180克,白术120克,木香60克,当归120克,茯神120克,酸枣仁200克,远志90克,炙甘草90、生姜60克,大枣150克,川芎120克,香附90克,郁金90克,柴胡90克,白芍150克,枳壳90克,熟地黄120克,山药120克,山茱萸120克,茯苓90克,丹皮90克,泽泻90克,半夏90克,菟丝子120克,仙灵脾120克,女贞子120克,灯芯草30克,龙齿150克。

桂圆肉150克,阿胶300克,西洋参80克,生晒参70克,冰糖200克,饴糖200克,黄酒400克等药收膏而成。

次年患者就诊,诉服用膏方后,入睡较前改善,睡眠质量提高,每晚睡眠时间延长至3～4小时,头晕目眩、精神疲惫、健忘、肢体乏力症状减轻。

四、预防与调摄

1. 生活起居

(1) 安排合理的作息时间,养成良好的生活习惯。

(2) 选择良好的睡眠环境:床铺要舒适,卧室光线要柔和,蓝色和绿色是海和树的颜色,对安定情绪有利,并减少噪声,祛除各种影响睡眠的外在因素。

(3) 适度的运动:进行适度的运动,如快走、打球等,既能增强体质,又能改善睡眠。

2. 饮食调摄

膳食应营养均衡,富含纤维素,晚餐要清淡,不宜过饱,避免睡前刺激性饮食,如咖啡、浓茶、饮酒等。

3. 心理调节

积极进行心理情志调整,克服过度的紧张、兴奋、焦虑、抑郁、惊恐、愤怒等不良情绪,做到喜怒有节,保持精神舒畅,乐观向上,尽量以放松的、顺其自然的心态对待失眠。

4. 促进睡眠措施

(1) 食疗:香蕉、菊花茶、温牛奶、蜂蜜、燕麦片、小米粥等食物促进睡眠;黄花菜、酸枣仁煮汤泡茶也有明显的助眠安神效果。

(2) 建立"入睡条件反射":如睡前半小时洗热水澡、泡脚、喝杯牛奶等。

(3) 穴位按摩:中医学认为涌泉穴是人的第二心脏,因此中医经常说洗脚等于浴心,临睡前洗足后按摩涌泉、印堂、神阙、足三里等改善睡眠。

第六章
泌尿系统疾病

第一节　慢性肾小球肾炎

慢性肾小球肾炎简称慢性肾炎,是指以水肿、高血压、蛋白尿、血尿及肾功能损害为基本临床表现,起病方式不同(隐匿起病、慢性起病、急性起病)、病情迁延,病变缓慢进展,最终将发展成慢性肾衰竭的一组肾小球疾病。由于本组疾病病理类型及病期不同,其临床表现多样化,中医学病名也因此有"水肿病""虚劳病""腰痛病""尿血病""尿浊病"等不同。

一、临床特点与病机分析

仅有少数慢性肾炎是由急性肾炎发展所致(直接迁延或临床痊愈若干年后再发)。绝大多数慢性肾炎的确切病因尚不清楚,起病即为慢性,由其病理类型决定病程必然迁延发展。发病机制的始动因素多为免疫介导性炎症。导致病程慢性化的机制则包括:高血压导致的肾小球内压及肾小动脉硬化性损伤;蛋白尿及高脂血症导致肾小球、肾小管间质损伤进行性加重;健存肾单位的代偿导致肾小球内压增高、肾小管高代谢等状态。这些因素以不同方式促进肾脏病变慢性化,最终导致肾功能丧失。

中医学认为本病的发生有内在因素和外在因素两类。内在因素包括先天不足、肾精亏损;饮食不节、脾运失司;情志失调、

七情伤脏。外在因素包括风邪外袭、湿毒浸淫、湿邪侵袭、药毒伤肾等。内因主要指人体正气，特别是人的肾气。肾气充足的人，即使存在外感六淫或疮毒之邪或药毒之邪，也不会发生肾炎。而肾气不足之人，在前述因素侵袭下，病邪乘虚而入导致肾炎的发生。正所谓"正气存内，邪不可干""邪之所腠，其气必虚"。所以慢性肾炎的中医病机是本虚标实，一者肾虚为主，影响肺脾。肾所藏之精是人体功能活动的物质基础，宜固不宜泄。肾气充足，水液代谢正常，精微固摄，不致发生水肿、蛋白尿、血尿等证。"精气夺则虚"，多种外因及内因损伤肾气，精气不足，封藏失职，开阖失节，导致疾病的发生和进展。从临床角度看，水肿、蛋白尿、血尿及肾功能不全等无不与肾虚病理有关，尽管有时表现为水湿、瘀血、湿热、痰湿等邪实之候，但病之本仍为肾虚，祛邪不忘固本。肾炎虽以肾为主，但可影响肺脾，出现多脏同病。《素问·玉机真脏论》说："五脏相通，移皆有次，五脏有病，则各传其所胜。"二者常兼夹外感、水湿、湿热及瘀血。外感之邪是慢性肾炎最常见的诱因和病情加重的标实之证，是"因虚相加"。水湿之邪既可因气虚而发，也可因阳虚而发。湿热之邪常因水湿内停化热、或湿热之邪直中，湿热病理常导致病变进展，使邪之愈虚，虚实夹杂。瘀血常是水湿、湿热、湿浊之实邪致瘀或病始即有。本病在辨证时注意本证和标证的辨识，本证包括：脾肾气虚证、肺肾气虚证、脾肾阳虚证、肝肾阴虚证、气阴两虚证。标证包括：水湿证、湿浊证、湿热证、瘀血证。临床复杂表现多为不同的标证和本证的组合。

慢性肾炎的膏方调治一般在病情相对稳定阶段，如仅表现为单纯持续性蛋白尿、持续性镜下血尿、血压稳定，肢体肿胀及贫血，肾功能轻度受损或稳定在一定水平。而在慢性肾炎的进展阶段，如患者出现感染（上呼吸道感染、皮肤感染、泌尿道感染、消化道感染等）、顽固性且难以控制的血压、高度水肿、肾功能进行性衰竭，都不适合膏方调理治疗。慢性肾炎稳定期的膏方调治原则是固本为主,辅以祛邪,标本兼顾,虚实并治。重点补益肺脾肾,扶助正气,温补脾肾或滋补肝肾或益气养阴。祛邪根据实邪的性质和多寡,使用淡渗利湿、清化湿热、祛痰泄浊、活血化瘀、清热解毒等治疗法则。

注重调节免疫功能。慢性肾炎的反复发作、迁延不愈与免疫功能紊乱存在必然的联系。免疫功能低下而诱发外来感染等导致病情加重,外来感染等因素又加重免疫功能紊乱,病情反复。治疗时注意选用提高免疫功能的药物,如补气类的人参、黄芪、党参、四君子汤、补中益气汤等;补阳类的仙灵脾、肉桂、仙茅、菟丝子、肉苁蓉、桂附八味丸等。

注意活血化瘀药物的使用。本病病程迁延,久病入血,久病必瘀。现代医学也证实,慢性肾炎的肾脏病理多表现为免疫复合物的不同部位沉积,毛细血管袢开放差、通透性降低,伴有系膜细胞增生、足细胞损伤、球囊粘连等,这些病理表现都是微观辨证中的瘀血现象,为活血化瘀药物的使用提供依据。

"阳化气,阴成形",肾脏病理的表现提示疾病"阴"的存在,即系膜的增生、硬化、粘连,甚至新月体的形成等。所以治疗上更应使用"阳药"(温热之品)以化气,化有形为无形。

二、处方经验

慢性肾炎病程较长、病情复杂,水肿、蛋白尿、血尿、贫血、高血压等症状相互交杂,常表现为虚中有实、实中有虚,更有因虚致实、因实致虚,病情复杂而缠绵。膏方调理多用于本病相对稳定阶段,根据不同病情证候以辨证为主,辨证和辨病相结合,局部证候和整体证候相结合,调补脏腑虚损和祛除水邪瘀浊相结合,标本兼治,虚实同调,从本图治。

1. 健脾益肾,化瘀祛湿法

症状:神疲乏力,面目肢体水肿,脘痞纳呆便溏,腰背酸楚,尿频尿少,夜尿频多,面色少华,肢冷唇暗,舌淡胖,底瘀斑,苔薄,脉细。

证型:脾肾气虚,水湿瘀浊内停。

治则:益气健脾,补肾涩精,化湿祛浊,活血化瘀。

方药:生晒参、党参、黄芪、苍术、茯苓、陈皮、大腹皮、薏苡仁根、白术、芡实、木香、丹皮、益母草、山药、补骨脂、川断、杜仲、巴戟、鹿衔草、玉米须、泽兰叶、阿胶、生姜、甘草等。

随症加减:肢体肿胀明显者,加五加皮、猪苓、泽泻、车前子;尿少肾阳虚损者,加附子、肉桂、鹿角片;脘痞腹胀纳呆者,加枳壳、大腹皮、姜半夏、焦楂曲。

2. 补益肺肾,利水退肿法

症状:颜面水肿,肢体肿胀,疲倦乏力,少气懒言,易感外邪,咽喉肿痛,小便不利,腰背酸楚,舌淡胖苔薄,脉细弱。

证型:气虚表卫不固,肺失宣降;肾虚封藏失职,精气外泄,水湿内停。

治则:益气固表,宣肺利水,补肾固涩。

方药:黄芪、生晒参、防风、白术、浮萍、荆芥、西河柳、茯苓、山药、金樱子、僵蚕、陈皮、杏仁、薏苡仁根、鹿含草、龙葵、甘草、生姜、大枣、阿胶等。

随症加减:咽喉肿痛者,加连翘、板蓝根、桔梗、蒲公英;小便量少者,加泽泻、猪苓、车前草、大腹皮、玉米须;皮肤疮疡疖肿,水肿明显者,加桑白皮、麻黄、连翘、赤小豆、杏仁、丹皮、赤芍;血尿者,加白茅根、小蓟草、六月雪、生地黄、丹皮、赤芍。

3. 温阳利水,健脾益肾法

症状:全身水肿,面色萎黄或㿠白,畏寒肢冷,腰背冷痛,纳减便溏,神疲少气,小便短少,舌质淡,苔白腻或白滑,脉沉细或沉迟无力。

证型:脾肾阳虚,水湿内停。

治则:益气健脾,温肾助阳,化气利水。

方药:黄芪、党参、红参、白术、茯苓、桂枝、熟附块、熟地黄、干姜、白芍、丹皮、车前子、川牛膝、山茱萸、山药、益母草、玉米须、石龙芮、甘草、陈皮、阿胶、麦芽等。

随症加减:便溏少气肢体肿胀者,加扁豆、薏苡仁、补骨脂、黑大豆;喘促心悸汗出者,加人参、蛤蚧、五味子、牡蛎、冬虫夏草;小便清长量多次频者,加菟丝子、金樱子、补骨脂。

4. 滋补肝肾,化湿祛瘀法

症状:头晕目眩,神疲少气,目糊干涩,五心烦热,口干咽燥,腰背酸楚,尿血尿赤,遗泄肢软,舌质暗红,苔薄黄或黄腻,脉弦细或细数。

证型:肝肾阴虚,湿热夹瘀交阻。

治则:滋补肝肾,清热利湿,活血消瘀。

方药:生地黄、熟地黄、丹皮、山茱萸、山药、枸杞子、北沙参、玄参、麦冬、五味子、菊花、槐米、苍术、知母、黄柏、川芎、当归、巴戟、仙茅、仙灵脾、白茅根、小蓟草、侧柏叶、六月雪、阿胶、甘草、苁蓉等。

随症加减:高血压头晕目眩者,加水牛角片、夏枯草、石决明、川牛膝、龟甲胶;血尿反复者,加水牛角片、蒲黄、扞扞活、藕节、赤芍;便结纳呆腹胀者,加陈皮、枳壳、砂仁、焦楂炭、槟榔、制川军。

5. 益气健脾,养血活血法

症状:头晕少气,面色萎黄,贫血,纳谷欠佳,肢软乏力,肢体肿胀,舌淡嫩,苔薄白,脉细软。

证型:心脾气血两虚。

治则:益气血,养心脾,活血退肿。

方药:黄芪、生晒参、当归、熟地黄、白术、白芍、川芎、木香、枳壳、茯苓、黄精、枸杞子、砂仁、陈皮、麦冬、女贞子、炒枣仁、焦楂曲、益母草、扞扞活、鸡血藤、阿胶、炙甘草、生姜、大枣等。

随症加减:纳呆脘痞腹胀者,加厚朴、大腹皮、姜半夏;严重贫血者,加龟甲、龟甲胶、鹿角胶、紫河车、首乌;畏寒肢冷者,加

附子、肉桂、鹿角霜、仙茅、仙灵脾。

三、膏方举隅

患者,男,35 岁。

就诊日期:2013 年 11 月。

3 年前确诊为慢性肾炎,肾穿刺病理结果为轻度系膜增生。目前表现为轻度蛋白尿及镜下血尿,无高血压,肾功能正常。现面色萎黄,倦怠乏力,纳谷不香,腰酸耳鸣,尿中泡沫,大便溏薄,畏寒肢冷,下肢轻度水肿,平时容易感冒。舌淡暗苔薄,脉沉细。依据四诊辨证为脾肾阳虚,水湿内停。治以健脾益气,温补肾阳,化气利水。

膏方:黄芪 300 克,党参 150 克,白芍 150 克,白术 150 克,茯苓 250 克,桂枝 150 克,熟附块 200 克,干姜 100 克,熟地黄 150 克,山茱萸 120 克,山药 200 克,丹皮 150 克,车前子 150 克,川牛膝 150 克,益母草 150 克,玉米须 150 克,石龙芮 150 克,甘草 200 克,菟丝子 200 克,金樱子 150 克,芡实 200 克,枸杞子 150 克,补骨脂 150 克,杜仲 150 克,女贞子 150 克,旱莲草 150 克,当归 150 克,川芎 150 克,陈皮 100 克,防风 150 克,扦扦活 100 克。

陈阿胶 200 克,鹿角胶 200 克,红参 50 克,生晒参 100 克,龙眼肉 150 克,藏红花 10 克,饴糖 300 克,黄酒 500 克,收膏。

膏方调治后精神明显好转,水肿消退,泡沫尿减少,肢冷便溏减轻。多次尿蛋白定量检测波动在 0.5～1.0 克之间,连续多年调治,病情基本稳定。

四、预防与调摄

慢性肾炎临床上几乎不能治愈,治疗的目的也是防止过早地进入慢性肾衰竭阶段。因此,慢性肾炎的"既病防变"非常重要。①预防外感:由于慢性肾炎患者抵抗力弱,或起居不慎,寒温失调诱发,或肾元不足,肺脾气虚,极易感冒和交叉感染,因此注意预防上呼吸道感染、牙周炎、咽喉炎、扁桃腺炎、皮肤疖肿等。外感病会引发或加重机体的免疫反应,导致病情反复。②预防过劳:包括过度劳累和房劳过度,两者最易耗伤脾肾阳气及阴精,正气不足,虚邪贼风乘虚而入,因此必须注意休息,防止过劳,远帷幕,节房事。③预防药物损伤脾肾:根据肾病的病理生理、病理和药物特点,合理使用中西药物,防止药物伤肾。

调摄注意生活护理和饮食宜忌。生活护理最主要的是休息,充分的休息常常是疾病好转的必要条件,必要时要卧床休息直至症状消失。饮食方面要适当限盐、限制蛋白饮食的摄入,忌食海鲜、辛辣之品。

第二节　肾病综合征

肾病综合征是指多种肾脏病理损害而导致的严重蛋白尿及其引起的相应临床表现的总称。本病最大的特征是大量蛋白尿($\geqslant 3.5$ g/d),常伴有低蛋白血症($\leqslant 30$ g/L)、水肿和高脂血症。水肿常常是本病最为直接的临床表现或是患者就诊的直接原因,本病属于中医学"水肿"的范畴。

一、临床特点与病机分析

本病的临床特点表现为大量蛋白尿、伴或不伴镜下血尿(畸形红细胞尿)、水肿、高血压、肾功能异常等。多数患者因双下肢或全身水肿伴泡沫尿而就医,在诊治过程中发现合并有低蛋白血症($\leqslant 30$ g/L)、高脂血症(胆固醇增高为主),符合肾病综合征的诊断条件而诊断。在诊治过程中要区分和排除继发性肾病综合征,如糖尿病、淀粉样变性病、多发性骨髓瘤、淋巴瘤或实体性肿瘤、系统性红斑狼疮、过敏性紫癜、乙型肝炎病毒相关性肾小球肾炎、药物等继发因素,才能诊断为原发性肾病综合征。本节

特指原发性肾病综合征。

本病根据临床表现可归属于中医学"水肿"的范畴。其发病机制与慢性肾炎基本相同。外感和内伤等因素作用于人体,导致脏腑气血阴阳不足,脾肺肾功能障碍,水液代谢紊乱,水湿泛滥肌肤、流溢四肢所致,日久可致湿热、瘀血兼夹为病。外感因素包括风邪、疮毒、水湿之邪,损伤肺脾两脏而发病。肺主治节,为水之上源,外感因素伤及肺气,肺失宣降,不能通调水道,导致水液停聚,发为水肿。伤及脾气,脾失健运,无以运化水湿,水液代谢障碍,发为水肿。内伤因素包括饮食、劳伤因素,损伤脾肾两脏导致疾病的发生。伤及脾阳,运化无权;伤及肾阳,主水失职,均可发为水肿。脾气失于固摄,肾气失于封藏,精微外泄而出现大量蛋白尿。脾虚则精微生化无源,故而出现低蛋白血症。同时由于日久,可以因湿热、瘀血等病理产物的出现导致疾病的缠绵不愈。在肺脾肾三脏功能中以阴阳气血不足,尤其是阳气不足为病变的根本,以水湿、湿热及瘀血等邪实阻滞为病变之标,临床多表现为虚实夹杂之证。一般说来,病在肺,在标,在表;病在肾,在本,较重;病在脾,在枢,不可失治。正如《景岳全书·肿胀》篇指出:"凡水肿等证,乃肺、脾、肾三脏相干之病。盖水为至阴,故其本在肾;水化于气,故其标在肺;水唯畏土,故其制在脾。今肺虚则气不化精而化水,脾虚则土不制水而反克,肾虚则水无所主而妄行。"若脾肾虚损日重,可损及肝、心、胃、肠、脑等,提示病情恶化,正气衰败而浊毒内留,临床更为难治。

肾病综合征在发病初期或疾病没有很好控制阶段,慎用膏方调治。肾病综合征未缓解,提示仍存在大量蛋白尿和低蛋白血症状况,此时因大量蛋白丢失、免疫球蛋白漏出、激素及免疫抑制剂或细胞毒药物使用、血液浓缩、高脂血症、机体凝血、抗凝和纤溶系统失衡等导致感染(呼吸道感染、泌尿道感染、皮肤感染等)、血栓(肾静脉、下肢静脉、肺血管血栓或栓塞,冠状血管血栓和脑血管血栓等)以及肾衰竭等并发症的发生。所以,肾病综合征缓解期或疾病稳定阶段或激素及免疫抑制剂治疗结束巩固疗效阶段可以考虑膏方调治。膏方调治原则与慢性肾炎相同,即固本为主,辅以祛邪,标本兼顾,虚实并治。重点补益肺脾肾,扶助正气,温补脾肾或滋补肝肾或益气养阴。祛邪根据实邪的性质和多寡,使用淡渗利湿、清化湿热、祛痰泄浊、活血化瘀、清热解毒等治疗法则。尤其是注重免疫功能的调节,既可以巩固疗效,又可以防治本病的复发。

二、处方经验

肾病综合征的辨证以本虚标实、正虚邪实相结合的方法进行辨证论治,可以参考"慢性肾炎"的内容。同时因为本病的突出表现是水肿,可以按水肿的轻重表现进行辨证治疗。肾病综合征涉及的主要脏腑是脾肾,激素等药物治疗过程中常常累及肝肾,治疗时重在调理肝脾、温肾利水。因肾病综合征大多存在高凝状态,有时临床上并不能找到关于瘀血的证据,甚至包括舌脉,但是血和尿的纤维蛋白原、血流动力学指标,以及凝血指标都能提示治疗肾病综合征时应用活血化瘀法的重要性和必要性。同样,巩固疗效和防止复发是治疗肾病综合征的难点。有些患者激素治疗有效,但常易复发,此时应注意配补脾肾,再辅以活血清热之品,调节机体免疫功能,如冬虫夏草、紫河车粉、金蝉花、云芝糖肽等。膏方治疗此阶段最为适宜,对防止复发巩固疗效非常有益。

1. 温阳健脾,补肾利水法

症状:面色㿠白,形寒肢冷,肢体或全身水肿,可有胸腹腔积液,甚则胸闷气急,小便量少,腹胀,或腰膝酸软,纳少便溏,舌淡胖,苔薄或白腻而滑,脉沉细。

证型:脾肾阳虚,不能化气行水所致。

治则:温阳健脾,补肾利水。

方药:制附子、干姜、白术、茯苓、泽泻、肉桂、桂枝、川椒、猪苓、熟地黄、山药、山茱萸、丹皮、防己、黄芪、党参、黄精、薏苡仁、菟丝子、金樱子、芡实、枸杞子、桑寄生、巴戟、车前子、玉米须、陈葫芦、五加皮、丹参、当归、红花等。

随症加减:伴有外感风寒无汗者,加麻黄、细辛、生姜、大枣;伴有外感风热者,加金银花、连翘、板蓝根。

2. 滋补肝肾,清热利湿法

症状:面红肢体水肿,怕热,汗出,动则尤甚,腰膝酸软,头晕耳鸣,五心烦热,心悸失眠,口咽干燥,小便短涩,大便干结,舌红少津,苔薄黄或黄腻,脉弦细数或滑数。

证型:多于激素等药物治疗后,肝肾阴虚,水湿内停化热所致。

治则:滋补肝肾,清热利湿。

方药:太子参、黄柏、知母、生地黄、熟地黄、山药、山茱萸、泽泻、茯苓、丹皮、龟甲、鳖甲、猪苓、阿胶、薏苡仁根、枸杞子、川牛膝、鹿角胶、女贞子、旱莲草、菟丝子、金樱子、芡实、麦冬、五味子等。

随症加减:伴继发感染者,加金银花、连翘、白花蛇舌草、蒲公英;血尿明显者,加白茅根、小蓟草、蒲黄、扞扞活等。

3. 健脾补肾,活血利水法

症状:神疲乏力,倦怠嗜卧,尿少水肿,面色黧黑或萎黄,口唇及肌肤有瘀点或瘀斑,伴腰痛或如针刺,痛处固定不移,肌肤甲错或皮肤粗糙,舌暗红或淡暗,脉弦细或沉涩。

证型:多因脾肾气虚,帅血无力,水瘀互结所致。

治则:健脾补肾,活血利水。

方药:黄芪、党参、太子参、白术、茯苓、桂枝、白芍、赤芍、丹皮、当归、熟地黄、杜仲、枸杞子、山茱萸、山药、黄精、苁蓉、菟丝子、金樱子、芡实、补骨脂、桃仁、红花、川牛膝、怀牛膝、川芎、丹参、玉米须、陈葫芦、车前子等。

随症加减:瘀血重者,加水蛭、僵蚕、泽兰、益母草;阳虚者,加仙茅、仙灵脾、巴戟天;水肿甚者,加五加皮、生姜皮、槟榔、商陆。

三、膏方举隅

患者,男,65 岁。就诊日期:2012 年 12 月。2 年前因蛋白尿、低蛋白血症、水肿、高脂血症在外院诊断为原发性肾病综合征。肾穿刺活检病理诊断为:膜性肾病Ⅱ期。激素加免疫抑制剂治疗无效。现尿蛋白(＋＋＋＋),24 小时尿蛋白定量 3.8 克,血清白蛋白 29 g/L,无水肿,无贫血,肾功能正常。现自觉神疲乏力,畏寒肢冷,腰冷背酸,膝软无力,尿量可,泡沫明显,大便溏。舌淡胖,苔薄白,脉沉细。治以健脾温肾,益气固精。

膏方:制附子 150 克,干姜 100 克,白术 150 克,茯苓 150 克,细辛 30 克,麻黄 100 克,泽泻 90 克,桂枝 150 克,熟地黄 150 克,山药 150 克,山茱萸 120 克,黄芪 300 克,党参 120 克,黄精 150 克,薏苡仁 120 克,苍术 150 克、续断 150 克、菟丝子 150 克,金樱子 150 克,芡实 150 克,枸杞子 150 克,桑寄生 150 克,巴戟 100 克,玉米须 150 克,五加皮 150 克,丹参 150 克,当归 100 克,水蛭 100 克,陈皮 60 克。

生晒参 100 克,红参 100 克,龟甲胶 200 克,鹿角胶 200 克,紫河车粉 150 克,冰糖 300 克,黄酒 500 克,收膏。

二诊:2013 年 11 月。

服膏方后,自觉病情好转,腰冷消失,仍有酸楚,冬季畏寒,24 小时尿蛋白定量减至 1.4 克,舌淡,苔薄,脉细。上方加仙灵脾 100 克,怀牛膝 150 克,以温补肾阳。

四、预防与调摄

1. 预防　慎起居,适冷暖,劳逸结合,顺其自然,提高机体的抗病能力。对于体质比较弱者,更应积极预防感冒。本病容易并发感染,特别是使用糖皮质激素和免疫抑制剂后,更加容易引起细菌或病毒感染,因此除了减少与外界的接触、注意皮肤卫

沪上中医名家养生保健指南丛书

生外,要彻底治疗影响疾病的扁桃腺炎、皮肤疮疡、牙龈炎等感染灶。

2. **调护** 肾病综合征多表现为局部或全身水肿,应详细记录出入量,观察呕吐、腹泻、出汗情况,以及胃肠道外补液与尿量的关系。注意尿液色泽及泡沫尿等异常改变和昼夜排尿规律的变化。对于严重水肿者,必须做好皮肤的清洁护理。饮食方面控制水、盐的摄入,摄盐过多会影响利尿消肿的治疗效果,无水肿且夜尿多者,应注意适当补充水分。尿蛋白明显而肾功能正常时,宜增加蛋、奶、鱼、肉等优质蛋白的摄入。肾功能异常时,蛋白饮食的摄入要严格控制。由于本病病程较长,做好心理疏导,避免精神刺激。

第三节 慢性肾衰竭

慢性肾衰竭是各种原发、继发或先天遗传性肾病不断进展,导致肾结构损害和肾功能不可逆下降的结果。临床表现为以肾脏的排泄功能、内环境稳定功能和内分泌功能等障碍为特征的临床综合征。传统将慢性肾衰竭分4期,即肾功能不全代偿期、失代偿期、衰竭期和终末期。目前,根据国际公认的 K/DOQI(美国肾脏病基金会"肾脏病生存质量指导")指南,按照肾小球滤过率的变化将慢性肾脏病分为5期,其中2～5期为慢性肾衰竭进展的不同阶段,第5期为终末期肾衰竭,又称为尿毒症。

中医学没有慢性肾衰竭的病名,根据临床表现可归属于"癃闭""关格""虚劳""溺毒""肾劳"等范畴。

临床特点与病机分析

1. 临床特点

(1) 发病因素:原发性肾脏病以慢性肾小球肾炎最为常见,

其次为肾小管间质疾病;继发性肾脏病包括风湿免疫性疾病如系统性红斑狼疮、干燥综合征、类风湿关节炎、过敏性紫癜、血管炎等;代谢类疾病如糖尿病、淀粉样变性病、痛风等;血液疾病如多发性骨髓瘤、白血病、溶血性尿毒症综合征等;以及高血压、药物、重金属等病因导致的肾脏损害。其中糖尿病肾病是继发性肾脏病的首要原因。

(2) 常见的诱发和加重因素:感染,泌尿系或其他部位的感染;高血压,严重的未经控制的高血压可使肾损害加重;高血糖,是糖尿病易感人群慢性肾衰竭的始动因素,最大限度地控制血糖可以有效预防和延缓糖尿病肾病的发生和发展;血容量改变,呕吐、腹泻、失血及手术或创伤等因素导致血容量减少,可以加重肾衰竭;肾毒性药物,在原有的慢性肾脏病基础上,使用具有肾毒性药物可使肾损害加重,或药物直接引起的肾脏损害;尿路梗阻,如结石、肿瘤、狭窄、前列腺肥大等,导致尿液排泄不畅,可以加重肾损害。

(3) 常见并发症

1) 肾性贫血:由于肾脏促红细胞生成素产生不足,或毒素干扰红细胞的生成和代谢而导致贫血。

2) 肾性骨病:是慢性肾衰竭而伴随的代谢性肾病,主要表现为骨痛和近端肌肉无力。

3) 心血管系统:患者可并发尿毒症性心肌炎、心肌病,也可因水液代谢失调而出现心力衰竭。

4) 消化系统:可以有尿素和酸中毒等因素刺激而致的恶心、呕吐、腹泻或上消化道出血。

2. 病机分析 慢性肾衰竭由于是多种肾脏病的最终结局,无论何种始动因素,肾元虚衰是根本。久病肾元亏虚,脾失健运,气化功能不足,开阖升降失常,当升不升,当降不降,当藏不藏,当泄不泄,形成本虚标实之证。水液内停,泛溢肌肤而为水肿;肾失固摄,精微下泄而成蛋白尿、血尿;湿蕴成浊,浊阴不降出现少尿、恶心、呕吐；久病入络，可见瘀血内停。形成水湿、湿热、瘀血、浊毒等标实之证。病久可致多脏虚损，湿热、瘀血、浊毒内结而缠绵不已。本病可因感受外邪、饮食不当、劳倦过度诱发或加重。感受外邪，肺卫失和，肺失通调，水道不利，水湿、湿浊蕴结，更易伤败脾胃之气；饮食不当，损伤脾胃，运化失健，水湿壅盛；劳伤心脾，房劳伤肾，脾肾虚衰，不能化气行水、升清降浊，水湿内停、湿浊中阻而成关格、肾劳之证。肾精不足，肝木失养，阳亢风动，肝风内扰。总之本病病位在肾，涉及肺、脾胃、肝、心等脏腑，基本病机为肾元虚衰、浊毒内蕴。病理性质本虚标实，本虚以肾元亏虚为主；标实以水气、湿浊、湿热、血瘀、肝风之证为多。

二、处方经验

1. 处方原则 慢性肾衰竭是临床重症、难症，尤其是晚期变证百出，病情变化多端，常累及多个脏器功能失常，此阶段不适宜膏方调理治疗。在肾衰竭早、中期，肾功能相对稳定，病情变化不大，并发症不明显或不多时可以考虑膏方调理治疗，但仍然要密切观察病情变化，如贫血状况、酸中毒程度、电解质紊乱与否、心功能情况等等，并及时评估患者状况，以便及时作出治疗上的调整。在膏方调理的方案中，应体现以下原则。

(1) 注重肾元衰竭乃是发病之本：肾元衰竭是慢性肾衰竭的发病之本，水毒潴留是其外在表现形式。对于疾病晚期，多脏同病，尤以肾病为重，气血阴阳虚惫，肺脾心肝功能虚损。故在治疗中强调维护肾气和各脏功能，切不可用克伐之品而损阴伤阳，促使肾及其他内脏功能进一步衰竭，维护肾气，以求增一分元阳、复一分真阴的重要性。维护肾元，不用峻补用平补，甘平之剂培补肾元，补而不滞，滋肾不腻，温而不燥，缓缓图治。平补肾元最优的药物是何首乌与菟丝子。何首乌平补阴血，滋养肝肾，收敛精气，有阴中化阳之效。菟丝子阴阳并补偏于肾阳，补肾益精,补而不峻,温而不燥,善滋阴液而又敷布阳气,流通百脉。亦可根据病情酌情使用参芪补气,桂附温阳,龟鳖滋肾,归芍养血。

(2)重视脾胃调理以固后天之本:慢性肾衰竭虽然病本在肾,但临床最初表现多以脾胃功能失常为主要表现,如纳差、恶心、呕吐、腹泻等。脾胃虚弱、升降功能失调的症状多以湿浊为主,且湿浊轻重与肾功能损伤程度及尿素氮数值的高低变化相一致。湿浊是慢性肾衰竭的主要病机之一,又是加重病变的病理因素之一,而脾胃功能盛衰是病变进退之枢机,决定了疾病的发生、发展和预后。所以临床注重调理脾胃,巩固后天之本,并以后天脾胃充养先天之肾,反对使用败伤胃气之药。

(3)突出辨证论治辅以整体微调:慢性肾衰竭特别是发展至晚期,临床病情复杂,多脏受损,变化多端,常难一法一方治疗。可以根据正虚邪实、脏腑阴阳、升降失衡、化验指标等多种辨证,但至于整体调整,不要见肾只知治肾,应治肾不泥于肾,根据阴阳互根、气血相关、脏腑之间的相互制约和依存关系而补益气血,调摄阴阳,肺脾心肝肾并治。同时根据本病的标实多为湿浊、瘀血,故可酌情使用通下泄浊之品和活血化瘀之药。

(4)注重诱发因素防治本病之标:慢性肾衰竭治疗时注重辨治原发病,原发病不同,其病机特点各有侧重。肾小动脉硬化所致者,多以阴虚阳亢络阻为主要病机,故常用天麻、钩藤、首乌、枸杞、潼蒺藜、杜仲、怀牛膝、夏枯草、豨莶草、石决明、牡蛎、丹参、川芎等。糖尿病所致者,多以气阴两虚、瘀血内阻为主要病机,故常用黄芪、太子参、生地黄、枸杞子、丹皮、丹参、赤芍、泽泻、泽兰、茯苓皮、鬼箭羽、车前子、薏苡仁、桃仁、红花、地锦草等。久治少效或蛋白尿明显者,常加用地龙、僵蚕、水蛭等虫类药物。狼疮性肾炎所致者,常伴阴虚热盛之证,故应配合生地黄、丹皮、白花蛇舌草、半枝莲、鸡血藤、枸杞子等养阴清热、凉血解毒之品。当然还有其他如梗阻、多囊肾等。

沪上中医名家养生保健指南丛书

2. 具体膏方治则

（1）温补脾肾,化湿泄浊法

症状:倦怠乏力,气短懒言,食少纳呆,恶心呕吐,畏寒肢冷,肢体困重,腰膝酸软,腰部冷痛,脘腹坠胀,大便不实,夜尿清长,口淡口黏不渴,舌淡胖齿痕,苔厚腻,脉沉弱。

证型:多因脾虚不能运化,致水湿内停;肾阳虚无以泻浊,致浊毒内蕴。

治则:温补脾肾,化湿泄浊。

方药:熟附块、肉桂、熟地黄、山茱萸、山药、泽泻、丹皮、茯苓、苍术、薏苡仁、厚朴、黄芪、党参、白术、车前子、怀牛膝、当归、姜半夏、生姜、陈皮、苏叶、姜竹茹、制大黄、六月雪、积雪草、莪术、三棱、牡蛎等。

随症加减:伴喘促咳嗽者,加半夏、细辛、麻黄、五味子;伴尿少者,加玉米须、防己、大腹皮;伴纳差者,加焦六曲、炒谷麦芽。

（2）益气养阴,健脾补肾,清化和中法

症状:倦怠乏力,恶心呕吐,身重困倦,腰膝酸软,五心烦热,夜尿清长,口干口苦,脘腹胀满,口中黏腻,舌红苔黄腻,脉沉滑。

证型:脾气虚肾阴虚而成,湿浊内蕴化热,湿热稽留。

治则:益气养阴,健脾补肾,清化和中。

方药:太子参、黄芪、生地黄、山茱萸、山药、枸杞子、制首乌、茯苓、白术、苍术、泽泻、麦冬、丹参、藿香、佩兰、黄连、黄柏、黄芩、苏叶、半夏、知母、葛根、厚朴、草薢、六月雪、积雪草等。

随症加减:大便不通者,加制大黄或生大黄、麻仁;心慌气短者,加丹参、麦冬、五味子、炙甘草;血虚者,加当归、黄芪、赤芍、熟地黄、川芎、丹参。

（3）补气健脾益肾,利水消肿法

症状:倦怠乏力,气短懒言,食少纳呆,腰膝酸软,脘腹胀满,大便不实,口淡不渴,面浮肢肿,或有胸腹腔积液。

证型:脾肾气虚,不能化气行水,致水湿内停。

治则:补气健脾益肾,利水消肿。

方药:黄芪、党参、白术、茯苓、薏苡仁、薏苡仁根、苍术、续断、杜仲、菟丝子、六月雪、积雪草、藿香、佩兰、扁豆、芡实、泽泻、茯苓皮、猪苓、桂枝、车前子、玉米须、桑白皮等。

随症加减:水气证日久,可加用活血化瘀之品,如丹参、川芎、益母草、泽兰;病久积滞难消者,可加用虫类药,如全蝎、水蛭、蛰虫等。

(4) 滋补肝肾,养血止痉法

症状:头晕头痛,腰膝酸软,口咽干燥,五心烦热,大便干结,尿少色黄,手足蠕动,抽搐惊厥,舌淡红,少苔,脉沉细或弦细。

证型:肝肾阴虚,筋脉失于濡养,因虚风动。

治则:滋补肝肾,养血止痉。

方药:熟地黄、山茱萸、山药、茯苓、枸杞子、泽泻、丹皮、菊花、潼蒺藜、怀牛膝、石决明、夏枯草、天麻、钩藤、牡蛎、首乌、白芍、鳖甲、龟甲、当归、桑寄生等。

随症加减:伴血压升高者,可加大钩藤、夏枯草的用量;抽搐不止者,加用地黄、白芍、玄参、麦冬、天冬、阿胶。

(5) 温扶元阳,补益真阴,活血化瘀法

症状:面色晦暗,腰痛,腰膝酸软,畏寒肢冷,口咽干燥,夜尿清长,大便秘结,肌肤甲错,肢体麻木,舌淡暗,瘀点或瘀斑,苔薄,脉沉细或细涩。

证型:阳损及阴,阴阳两虚,因虚致瘀。

治则:温扶元阳,补益真阴,活血化瘀。

方药:制附子、仙灵脾、巴戟天、鹿角片、菟丝子、肉苁蓉、党参、白术、茯苓、黄芪、熟地黄、当归、怀牛膝、桃仁、红花、川芎、丹参、枸杞子、菊花、潼蒺藜、玄参、麦冬、太子参等。

随症加减:纳少腹胀者,加用山药、茯苓、薏苡仁、炒谷麦芽、焦六曲、厚朴;气虚血瘀者,加用黄芪;大便秘结者,加制大黄、麻仁、桃仁;血虚明显者,加当归、黄芪、赤芍、熟地黄、川芎、丹参。

沪上中医名家养生保健指南丛书

三、膏方举隅

患者,女,56 岁。就诊日期:2012 年 11 月。慢性肾炎史 20 年,现肾衰竭。超声示:双肾萎缩,弥漫性病变,实质回声增强。血肌酐波动在 200~360 μmol/L 之间,尿素氮波动在 11~20 mmol/L 之间,尿酸波动在 490~550 μmol/L 之间,轻度贫血。证见面色萎黄虚浮,倦怠乏力,恶心呕吐,身重困倦,腰膝酸软,夜尿清长,口干口苦,口中黏腻,脘腹胀满,大便黏滞,舌红苔黄腻,脉沉滑。治以益气养阴,健脾补肾,清化和中,通腑泄浊。

膏方:熟附子 150 克,制大黄 120 克,白术 150 克,苍术 150 克,茯苓 150 克,猪苓 120 克,黄连 60 克,黄柏 150 克,姜半夏 120 克,陈皮 60 克,蚕砂 120 克,枳实 120 克,厚朴 150 克,山药 150 克,薏苡仁 150 克,泽泻 150 克,姜竹茹 150 克,怀牛膝 150 克,六月雪 150 克,积雪草 150 克,萆薢 150 克,黑大豆 300 克,菟丝子 150 克,金樱子 150 克,覆盆子 150 克,枸杞子 150 克,草果仁 150 克,苏叶 150 克,丹参 200 克,川芎 150 克,当归 150 克,泽兰 120 克,红花 60 克,玉竹 120 克,玄参 120 克,麦冬 100 克。

生晒参 100 克,西洋参 100 克,冬虫夏草 20 克,阿胶 200 克,龟甲胶 150 克,鹿角胶 150 克,冰糖 300 克,黄酒 500 克,收膏。

服用膏方后随访,病情稳定,肾功能稳定,未再恶化,水肿消退,口苦、口干、口黏腻感消退,腰酸略缓解,二便正常。二诊时,继续给予上方微调。

四、预防与调摄

本病的预防主要包括 3 个方面:①及早发现肾脏病或可能累积的肾脏原发疾病,积极控制,防止发生慢性肾衰竭。②对已出现慢性肾衰竭的患者,要积极控制诱发加重的可能因素,治疗原发病,纠正高血压及水、电解质、酸碱平衡失调,延缓肾衰进展。③针对尿毒症患者,要预防高钾血症、心力衰竭、顽固性心律失常、肾性贫血、肾性骨病等并发症的发生。

调摄方面,饮食起居有规律,养成每日定时排便的习惯。保持居室通风、清洁、卫生。房间湿温度适宜,光线充足明亮。预防感冒及感染;保持情绪稳定,避免剧烈运动,减少患者的焦虑和烦躁不安,保证睡眠充足。监测每日的出入量、血压变化,了解有无水钠潴留、脱水等情况。

第四节 慢性尿路感染

尿路感染是指病原微生物在尿路中生长繁殖,侵犯尿道黏膜或组织引起的炎症,是临床常见病、多发病,以女性患者为多。其发病率随年龄增长而增高,中老年女性发病率可增高到20%。慢性尿路感染是指半年内发生尿路感染2次以上或1年内有3次以上发作。慢性尿路感染具有病程较长、反复发作、小便频急涩痛、尿有余淋、时作时止、遇劳即发的特点,归属中医学"劳淋"的范畴。

一、临床特点与病机分析

1. 临床特点 慢性尿路感染可分为反复发作性尿路感染和慢性肾盂肾炎。反复发作性尿路感染指尿路感染每年发作≥3次或6个月内发作≥2次。包括复发和再感染两种。复发是指病原菌与前次相同,通常发生于治疗结束后2～6周内,多见于肾盂肾炎患者。再感染是指病原菌与前次不同,通常发生于治疗结束2～6周以后,多见于膀胱炎患者。慢性肾盂肾炎指尿路感染反复发作,伴有持续性肾小管功能异常如尿酶升高、尿浓缩功能减退、肾小管酸中毒等,影像学检查显示双肾大小不等、表面高低不平及肾盂肾盏的瘢痕形成和变形。该病临床表现复杂多样,常

 膏方别裁

有腰部酸痛、间歇性尿频、排尿不适。发作时可有明显全身感染症状,包括寒战、发热、食欲不振、恶心和呕吐等。也可无任何自觉症状,仅尿液检查时发现异常。肾小管功能受损时可出现夜尿增多、低渗尿和低比重尿。膀胱炎是指局限于膀胱的炎症,表现为尿频、尿急、尿痛、耻骨弓上不适等,一般无全身症状。慢性膀胱炎常见于中老年女性,有白细胞尿,但临床症状可不典型或仅有排尿不适,或伴有身倦乏力、小腹坠胀、肢末不温等特点。

2. 病机分析 淋证自《内经》起即将主要病因病机归于"热"。《素问·至真要大论》篇曰:"诸转反戾,水液混浊,皆属于热";《气厥论》提出"胞热移于膀胱,则癃、溺血";《金匮要略》云:"热在下焦者,则尿血,亦令淋秘不通";戴元礼《证治要诀》亦云:"劳淋,病在多色,下元虚惫,清浊不分,肾气不行,郁结而为淋。或劳心过度,火不得其养。小肠为心之腑,脏病而腑与之俱病。或心肾不交,肾气不温,津道闭塞,或出汗太过,或失血太多,津道欲枯竭,皆为劳淋"。而巢氏《诸病源候论》则提出了"淋之为病,由肾虚而膀胱热也"之总论。因此,肾元亏虚,或脾肾同病,湿热留恋下焦,膀胱气化不利则为慢性尿路感染的主要病机。病因包括禀赋不足,劳累过度,情志不舒,房事不洁等。病位在膀胱,其本在肾,涉及肝、心、脾等脏,属于本虚标实,虚实夹杂之证。肾虚是发病根源,湿热内蕴是标证,贯穿于疾病的始终。

尿路感染急性期常以抗菌治疗或清热利湿为主。膏方调治的优势在于慢性尿路感染非急性期,是标本兼治,以本为主的调治方法。基于慢性尿路感染以中老年女性为多,病情缠绵反复,迁延日久,正气渐虚,脏腑功能失调,经久不愈。膏方调治以扶正治本为主,平和阴阳,结合补益脾肾、疏肝理气、清热解毒、利湿通淋、活血化瘀等标本兼治,攻补兼施,使邪去正安,从而缓解病情,减轻症状,提高患者的抗病能力和生活质量。

二、处方经验

慢性尿路感染临床以反复发作的尿频、尿急、尿痛、少腹拘急坠胀、腰酸痛、肢末不温等为临床特点。临床症状除主要特征外,常常表现为本虚标实,虚实夹杂,各有不同兼证。正邪轻重,气血阴阳亏损,脏腑功能失调当全面考虑。临证遣方用药基本原则当以"实则清利,虚则补益"为准,总以培补肾元,扶正固本为法,再根据湿热邪气的轻重,酌量选用清利之品,有补有泻,补中寓通,标本兼顾。因此,膏方调治必须全面分析,审证求因,综合处方,按辨证大致有以下几种调治方法。

1. 益气养阴,清利湿热法

症状:反复发作的尿频短赤,或尿色黄赤,欲出不尽,小腹坠胀,神疲乏力,腰膝酸软,手足心热,口干,夜尿多,大便溏薄,舌淡红少津,苔薄,脉细或数。

证型:脾气虚、肾阴虚而致湿邪留恋膀胱,虚实交错。

治则:益气养阴,清利湿热。

方药:太子参、党参、白术、茯苓、山药、山茱萸、生地黄、熟地黄、知母、黄柏、牛膝、薏苡仁、丹皮、泽泻、菟丝子、杜仲、女贞子、旱莲草、益母草、红藤、败酱草、蒲公英、地丁草、萹蓄、瞿麦、通草、淡竹叶、滑石等。

随症加减:夜尿多者,加益智仁、乌药、山药;盗汗明显者,加碧桃干、糯稻根、浮小麦;夜寐差者,加合欢皮、夜交藤;食欲不振者,加焦六曲、炒谷芽、炒麦芽。

2. 滋补肝肾,清利湿热法

症状:病情反复,尿频数,尿急,尿痛,小腹坠胀及隐痛,无发热,腰酸痛,口干舌燥,夜间烦热,脾气急躁,饮食尚可,寐可,大便干燥,舌红,苔黄腻,脉细数或滑数。

证型:湿热屡犯,湿热留恋,伤及肝肾之阴。

治则:滋补肝肾,清利湿热。

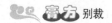

方药:知母、黄柏、生地黄、山茱萸、山药、茯苓、丹皮、女贞子、旱莲草、麦冬、枸杞子、白芍、柴胡、白花蛇舌草、车前子、石韦、红藤、败酱草、蒲公英、地丁草等。

随症加减:腰痛甚者,加菟丝子、杜仲、牛膝;肉眼或镜下血尿者,加白茅根、小蓟、仙鹤草;小腹胀者,加茴香、乌药、蒲黄;尿频急痛甚者,加萹蓄、瞿麦、通草;大便干结者,加制大黄、麻仁;口苦者,加柴胡、龙胆草、栀子。

3. 温补肾阳,清利湿热法

症状:小便不甚赤涩,但淋沥不已,时作时止,面色少华,神疲倦怠,畏寒肢冷,腰膝酸软,小腹冷痛,得温则舒,耳鸣,大便溏薄,舌质淡,苔白腻,脉细弱或沉细。

证型:病程久罹,伤阴及阳,肾元衰惫,湿邪留恋。

治则:温补肾阳,清利湿热。

方药:熟地黄、山药、山茱萸、丹皮、茯苓、泽泻、肉桂、制附子、巴戟天、菟丝子、杜仲、肉苁蓉、牛膝、知母、黄柏、仙茅、仙灵脾、当归、蒲公英、地丁草、车前子等。

随症加减:小腹坠胀者,加黄芪、白术、陈皮、升麻;面色潮红,五心烦热者,加黄柏、丹皮等。

膏方举隅

患者,女,65岁。就诊日期:2012年12月。尿路感染反复发作4年,每年发作4次以上,每次发作表现为尿频尿急,尿痛不显,小腹坠胀。面色㿠白,神疲倦怠,畏寒肢冷,腰膝酸软,大便溏薄,夜尿多。舌淡胖,苔白腻根黄,脉沉细无力。治以温肾健脾,清利湿热。

膏方:熟地黄150克,山药150克,山茱萸12克,茯苓150克,丹皮100克,泽泻100克,白术150克,巴戟天150克,菟丝子150克,杜仲150克,牛膝150克,仙茅100克,仙灵脾100克,益智仁150克,乌药150克,黄芪300克,陈皮60克,升麻

150 克,当归 150 克,蒲公英 150 克,地丁草 150 克,车前子 150 克,白花蛇舌草 150 克,瞿麦 150 克,萹蓄 150 克,丹参 150 克。

生晒参 100 克,红参 100 克,阿胶 150 克,龟甲胶 150 克,鹿角胶 150 克,冰糖 300 克,黄酒 500 克,收膏。

服用膏方后,发作频率明显减少,小腹坠胀及腰酸畏寒明显改善,再按原法进服收功。

四、预防与调摄

慢性尿路感染是临床常见病、多发病,尤其对于绝经期和绝经后的中老年女性,其发病率最高达 43.3%。反复发作尿路感染,往往因病情缠绵累及肾脏,出现肾小管间质的损伤,成为终末期肾病的一个主要原发病,影响中老年女性的身心健康和生活质量。因此对本病的预防和调摄极为重要。

1. 慢性尿路感染的预防措施

（1）长程低剂量抑菌疗法和长程分期递减抗菌疗法：慢性尿路感染患者临床常出现急性期经抗生素治疗症状缓解后即停药,往往造成治疗不彻底。长程低剂量抑菌疗法应用早,技术成熟,是目前推荐的慢性尿感经典标准治疗。

（2）自主间歇抑菌疗法和性交后单剂抑菌疗法：性交是女性尿路感染反复发作的重要诱因,性交后立即排尿,并口服抗生素可有效预防感染。同时,如受凉、憋尿、劳累、便秘等诱因后也可根据既往疗效及耐受情况,经验性用药治疗。

（3）增强免疫治疗：可注射免疫增强药物如胸腺素、卡介苗多糖核酸等增强机体免疫力。

（4）接种菌苗预防：大肠埃希菌是尿路感染常见菌,OM-89 是由 18 株菌制成的大肠埃希菌提取物,可口服给药,能通过多种机制刺激机体免疫系统产生抗大肠埃希菌抗体、γ 干扰素、白细胞介素等,增强巨噬细胞的吞噬能力。

（5）雌激素辅助治疗：绝经后女性由于雌激素水平下降,阴

道上皮萎缩,细菌易在阴道及尿道口生长繁殖并入侵尿路引起尿路感染。补充小剂量雌激素有助于恢复阴道的正常菌群和pH值,间接提高尿道的抵抗力,但同时应注意使用剂量以及可能并发症如妇科肿瘤、乳腺肿瘤等。

2. 慢性尿路感染的生活调摄

(1) 提倡慎起居,保持良好生活习惯,调整生活节奏,保持健康愉快的心情和充足的睡眠。

(2) 注意饮食有节,膳食宜清淡而富有营养,多吃蔬菜、水果,避免过食肥甘厚味及辛辣刺激的食物。

(3) 宜淋浴,忌盆浴、坐浴。

(4) 避免长时间憋尿,多饮水,防久坐。

(5) 保持清洁,勤换内衣,养成良好的卫生习惯。

(6) 适当体育锻炼,避免过度劳累、抽烟、酗酒、熬夜、不洁性生活。

(7) 避免尿路器械的操作。

第五节　慢性前列腺炎

慢性前列腺炎是成年男性常见病之一,是指在病原体和(或)某些非感染因素作用下,患者出现以骨盆区域疼痛或不适、排尿异常等症状为特征的一组临床症候群。尿频、尿急、尿痛、排尿困难、尿不尽感等排尿异常症状以及会阴部、下腹部、阴茎、阴囊、腰骶部等部位不适或疼痛,具有多种独特形式的综合征。临床上以症状复杂、病程迁延、并发症多、易反复发作为特点,是泌尿外科和男科最常见又难以治疗的一种疾病。中医古籍中并无前列腺一词,将其生理功能归属于"肾、膀胱、三焦"等脏腑功能中。一般根据前列腺炎的尿道症状,归属于中医学"淋证""精浊""白浊"等范畴。前列腺炎的典型症状之一是尿道滴出白色分泌物,中医学称之为白浊或精浊。慢性前列腺炎兼有"淋证"

沪上中医名家养生保健指南丛书

"精病"的特点,当属"淋浊"。

一、临床特点与病机分析

1. 临床特点 1995 年美国国立卫生研究所将前列腺炎分为 5 型:急性细菌性前列腺炎、慢性细菌性前列腺炎、慢性无菌性前列腺炎、慢性盆腔部疼痛综合征、无症状炎症性前列腺炎。多数学者将细菌感染所致的慢性细菌性前列腺炎和原因不明的非细菌性前列腺炎统称为慢性前列腺炎。引起前列腺炎的细菌有大肠埃希菌、变形杆菌、克雷伯菌、假单孢菌、金黄色葡萄球菌、结核分枝杆菌、真菌等,淋球菌也是前列腺炎不可忽视的病原菌。前列腺内尿液反流至前列腺的腺管内可引起化学性前列腺炎,是非细菌性前列腺炎的重要致病因素。慢性细菌性前列腺炎与慢性非细菌性前列腺炎在临床表现上难以区分,两者均表现为腰骶部、会阴部位的疼痛,伴有排尿刺激或梗阻症状,以及性功能不全和心理上的紧张、焦虑状态。其中,会阴部、下腹部、睾丸、阴茎疼痛以及射精痛是慢性前列腺炎的最典型特征,患者常描述这类疼痛为难以表述的酸胀痛。排尿改变及尿道分泌物症状常表现为尿频、尿急、尿痛、排尿不适或灼热、尿道口"滴白",神经精神症状常表现为失眠、焦虑、紧张、情绪低落等。性功能减退包括阳痿、早泄等。前列腺液检查是最常用的方法,一般认为白细胞计数＞10 个/Hp 为有炎症。有学者认为一次前列腺液检查不可靠,四杯检查法有助于区别慢性细菌性与非细菌性以及前列腺痛(盆腔疼痛综合征)。尿动力学检查有助于了解尿道神经肌肉功能障碍所引起的前列腺尿道压力的变化,以及排尿异常的信息,对慢性非细菌性前列腺炎诊断有意义。

2. 病机分析 慢性前列腺炎是湿邪、瘀血为患。患者由于嗜烟酒、辛辣肥甘厚味,损伤脾胃,酿生湿热,流注下焦;又由于社会环境因素、传媒刺激等影响,房事不节或不洁,致前列腺反

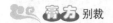

复充血,败精疲阻精室,蕴久酿毒,阻于经络,导致湿热瘀阻证的出现;由于情志不畅,郁怒伤肝,肝气失于疏泄,久则血行不畅而致气血凝滞,就会导致肝气郁结证和气滞血瘀证的出现;由于久居阴冷潮湿之地,或冒雨涉水,感受寒湿之邪,致厥阴经气凝滞,气血运行不畅,就会导致寒滞肝脉证的出现;由于骑车、骑马、久坐等使会阴部长时间受压,导致前列腺持续处于充血状态,久则血脉不畅,亦可诱发本病。

湿邪(或湿热或寒湿)、瘀血是本病发病的主要因素,但肾虚才是病之本。肾藏精,宜藏不宜泻,肾气充足,水液正常排泄,精液固藏不泄。一旦肾虚不固,精液随之外泄,发为精浊。肾虚,可因虚致病,也可因病致虚。前者因各种疾病影响,全身抵抗力下降,增加精室发病的机会;后者则为青壮年所求无厌,或务快其心,以致精微耗散,全身抵抗力下降,邪气乘虚而入。可见肾虚是本。同时心肝脾等脏亦与之相关。足厥阴肝经循阴器抵少腹,故《灵枢·经脉》云:"肝足厥阴之脉,……是动则病腰痛不可以俯仰,丈夫㿉疝……,是肝所生病者,胸满呕逆飧泄,狐疝遗溺闭癃。"指出厥阴肝经的证候可见遗溺、闭癃等排尿的异常,腰痛、囊缩等局部不适,㿉疝、狐疝等前阴病变,均与慢性前列腺炎的症状相类似。本病的病机特点可以概括为本虚标实,标实为湿热、气滞、血瘀等,本虚为肾虚、脾虚等,与心肝相关。一般来讲,初期以湿热为主,多为精室受湿热毒邪所侵,壅滞于内,疏泄失常;或因三焦气化不利,湿阻化热,湿热互结,则精气时有外溢,出现尿白浊的症状。病久不愈可导致脾虚、肾虚、肝郁等,常常虚实夹杂。湿热痹阻经脉、肝气郁滞、脾肾气虚等均可导致瘀血阻滞,而往往贯穿于本病的始终。后期病久伤及阳气,肾阳亏损,寒湿瘀血互结。因此,慢性前列腺炎的主要治法包括清热利湿、活血化瘀、通络排浊、疏肝理气、补气健脾以及温肾壮阳等。

慢性前列腺炎适合膏方调治,标本兼顾,以本为主。补肾健脾、疏肝理气、清利湿热、活血解毒等法,从而缓解病情,减轻症状,提高患者的抗病能力和生活质量。

二、处方经验

临床上治疗前列腺炎,较多地使用抗生素或清热利湿解毒的中药,患者的急性症状常能改善,而慢性症状常反复、迁延不愈,严重影响患者的身体和心理健康。膏方治疗多从本治,标本兼顾,既能清利湿热,活血解毒,又能培补肾元,调肝理脾养心。本固而标证自除。常用的辨证方法包括如下。

1. 清利湿热,健脾疏肝法

症状:尿频、尿急、尿黄短,尿道灼热涩痛,口苦,排尿或大便时尿道有白浊溢出,会阴、腰骶部、睾丸坠胀疼痛,伴有心烦易怒,少腹胀满,舌红,苔黄腻,脉弦数或滑数。

证型:外感或内生湿热之邪,瘀滞局部。

治则:清利湿热,健脾疏肝。

方药:龙胆草、栀子、泽泻、生地黄、木通、车前子、当归、柴胡、甘草、苍术、黄柏、牛膝、薏苡仁、淡竹叶、萆薢、茯苓、厚朴、石菖蒲、黄连等。

随症加减:腰痛者,加狗脊、川断、杜仲;小腹睾丸坠痛者,加荔枝核、橘核、王不留行、川楝子、元胡;大便秘结者,加生大黄;小便淋沥不畅者,加金钱草、木香、萹蓄、瞿麦;尿道内分泌白浊者,加蒲公英、野菊花。

2. 疏肝理气,活血化瘀法

症状:小便涩痛明显,尿痛久治不愈,性交射精时疼痛,可有血精,腰骶、少腹、会阴、睾丸、肛周胀痛明显,舌紫暗,苔白腻或薄黄,脉沉涩。

证型:久坐等使会阴部长期气血凝滞,血脉瘀阻或久病入络所致。

治则:疏肝理气,活血化瘀。

方药:王不留行、皂角刺、丹皮、丹参、桃仁、三棱、莪术、怀牛

沪上中医名家养生保健指南丛书

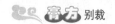
膝、穿山甲、红花、苏木、川芎、赤芍、元胡、橘核、荔核、五灵脂、蒲黄、苏木、琥珀末、沉香等。

随症加减:小便淋沥者,加萹蓄、瞿麦、车前子、通草、甘草梢、竹叶;血精者,加女贞子、旱莲草、茜草炭、白茅根、小蓟炭;痛引睾丸者,加枸橘李、乌药;腰痛甚者,加续断、杜仲;阴部痛者,加蒲黄、五灵脂、沉香。

3. 滋补肝肾,滋阴降火法

症状:腰膝酸软,头晕眼花,口燥咽干,失眠多梦,遗精或血精,阳事易兴,排尿或大便时尿道有白浊排出,会阴部胀满不适,舌红,少苔,脉细数。

证型:湿热之邪羁绊日久,伤及肾阴。

治则:滋补肝肾,滋阴降火。

方药:知母、黄柏、熟地黄、山药、山茱萸、丹皮、泽泻、茯苓、泽兰、车前子、石菖蒲、远志、生地、枸杞子、怀牛膝、柴胡、当归、白芍、白术、夜交藤、合欢皮、女贞子、旱莲草、丹参等。

随症加减:多梦心肾不交者,加生地黄、木通、淡竹叶、肉桂、黄连;腰酸甚者,加续断、桑寄生、杜仲;苔腻者,加苍术、黄柏、薏苡仁、厚朴;会阴不适甚者,加青皮、元胡、荔核、橘核、枸橘李;身倦乏力者,加党参、黄芪。

4. 温肾壮阳法

症状:腰膝酸软,畏寒肢冷,头晕神疲,排尿不尽及滴沥,稍劳尿道即有白浊溢出,伴有阳痿、早泄、性欲减退,乏力便溏,舌质淡,苔薄白,脉沉细。

证型:病久伤阳,肾阳亏虚而致。

治则:温肾壮阳。

方药:熟地黄、山茱萸、山药、枸杞子、泽泻、丹皮、茯苓、菟丝子、鹿角胶、熟附子、肉桂、当归、桂枝、金樱子、桑螵蛸、续断、仙茅、仙灵脾、姜黄、枸橘李、荔核、橘核等。

随症加减:滴白者,加桑螵蛸、龙骨、牡蛎;阳痿者,加仙灵脾、仙茅、肉苁蓉;小便不利者,加乌药、小茴香;夹瘀者,加王不留行、路路通、土鳖虫;气虚者,加黄芪、党参、葛根、升麻、白术。

三、膏方举隅

患者,男,55 岁。就诊日期:2013 年 10 月。半年前会阴部疼痛,小腹不适,尿痛,溲黄,尿末滴白,小便余淋不尽,外院诊为慢性前列腺炎。20 天前,会阴部症状加重,牵引小腹、睾丸、腰骶部疼痛,尿频、尿急、尿痛,尿末滴白,口干口苦,大便黏滞,直肠指诊前列腺压痛明显,有硬结节感。舌红苔黄腻,脉弦滑。治以益肾和络,清热利湿。

膏方:独活 150 克,桑寄生 150 克,怀牛膝 150 克,苍术 150克,薏苡仁 200 克,黄柏 150 克,茯苓 150 克,白术 150 克,萆薢150 克,虎杖 150 克,牡蛎 300 克,车前草 150 克,芦根 150 克,蒲公英 150 克,地丁草 150 克,荔枝核 150 克,橘核 150 克,丹参200 克,红花 100 克,石菖蒲 150 克,栀子 100 克,滑石 200 克,元胡 150 克,小茴香 15 克,蒲黄 100 克,柴胡 150 克,白芍 200 克,黄芩 100 克,生地黄 200 克。

生晒参 100 克,西洋参 100 克,鹿角胶 200 克,鳖甲胶 200克,冰糖 300 克,黄酒 500 克,收膏。

服用膏方后,自觉症状减轻,会阴及腰骶部疼痛缓解,排尿顺畅,滴白偶作。

四、预防与调摄

前列腺炎本身对身体的损害不是很大,但由于病属慢性,缠绵难愈,易造成患者的身心伤害,严重者可以导致较为严重的心理障碍,这些心理障碍又会加重患者的忧虑,形成恶性循环。所以本病宜早治疗,加强心理疏导,纠正一下不正确的认识,防患于未然。

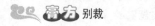

1. 预防方面

(1) 加强锻炼,提高抵抗力。

(2) 积极消除诱发因素,如其他泌尿系感染、身体其他部位感染,用药切忌妄投寒凉之品,以免丛生变证。

(3) 忌烟酒及辛辣之品。

(4) 避免久坐及长期骑自行车。

(5) 适当安排性生活。

2. 调护方面

(1) 保持大便通畅。

(2) 对疾病有一个正确认识,避免无谓的紧张和忧虑,以正常的心态面对生活。

(3) 适当坐浴。

(4) 养成良好的饮食习惯。

第七章
代谢疾病

第一节 糖尿病

糖尿病是指由于胰岛素绝对或相对缺乏及胰岛素抵抗所致的长期高血糖综合征。长期高血糖可导致组织器官损伤,引起糖尿病微血管和大血管病变。糖尿病在发达国家是除心血管疾病和肿瘤疾病后的第三大非传染性疾病,近些年在发展中国家增长最快,我国糖尿病人口近 1.5 亿。糖尿病及并发症所带来的问题对公共卫生事业的危害越来越大,防治糖尿病已刻不容缓。中医文献中早就有关于糖尿病的记载,归属于"消渴"的范畴。

一、临床特点与病机分析

1. 临床特点 糖尿病临床表现为多饮、多尿、易饥多食、消瘦、乏力等。在临床实践中,1 型糖尿病经常没有提示糖尿病的体征,但体重下降较为常见。在有酮症暴发的病例中,最显著的特点是水盐缺乏所造成的后果,皮肤弹性下降,口咽干燥,心动过速,低血压,深大呼吸等。1 型糖尿病可以发生在出生后几个月到 80 岁甚至 90 岁,但仍以儿童和青春期发病常见。2 型糖尿病多发于中老年人,临床起病更为隐匿,甚至部分患者在体检或出现并发症时才诊断有糖尿病。70% 以上的患者体重过重,

沪上中医名家养生保健指南丛书

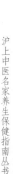

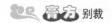

患有中心性肥胖,50%以上的患者合并高血压。糖尿病的诊断依赖实验室检查,即空腹血糖、餐后血糖、糖化血红蛋白、糖耐量试验、胰岛素及 C 肽水平。糖尿病治疗的总体目标是:使高血糖相关的症状消失;减轻或消除糖尿病微血管和大血管慢性并发症;使糖尿病患者获得尽可能正常的生活方式。治疗上,生活方式的改变在改善血糖方面的重要性不可低估。规律锻炼可以减轻体重,提高胰岛素敏感性,改善血糖、血脂代谢紊乱状态。健康饮食,控制每日总能量摄入及科学摄入营养素(碳水化合物、脂肪、蛋白质、酒精、盐等)可以有效控制血糖,减少并发症。药物治疗包括口服降糖药和胰岛素。

2. **病机分析**　中医学对糖尿病早有认识,归属"消渴"范畴,《内经》对消渴的论述对后世中医消渴理论的发展有着深远的指导意义。《内经》根据证之主次,而将其分为上、中、下三消,如"肺消者,饮一溲二"即上消;"胃中热则消谷,令人悬心善饥"即中消;"肝脉……肾脉……微小为消瘅"即下消。消渴发病由饮食不节,积热伤津;情志失调,郁火伤阴;先天禀赋不足,五脏柔弱;房劳过度,肾精亏虚而成。总病机为阴虚为本,燥热为标。阴愈虚燥热愈盛,燥热愈盛阴愈虚,病位虽与五脏相关,但主要在肺、脾胃、肾三脏,尤以肾为重。肾为先天之本,主藏精而寓元阴元阳。肾阴亏损则虚火内生,上燔心肺则烦渴多饮,中灼脾胃则胃热消谷,阴虚阳盛。肾之开阖失司固摄无权,则水谷精微直趋下泄为小便而排出体外,故尿多甜味,或混浊如膏脂。肾阳虚则无以化气上升,津液不布,则口渴多饮,下焦不摄,多尿随之而起。消渴之病,迁延日久不愈,常可累及五脏,更致精血枯竭,阴阳俱衰,燥热内蕴而并发多种并发症。膏方治疗糖尿病重点在补肾健脾、滋阴清热。

二、处方经验

糖尿病是"阴虚为本,燥热为标"的本虚标实之证,阴虚是糖尿病的发病实质,脾虚是糖尿病不愈的根本,血瘀是糖尿病合并症的关键。结合糖尿病肺燥、胃热、肾虚的病理状态,治疗上有清热润肺法、清胃养阴法、益气养阴法、健脾益气法、滋阴补肾法、滋阴温阳法、回阳救逆法、活血化瘀法等诸多治法。膏方治疗时虽然以脾肾为重点,但常常是多法合用,从而使糖尿病的治疗更为全面。

1. 滋阴降火,生津止渴法

症状:口干口渴,渴喜冷饮,消谷善饥,腰膝酸软,头晕耳鸣,五心烦热,急躁易怒,少寐多梦,溲赤便秘,舌红赤少苔,脉虚弦数。

证型:饮食不节积热于胃,胃热熏灼于肺,燥热伤阴,致肝肾阴亏。

治则:滋阴降火,生津止渴。

方药:生地黄、玄参、麦冬、生石膏、知母、葛根、花粉、黄连、枳实、党参、黄芪、山药、五味子、熟地黄、山茱萸、丹皮、茯苓、泽泻、沙参、牛膝、枸杞子、白芍、首乌、杜仲、白蒺藜、黄柏、甘草、粳米、石斛、乌梅、黄芩等。

随症加减:伴瘀血者,加丹参、川芎、桃仁、红花等;伴大便干结者,加枳实、厚朴、大黄等;伴湿重者,加苍术、茯苓、白术、砂仁、黄柏、薏苡仁、藿香、佩兰等;伴气虚重者,加用太子参、西洋参、生晒参、党参、黄芪、白术、甘草等;伴失眠多梦者,加酸枣仁、知母、龙骨、牡蛎、远志、合欢皮、夜交藤等。

2. 健脾益气,生津止渴,清热化湿法

症状:口渴饮引,多食善饥,倦怠乏力,脘腹痞闷,肢体困重,消瘦便溏,舌淡胖,苔白或腻,脉濡缓或沉细无力。

证型:脾气虚弱,无以运化水湿,湿浊中阻而成。

治则:健脾益气,生津止渴,清热化湿。

方药:黄芪、黄精、白术、党参、茯苓、甘草、藿香、葛根、半夏、独活、防风、白芍、陈皮、泽泻、柴胡、黄连、苍术、黄柏、丹参、乌梅、黄芩、滑石、益母草、麦冬、天冬、蒲黄、泽泻等。

随症加减:伴口渴者,加石膏、葛根、麦冬、生地黄、五味子、沙参、石斛等;伴失眠虚烦者,加用龙骨、牡蛎、酸枣仁、知母、川芎、茯苓、柴胡等;伴瘀血者,加用当归尾、赤芍、丹参、红花、桃仁、地龙、水蛭等。

3. 温肾滋阴,补肾活血法

症状:小便频数,夜尿增多浑浊如膏,甚至饮一溲一,五心烦热,口干咽燥,耳轮干枯,面色黧黑,畏寒肢凉,面色苍白,神疲乏力,腰膝酸软,脘腹胀满,纳食不香,阳痿,面目水肿,五更泄泻,舌体淡胖,苔白而干,脉沉细无力或细涩。

证型:病程日久,阴损及阳,久病入络所致。

治则:温肾滋阴,补肾活血。

方药:熟地黄、山药、山茱萸、泽泻、猪苓、茯苓、芡实、金樱子、桂枝、肉桂、附片、葛根、黄精、生黄芪、太子参、麦冬、五味子、生地黄、玄参、丹参、当归、川芎、益母草、桃仁、红花、花粉、枳实、生大黄等。

随症加减:伴气虚重者,加用党参、太子参、黄芪、白术、山药等;伴瘀血重者,加水蛭、地龙、僵蚕、全蝎等虫类药;伴口干口苦者,加柴胡、半夏、黄芩、甘草、炮姜、葛根等;伴失眠多梦者,加桂枝、龙骨、牡蛎、白芍、柴胡等;伴湿重者,加茯苓、白术、苍术、砂仁、藿香、佩兰、黄柏等。

二、膏方举隅

患者,女,52岁。就诊日期:2010年10月。明确糖尿病3年,目前服用二甲双胍和格列齐特控制血糖,血糖控制可7.3 mmol/L左右,现口渴饮引,多食善饥,倦怠乏力,脘腹痞闷,肢体困重,消瘦便溏。舌淡胖,苔白腻,脉沉细无力。治以健脾益气,清热化湿止渴。

膏方:黄芪300克,黄精150克,白术150克,党参200克,茯苓150克,甘草100克,葛根150克,半夏120克,陈皮60克,黄连 60 克,苍术 150 克,黄柏 150 克,乌梅 120 克,黄芩 90 克,滑石 150 克,益母草 200 克,麦冬 100 克,天冬 100 克,蒲黄 90 克,泽泻 60 克,白芍 150 克,丹参 200 克,滑石 200 克。

西洋参 100 克、太子参 100 克,阿胶 200 克,龟甲胶 200 克,鳖甲胶 100 克,木糖醇 50 克,黄酒 500 克,收膏。

二诊:2011 年 11 月。服药后口渴减轻,肢体困倦减轻,仍倦怠乏力,舌淡苔薄,脉沉细。继续上方。

四、预防与调摄

1. 预防

(1) 节制饮食和情欲:过食肥甘和醇酒炙煿,以及情欲恚怒,是本病发生的重要因素,因此注意节制饮食和避免七情内伤,对本病预防有意义。既病之后,控制饮食及节制房事对预防并发症有意义。

(2) 注意生活安排:规律生活,劳逸结合,适应气候的寒温变化,预防外邪侵袭。

(3) 适当体力劳动:不宜食后则卧,终日久坐不利于血糖控制,太极拳运动等有助于病情稳定、康复。

2. 调摄

(1) 加强糖尿病患者的教育:要教育糖尿病患者懂得糖尿病的基本知识,树立战胜疾病的信心,如何控制糖尿病,控制好糖尿病对健康的益处。根据每个糖尿病患者的病情特点制订恰当的治疗方案。

(2) 加强饮食控制:饮食控制是各种类型糖尿病治疗的基础,一部分轻型糖尿病患者单用饮食治疗就可控制病情。适宜食物为荞麦、燕麦、玉米、苦瓜、生菜等,饮食要清淡。

(3) 加强运动疗法:增加体力活动可改善机体对胰岛素的敏感性,降低体重,减少身体脂肪量,增强体力,提高工作能力和生活质量。运动的强度和时间长短应根据患者的总体健康状况

沪上中医名家养生保健指南丛书

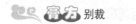

来定,找到适合患者的运动量和患者感兴趣的项目。运动形式可多样,如散步、快步走、健美操、跳舞、打太极拳、跑步、游泳等。

(4)加强自我监测血糖:自我检测血糖、自我管理是控制糖尿病的必要条件,可以根据血糖水平随时调整降血糖药物的剂量。1型糖尿病进行强化治疗时每日至少监测4次血糖(餐前),血糖不稳定时要监测8次(三餐前后、晚睡前和凌晨3:00)。2型糖尿病患者自我监测血糖的频度可适当减少。

(5)加强药物治疗:无论口服药物治疗还是胰岛素治疗,均应注意防止低血糖的出现,根据病情选用适当的药物治疗。

 第二节　糖尿病肾病

糖尿病肾病是糖尿病微血管病变导致的肾小球硬化,又称糖尿病肾小球硬化症,是在糖尿病病程中出现的蛋白尿、高血压、水肿、肾功能不全等一系列肾脏病变。临床上以持续性蛋白尿和进行性肾功能减退并最终进展为终末期肾衰竭为特征。糖尿病肾病是糖尿病的主要并发症和死亡原因,糖尿病发病10年后,有20%～40%的患者会发展为糖尿病肾病;病程超过20年的糖尿病患者,约有近50%的患者进展为糖尿病肾病。中医学将糖尿病肾病早期归属于"消渴""水肿""尿浊"的范畴,晚期合并肾功能不全,则归属"关格""溺毒""肾劳"。

一、临床特点与病机分析

1. 临床特点

(1)发病因素

1)糖尿病控制不良:高血糖或血糖波动大是糖尿病发展至糖尿病肾病的最根本原因。

2)遗传因素:糖尿病肾病的发生与遗传有关,具有明显的家族聚集倾向。

3) 高血压:糖尿病患者常合并高血压,高血压是糖尿病肾病的重要促发因素,高血压不仅加速糖尿病肾病、肾小球硬化的进展,而且加重糖尿病视网膜病变。

4) 其他因素:如吸烟、反复尿路感染、脂质代谢异常等也是本病的易发因素。

(2) 常见的诱发和加重因素

1) 高蛋白饮食:糖尿病患者由于严格限制糖摄入,蛋白质供给量相对提高,致使蛋白质的分解代谢产物及磷的负荷过度和积聚,加剧了糖尿病肾病基底膜增厚、肾小球硬化。

2) 高血压:糖尿病肾病由于代谢紊乱,合并高血压者多见,高血压时血管痉挛,管壁负荷过重,血管通透性改变,极易引起肾小动脉和肾小球硬化。

3) 高血糖:长期过度血糖增高,引起毛细血管通透性增加,血浆蛋白外渗,肾小球基底膜增厚,肾小球发生结节型或弥漫型硬化。

4) 吸烟:吸烟可以加重糖尿病肾病,糖尿病患者中吸烟者19%发生蛋白尿,不吸烟者仅8%发生蛋白尿。

5) 尿路感染:糖尿病容易合并尿路感染,长期反复发展的尿路感染可以促进肾实质的纤维化和肾脏萎缩。

(3) 临床分期

糖尿病肾病临床分为5期。

第1期为肾小球高滤过期,仅肾小球体积增大,无组织学改变,无肾病的临床症状。

第2期为无临床症状期,肾小球仍呈高滤过状态,不同的是此阶段肾小球超微结构发生改变(基底膜增厚、基质增多),仍然无肾病的症状和体征。

第3期为微量白蛋白尿期,此期患者主要表现为微量白蛋白尿,肾小球滤过屏障受损,肾小球滤过率降至正常水平,病理改变较第2期明显加重,基底膜增厚,系膜增加更明显,同时开

始伴有血压升高。

第4期为临床蛋白尿期,此阶段表现为大量蛋白尿、水肿等临床症状,肾小球滤过率中等程度下降,肾脏病理改变明显,基底膜明显增厚,系膜基质增宽,肾小球结节样改变或弥漫性改变,伴有明显的血压升高。

第5期为尿毒症期,此期患者肾小球滤过率严重下降,肾小球逐渐荒废,病理呈硬化状态,伴有严重的高血压。临床所见的糖尿病肾病多是第3~5期。

糖尿病肾病的发生和进展呈现不可逆性,早期尚能通过降糖、降压、控制蛋白摄入、改善肾小球血流动力学状态、抗凝、降脂等治疗手段,部分延缓糖尿病肾病的进展。晚期进入肾衰和尿毒症阶段,保守治疗无效,需要血液透析、腹膜透析及肾脏移植等手段来解决。早、中期被认为是干预治疗的有利时期。

2. 病机分析　先天禀赋不足,久病消渴,所谓"五脏之伤,穷必及肾";另外饮食失节、情志失调、劳欲过度、感受外邪等,导致脾肾亏虚,痰瘀贯穿始终。

(1) 饮食失节:糖尿病患者多消食善饥,若不加控制饮食,长期嗜啖酒醴膏粱;或控制太严格,过度饥饿;或饮冷太过,致脾失健运,湿热内蕴,津液不化,聚留为水,水邪渍肾,引起关门不利,产生水肿。

(2) 久病劳伤:糖尿病是终身性疾病,病程长,病久劳伤。劳伤指饥饿、劳役、营养不良,脾胃元气损伤,土不制水。或房劳太过,真元暗损,命门火衰,不制阴寒,水邪泛滥,发为水肿。

(3) 失治误治:糖尿病失治,长期高血糖损伤肾脏,影响肾脏气化功能,水湿内停,泛于肌肤,形成水肿。或糖尿病误治,降糖药物使用不当,伤及肾脏。《医学入门·水肿》云:"阴水多因久病……或误服凉药以致肿者,危证也。"

本虚标实为本病基本病机。本虚指阴阳、气血、五脏之虚,标实指痰浊、水湿、瘀血、浊毒等病理产物。在疾病不同的发展阶段,其病机侧重点有所不同。脾肾两虚是关键。脾主运化,水谷精微需肾中阳气的温煦,而肾中精气亦赖后天水谷精微的不断补充与化生,脾肾两脏互滋互养,相互为用。脾虚湿浊内停,则见水肿;脾统摄失司,脾不升清,精微下泻,则见尿浊;肾气亏虚,肾之封藏失职,肾气不固,则精微外泄而出现蛋白尿;肾气虚衰,不能蒸化水液,水液潴留,发为尿少、水肿。故脾肾虚损是糖尿病肾病发病和病机演变的关键环节。

膏方调治糖尿病肾病适宜于糖尿病肾病相对稳定的阶段,即临床评估属糖尿病肾病第 3 期或第 4 期早阶段。第 1、2 期因无肾病的临床表现,可参考糖尿病的膏方调治原则。第 5 期病情复杂、危重,若病情稳定允许膏方调治,可参考慢性肾衰竭进行膏方辨治。膏方调治以扶正治本为主,益气养阴,调理脏腑,平和阴阳,兼化痰祛瘀泄浊,从而缓解病情,减轻症状,提高患者的生活质量。

三、处方经验

糖尿病肾病的病机以肾为本,肾元不足贯穿整个病程的始终,是糖尿病肾病转化和发展的内在基础和主要矛盾。从糖尿病患者出现微量白蛋白尿直至终末期尿毒症的漫长病程中出现的尿中泡沫、腰痛、眩晕、水肿、胀满、关格等一系列表现,均是肾脏为本这一主要矛盾的外在表现和临床特点。肾元亏虚,内生诸邪,邪又复伤肾元,导致肾元不足由虚到损,由损而衰,所以临床上时时顾护肾元,补充肾之精气。

糖尿病肾病以脾为枢,脾失健运是糖尿病肾病转化和发展的关键因素。脾气虚弱在糖尿病肾病中具有普遍性,是生成各种病理产物的基础:脾气虚损,运化失司,水谷精微输布失常,积而为湿,湿邪留恋,气机失调,水液代谢失常,水湿泛溢肌肤,形成水肿;湿邪内蕴,日久生痰成瘀。脾为后天之本,脾虚,气血生化乏源,无以养先天,使肾元愈损,病情难愈。所以临床上重视

运脾、补脾之药减轻症状,延缓进展。

痰瘀是糖尿病肾病的基本病理改变,贯穿始终,为疾病恶化的因素之一。脾肾气虚,痰湿内蕴,阻遏气机,或湿郁化热造成血行不畅,形成瘀血。痰瘀互结,促进疾病进展。所以临床上注重活血化瘀法和化痰利湿法的应用。

1. 养阴清热,滋阴为主,佐以化瘀

症状:口咽干燥,口渴喜饮,多食善饥,倦怠乏力,腰膝酸软,夜尿频繁,尿多混浊,大便秘结,心烦寐差,舌红或紫暗有瘀斑,苔薄或薄黄,脉弦细数或沉涩。

证型:阴虚燥热证。

治则:养阴清热,滋阴为主,佐以化瘀。

方药:石膏、知母、麦冬、生地黄、黄连、天花粉、山药、沙参、山茱萸、山药、牛膝、玄参、石斛、茯苓、白术、太子参、熟地黄、覆盆子、丹皮、泽泻等。

随症加减:有瘀血证者,加益母草、红花、川芎;有阴虚阳亢者,加黄柏、牡蛎、白芍、阿胶;便秘者,加麻仁、芦荟;痰湿者,加苍术、白术、薏苡仁、藿香、佩兰;蛋白尿明显者,加菟丝子、金樱子、芡实。

2. 益气健脾,养阴滋肾,佐以祛痰化瘀

症状:倦怠乏力,少气懒言,两目干涩,手足心热,口咽干燥,腰酸耳鸣,尿中泡沫,舌质淡嫩,舌尖红,少苔,脉细数。

证型:气阴两虚证。

治则:益气健脾,养阴滋肾,佐以祛痰化瘀。

方药:黄芪、党参、白术、茯苓、生地黄、山药、山茱萸、丹皮、泽泻、麦冬、五味子、玄参、覆盆子、车前子、枸杞子、菟丝子、金樱子、杜仲、女贞子、旱莲草、天花粉、葛根、莲肉等。

随症加减:瘀血证者,加丹参、赤芍、川芎、水蛭;偏气虚者,加重参芪用量;偏阴虚者,加熟地黄、黄柏、龟甲、鳖甲;痰湿者,加苍术、白术、茯苓、佩兰、厚朴。

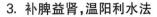

3. 补脾益肾,温阳利水法

症状:畏寒肢冷,少气懒言,口淡不渴,周身水肿,腰膝酸软,动则气喘,面色苍白或萎黄,尿少,夜尿多,舌淡胖,苔白,脉沉弦。

证型:脾肾阳虚证。

治则:补脾益肾,温阳利水。

方药:苍术、白术、茯苓、桂枝、猪苓、泽泻、熟附子、肉桂、白芍、党参、黄芪、菟丝子、仙灵脾、桑寄生、怀牛膝、熟地黄、山茱萸、山药、丹皮、补骨脂、续断、金樱子、芡实、覆盆子、玉米须、车前子、薏苡仁等。

随症加减:水肿甚者,加大腹皮、车前子、防己、槟榔;瘀血证者,加丹参、泽兰、川芎、桃仁、红花;痰浊者,加竹茹、黄连、半夏。

三、膏方举隅

患者,男,77 岁。就诊日期:2010 年 11 月。糖尿病 8 年,高血压 5 年,蛋白尿 3 年,肾功能正常。现泡沫尿,双下肢反复水肿,神疲乏力,腰酸膝软,畏寒肢冷,夜尿多,大便溏,舌淡胖,齿痕,苔白,脉沉细无力。治以补脾益肾,温阳利水。

膏方:制附子 150 克,桂枝 150 克,白术 150 克,白芍 150 克,茯苓 200 克,泽泻 90 克,黄芪 300 克,党参 150 克,熟地黄 200 克,山药 150 克,山茱萸 120 克,苍术 150 克,薏苡仁 150 克,续断 150 克,杜仲 150 克,鬼箭羽 150 克,泽兰 150 克,僵蚕 150 克,水蛭 100 克,丹参 200 克,桃仁 100 克,红花 100 克,菟丝子 150 克,金樱子 150 克,芡实 200 克,怀牛膝 150 克,车前子 150 克,玉米须 300 克,甘草 100 克。

生晒参 100 克,红参 100 克,阿胶 200 克,鹿角胶 200 克,木糖醇 50 克,黄酒 500 克,收膏。

服用膏方后,尿蛋白未见明显减少,仍夜尿多,但自觉腰酸怕冷缓解,水肿减轻,发作频率减低。

沪上中医名家养生保健指南丛书

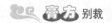

二诊时,遵上法加益智仁 150 克,乌药 150 克,桑螵蛸 100 克,再进一料。

四、预防与调摄

1. 预防　糖尿病分级预防非常重要,一级预防是预防糖尿病的发生,应加强对高危人群生活方式的指导,防止多食肥胖,增强锻炼;二级预防是及早检出并有效治疗糖尿病;三级预防是延缓和(或)防治糖尿病肾病,积极控制高血糖、高血压。

2. 调摄　劳逸适度,早期应鼓励轻微活动,如气功、太极拳、散步等,避免重体力劳动和剧烈运动;后期病情日趋严重,应增加卧床休息时间,充分休息有利于改善肾血流量。饮食上,除糖类物质外,蛋白质摄入量应予以控制,早期蛋白质摄入量应每日每千克体重 0.8 克,临床期蛋白尿后的患者,蛋白质摄入量控制在每日每千克体重 0.6～0.8 克。肾功能不全者,还要控制钠盐摄入。同时要戒烟酒,积极预防感冒、腹泻等可能影响肾功能进展的因素。

 第三节　肥胖

肥胖是指体内贮积的脂肪量超过理想体重 20% 以上,而不是指实际体重超过理想体重 20% 以上的一种状态,是一种复杂多因素的慢性疾病,是环境与基因交互作用的结果。1997 年世界卫生组织(WHO)在国际疾病分类中正式给予肥胖一个独立的疾病编码(ICD:278.00)。体质指数(BMI)和腰围常是肥胖的主要表述方式。最新流行病学资料表明,美国肥胖的发病率达 34%。中国中年人群肥胖率 20.2%,60 岁以上老年人肥胖率 12.4%;北京市学龄儿童(7～17 岁)肥胖患病率从 2004 年的 9.84% 上升至 2013 年的 16.58%,上海市 35～74 岁人群中心性肥胖患病率已达 11.86%。肥胖与众多疾病密切相关,如心脑血管疾病、糖尿病、高血压、肿瘤、肾病等。而由肥胖所导致的经济资源消耗估计已接近全球公共卫生总支出的3%，成为全球性的重大公共卫生问题。

一、临床特点和病机分析

1. 临床特点 肥胖是指当摄入能量超过能量消耗时，过剩能量以身体脂肪（甘油三酯）的形式储存于脂肪组织中，即全身脂肪组织扩大与其他组织失去正常比例的一种状态。表现为体重比常人明显增加（超过标准体重的20%）。肥胖一般可分为两种类型。①单纯性肥胖（又称原发性肥胖），主要由摄食过多或摄入过量能量高的食物引起。②继发性肥胖，是由于神经和内分泌失调，或一些代谢疾病引起的。确定肥胖的指标中，最具代表性和有效的指标是BMI，是体重与身高平方之比（kg/m^2）。BMI 25～30定为超重，＞30定为肥胖。肥胖的发生与遗传因素、神经精神因素、内分泌因素以及褐色脂肪组织异常有关。单纯性肥胖可见于任何年龄，幼年型者自幼肥胖，成年型者多起病于20～25岁；但临床以40～50岁的中壮年女性为多，60～70岁以上的老年人亦不少见。约1/2成年肥胖者有幼年肥胖史。一般呈体重缓慢增加（女性分娩后除外），若短时间内体重迅速地增加，应考虑继发性肥胖。男性脂肪分布以颈项部、躯干部和头部为主，而女性则以腹部、下腹部、胸部乳房及臀部为主。

肥胖者的特征是身材外形显得矮胖、浑圆，脸部上窄下宽，双下颌，颈粗短，向后仰头枕部皮折明显增厚。胸圆，肋间隙不显，双乳因皮下脂肪厚而增大。站立时腹部向前凸出而高于胸部平面，脐孔深凹。短时间明显肥胖者在下腹部两侧、双大腿和上臂内侧上部和臀部外侧可见紫纹或白纹。儿童肥胖者外生殖器埋于会阴皮下脂肪中而使阴茎显得细小而短。手指、足趾粗短，手背因脂肪增厚而使掌指关节突出处皮肤凹陷，骨突不明显。

轻至中度原发性肥胖可无任何自觉症状,重度肥胖者则多有怕热,活动能力降低,甚至活动时有轻度气促,睡眠时打鼾。可伴有糖代谢异常及胰岛素抵抗、高脂血症、高尿酸血症、高血压病、心脏肥大及缺血性心脏病、阻塞型睡眠呼吸暂停综合征、肝功能损害、肾脏损害、内分泌功能异常、男性性功能异常、女性多囊卵巢综合征及不孕症等妇产科疾病、骨和关节疾病以及肿瘤等 40 多种疾病。

2. 病机分析 中医古籍中对肥胖亦早有记载。早在《黄帝内经》就曾有"肥贵人"及"年五十,体重,耳目不聪明"的描述,并将肥胖之人分为"膏、脂、肉"3 种。后世医家对肥胖的认识,病位总不离脾胃,病机总不离气虚、阳虚、痰湿、血瘀四端所造成的阴阳失调。其中又以气虚为主,气虚之中又以脾气虚为重。脾主运化包含主运与主化两方面。运是指食物的消化和吸收过程,化是指吸收后的初级营养物质进一步化生精气,进一步氧化分解释放出能量,形成人体所需的酶类、激素、组织蛋白等。肥胖之人多属脾化功能障碍,初级的精微物质不能正常化生,物不化正,形成痰、湿、浊、脂等病理产物,日久化热成瘀,进一步损伤脾气,终至脾气亏虚。脾属中土,恶湿而易伤于湿,肥胖之人平素多食肥甘醇饮而损伤脾胃之气,脾气亏虚,运化失职,津液输布失常,形成痰、湿、浊、瘀等病理产物,随脾胃生成之精微布散于血脉皮肉之间,瘀脂痰浊泛溢肌肤而发肥胖,痰瘀互结,从而变证百出。脾气亏虚,肌肉无所主,故肥人多有乏力倦怠。脾虚日久,损伤阳气,可见阳虚之证。无论气虚,帅血无力,阳虚,寒凝脉泣,还是痰、湿、浊、脂等病理产物日久成瘀,均可使肥人多见瘀血证表现。肾主蒸化水液,肾阳不足,则蒸化无力,水不得化气,即停蓄而为痰饮。所以肥胖的发病首先源于患者的脾气不健,气虚多痰湿,后期可见脾肾两虚。现代医家有常用补益脾肾、祛湿化痰、行气利水、消导通腑、化瘀等法取效。在药物治疗的同时,积极进行调摄及体育锻炼,以提高疗效。总之,肥胖的病机是本虚标实,本在脾虚肾虚,标实在痰、湿、浊、脂。

二、处方经验

本病为慢性疾病,且肥胖本身不能速愈,需缓图见功。故重在扶脾益肾,兼以化痰、祛湿、利水、化瘀、泄浊等。膏方调理本病尤为适合,且很少应用单法,常多法联用,既照顾到病机的复杂性,又能使不同的药物相互配合、相互促进,从而产生相须或相使的疗效,增强治疗作用。

1. 健脾利湿,祛痰化浊法

症状:形体肥胖,身体重着,肢体困倦,或伴着脘痞胸满,或伴头晕,口干而不欲饮,胸膈痞满,食肥甘醇酒,神疲嗜卧,舌淡胖齿痕,苔白腻或白滑,脉滑。

证型:脾气亏虚,痰湿内盛而成。

治则:健脾利湿,祛痰化浊。

方药:党参、黄芪、茯苓、白术、泽泻、猪苓、半夏、陈皮、胆南星、枳实、苍术、佩兰、生大黄、泽泻、茵陈、草决明、番泻叶、大蒜、蚕蛹、槐米、柴胡、金银花、姜黄、茅根、荷叶、苏叶、薏苡仁、石菖蒲等。

随症加减:伴有胃肠功能不良者,加用山楂、麦芽、神曲、大黄、万年青根等;伴有瘀血者,加当归、赤芍、红花、川芎;伴有阳气不足者,加用补骨脂、葫芦巴、菟丝子、淫羊藿等。

2. 健脾祛痰,益气化瘀法

症状:肥胖臃肿,神疲乏力,身体困重,胸闷脘胀,胸胁苦满时刺痛,晨轻暮重,劳累后明显,月经不调或闭经,失眠多梦,饮食如常或偏少,既往多有暴饮暴食史,小便不利,便溏或便秘,舌淡胖,边有齿印,苔薄,舌底静脉曲张。

证型:脾虚日久,痰瘀互结而成。

治则:健脾祛痰,益气化瘀。

方药:党参、黄芪、茯苓、白术、大枣、茯苓、莲子、扁豆、薏苡仁、陈皮、砂仁、桔梗、半夏、苍术、黄柏、蒲黄、丹参、郁金、川芎、

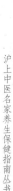沪上中医名家养生保健指南丛书

姜黄、荷叶、苏叶、赤芍、红花、泽兰、泽泻、香附、青皮、黄芩、白芍、枳壳、陈皮、厚朴、大黄、茯苓、豆蔻、甘草、薄荷等。

随症加减：伴口干口黏等湿热之候者，加用茵陈、栀子、大黄、薏苡仁、车前子、薏苡仁、茯苓等；伴咳痰多，胸脘痞闷者，加用泽泻、猪苓、茯苓、半夏、杏仁、陈皮、竹沥、竹茹等；伴血瘀重者，加用僵蚕、水蛭、当归尾、赤芍、丹参、红花、川芎、莪术等。

三、膏方举隅

患者，男，38 岁。就诊日期：2011 年 12 月。近 3 年体重明显增加，BMI 31.5，腰围 100 厘米。症见形体肥胖，身体重着，肢体困倦，伴头晕，口干而不欲饮，舌淡胖齿痕，苔白腻或白滑，舌底静脉曲张，脉滑。治疗当健脾祛痰，化浊利湿，佐以化瘀。

膏方：黄芪 300 克，黄连 60 克，黄柏 150 克，茵陈 150 克，泽泻 90 克，蒲黄 150 克，半夏 150 克，茯苓 250 克，白术 150 克，党参 200 克，陈皮 120 克，苍术 150 克，薏苡仁 200 克，甘草 100 克，山楂 150 克，香附 90 克，泽兰 150 克，丹参 200 克，川芎 150 克，制大黄 150 克，苏叶 150 克，荷叶 200 克，蚕砂 200 克，首乌 150 克，白蔻仁 120 克，黄精 150 克，山药 150 克，柴胡 90 克，生地黄 250 克，石斛 150 克。

生晒参 200 克，太子参 150 克，阿胶 200 克，龟甲胶 150 克，冰糖 300 克，黄酒 500 克，制膏。

服药后身体困重感消退，口干减轻，体质指数下降至 30，腰围减至 95 厘米，余病情稳定。配合饮食控制、运动后更明显见。

四、预防和调摄

1. 预防 尽管有关肥胖预防的研究很少，但有证据表明，肥胖是可预防的。预防的重要原则是维持能量摄入和输出的平衡。可通过以下方法：将能量摄入控制在合理水平；通过额外的体力劳动和体育锻炼增加能量的消耗;综合前两者,在控制摄能的同时,增加耗能。增加能量的额外消耗,减少能量摄入,改变生活习惯也是肥胖治疗的一个重要组成部分。例如除了养成体育活动习惯,还应记录每日能量摄入量等。

2. 调摄　肥胖不仅对成年人有危害,对儿童健康同样是一种威胁,因此对于儿童青少年肥胖应特别关注。成年肥胖的治疗旨在减肥,而儿童肥胖的治疗则在于预防体重增加并强化行为方面的改变。应继续加大肥胖预防控制措施的实施力度;应大力倡导人人维持健康体重的策略;应加强对肥胖及相关慢性病预防控制策略和措施实施效果的评价等。

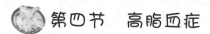

第四节　高脂血症

高脂血症是指血浆中总胆固醇(TC)和(或)甘油三酯(TG)高和(或)高密度脂蛋白胆固醇(HDL－C)水平高于正常水平的一类代谢性疾病。高脂血症是代谢性疾病中一种常见而多发的病症,与心脑血管疾病、糖尿病等关系密切。该病对身体的损害具有隐匿性、渐进性及全身性的特点。早期并无典型的临床症状,大部分是因为体检而明确,或因诊断其他疾病时被发现。中医学中并无"高脂血症"病名,根据其临床表现多将其归属于"痰湿""浊阻""肥胖""血瘀"等范畴,临床辨证分型复杂。高脂血症作为一种与生活方式密切相关的疾病,其发病及中医证型分布必然随着社会发展而发生变化。

一、临床特点与病机分析

1. 临床特点　高脂血症的病因,基本上可分为两大类,即原发性高脂血症和继发性高脂血症。原发性高脂血症是指脂质和脂蛋白代谢先天性缺陷(家族性),以及某些环境因素通过各种机制所引起的,这些环境因素包括饮食和药物等。继发性高

沪上中医名家养生保健指南丛书

脂血症是由其他原发疾病所引起,常见疾病包括糖尿病、肝病、甲状腺疾病、肾脏疾病、胰腺疾病、肥胖、糖原累积病、痛风、艾迪生病、库欣综合征、异常球蛋白血症等。

血浆脂蛋白是血液中脂质的运输形式,循环血液中的胆固醇和甘油三酯必须与特殊的蛋白质即载脂蛋白(Apo)结合形成脂蛋白,才能被运输至组织进行代谢。一般常将血浆脂蛋白分为几类:乳糜微粒(CM)、极低密度脂蛋白(VLDL)、中间密度脂蛋白(IDL)、低密度脂蛋白(LDL)、高密度脂蛋白(HDL)。在脂蛋白代谢过程中,多种环节受到障碍,有可能导致脂蛋白代谢紊乱,引起高脂血症。高胆固醇血症:胆固醇转化为胆汁酸延缓、肝内胆固醇含量升高、LDL 受体活性受到抑制等原因均可导致血胆固醇升高。饮食:高能量、高胆固醇、高饱和脂肪酸饮食能够促进胆固醇合成,肝脏胆固醇含量增加,LDL 受体合成减少,降低细胞表面 LDL 受体活性,降低 LDL 与 LDL 受体的亲和性,从而使血胆固醇升高。肥胖是血浆胆固醇升高的一个重要因素,可使全身的胆固醇合成增加,抑制 LDL 受体的合成。由于异常基因的存在,使体内 LDL 分解代谢速率降低,LDL 合成增加或 LDL 结构改变。已知有几种基因异常能引起高胆固醇血症,如 LDL 受体缺陷导致家族性高胆固醇血症,家族性 ApoB100 缺陷导致 LDL 清除率低下。同样,饮食、饮酒、吸烟、基因异常如 LPL 和 ApoCⅡ基因缺陷将导致甘油三酯水解障碍,因而引起严重的高甘油三酯血症。另外,还有许多代谢性疾病如肾病及药物可引起高甘油三酯血症,这种情况一般称为继发性高甘油三酯血症。

2. **病机分析** 中医虽无高脂血症的病名,但是在《内经》中就明确提出了"膏""脂"的概念。《灵枢·血络论》云:"血气俱盛而阴气多者,其血滑,刺之则射,阳气蓄积,久留而不泻者,其血黑以浊,故不能射。"其中"其血黑以浊"形象地说明了气血津液代谢失调,以致痰瘀胶结于血脉中的状况,与现代高脂血症、高黏血症的概念非常接近。中医学根据本病的病因病机及临床表现,归属于"痰浊""瘀血"等范畴。病因不外乎内外二因。脾虚是高脂血症发病的病理生理基础,脾主运化,为后天之本,气血生化之源,津液输布的枢纽。膏脂的生成与转化皆有赖于脾的健运。若脾胃虚弱,则脾不健运,饮食不归正化,水谷精微失于输布,易致膏脂输化障碍而成高脂血症。肾虚是高脂血症发病的重要因素,肾为先天之本,肾主水,主津液,具有主持和调节人体津液代谢的作用。肾虚则津液代谢失调,痰湿内生,凝聚为脂。痰瘀胶结是高脂血症缠绵难愈的关键环节,人至老年,脏腑功能虚衰,血液运行不畅而为瘀血,津液失于输布而为痰浊。痰瘀互结于血,发为高脂血症。痰瘀既是病理产物,又是致病因素,血瘀痰凝加速高脂血症的发生和发展,为高脂血症的催化剂。心脾肾之气不足,肝胆气机失调为主因。肝胆失疏则脾胃升降失常,运化停滞,清浊难分,凝而为脂成痰;胆郁不畅则失其清净,脂浊难化,聚生痰浊;脾虚不运,难以升清化浊,凝而为脂成痰;肾虚膏脂布化难成,聚久成痰。外因多为过食膏粱厚味、嗜酒过度、劳逸失当、七情内伤等,致脾胃负担过重,酿湿成痰,痰瘀同源,痰浊阻于血脉,日久则成瘀血。内外病因可互为作用、互为因果。

中医治疗高脂血症强调辨证论治,健脾利湿,化痰泄浊,滋补肝肾等不同治法。强健脾胃,补益中气为治湿之关键。健脾益气,可恢复虚弱之脾气,以尽其分清泌浊之职守,使湿浊无以再生;且湿去脾不受困,更利于脾运复健。正因为高脂血症的基本病机是脾气虚弱、湿浊内蕴,因而健脾除湿泄浊应贯穿于高脂血症治疗的始终。由于痰瘀互结是高脂血症发展至心脑血管疾病阶段的必然转归,因此即便痰瘀之证不显,亦可在疾病的早期适当运用化痰祛瘀通络之法,酌情投用化痰祛瘀通络之品,以截断痰瘀互结、痹阻血脉之势。高脂血症多发于中老年人,多因脏腑功能失调,尤以肾的气化失司,水湿蓄积,气机不畅,痰湿瘀血

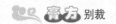

诸物停留于体内。用补肾降脂药具有提高机体代谢功能、降低血脂、改善血液循环的作用。

膏方调治高脂血症是标本兼治，以本为主的调治方法。本病多因饮食不节，过食肥甘厚味，少劳过逸，脏腑功能失调，致使浊脂留滞于血脉所致。临床上多表现为本虚标实之证。其本多为肝脾肾三脏之虚，调养总以补肾、柔肝、健脾为贵，其中又尤为重视健脾，认为高脂血症"病涉五脏，独重于脾"，脾虚土壅是其基础病机。而实则多为气滞、痰湿、瘀血三者，其中又尤为重视痰瘀，认为痰瘀交困是高脂血症的病理基础。因此，膏方在治疗高脂血症时，将高脂血症辨证分为4种证型进行论治，分别是：脾虚痰生、瘀血内阻；肝郁气滞、痰瘀交困；肝肾阴虚、痰瘀阻络；痰热瘀血、阻滞脉络。基于上述对高脂血症病机的认识，在治疗上重视从补益肝肾、运脾化痰、气血双调3个方面进行论治，并注重祛瘤化浊，通气活血，损其有余，益其不足，几乎贯穿于每个患者治疗的始终，只是各有侧重而已。

二、处方经验

高脂血症的治疗应根据饮食不节、过逸少劳之外因，肾精亏虚、肾阳衰弱之内因，谨守脾失健运、清浊不分的基本病机，围绕湿浊、痰凝、瘀血三大病理产物，进行标本兼顾，补泻并施的辨证论治。其论治法则可归纳为：健脾化湿泄浊，贯穿始终；填肾精温肾阳，培补先天；化痰祛瘀通络，截断病势。《素问·阴阳应象大论》篇谓："治病必求于本。"临床上，在高脂血症发病的早期论治容易忽视。若从高脂血症发展的终期论治，疗效不仅欠佳，且因痰湿浊瘀已生，脏腑阴阳气血已伤，难有回天之力。因此，应针对本病的本质进行治疗，抓住疾病发展过程中的主要矛盾，同时兼顾病情演变过程中出现的种种变证，谨守病机，有的放矢地用药。因此，膏方调治必须全面分析病情，审证求因，具体分析，按辨证进行适当方法调治。

1. 益气健脾,温补肾阳,化痰祛瘀法

症状:多见于形体肥胖之人,面色淡白,形寒肢冷,神疲乏力,动则气喘,健忘,腰膝酸软,头晕耳鸣,头重如裹,胃脘痞满,腹胀纳呆,口中黏腻,肠鸣便溏,小便清长,夜尿多,下肢可水肿,可伴阳痿、遗精,女子带下清稀,舌淡胖有齿痕,苔白腻,舌有瘀斑或底静脉曲张,脉沉细。

证型:脾肾阳虚,痰湿内蕴兼瘀。

治则:益气健脾,温补肾阳,化痰祛瘀。

方药:附子、白芍、茯苓、桂枝、生姜、泽泻、白术、党参、半夏、猪苓、桂枝、山药、生首乌、薏苡仁、生山楂、天麻、佩兰、车前草、补骨脂、淫羊藿、葫芦巴、菟丝子、石菖蒲、蚕砂、丹参、川芎、桃仁、红花、莪术、三棱、郁金、昆布、海藻、茶树根等。

随症加减:气虚重者,加黄芪、党参、甘草等;湿重者,加茵陈、茯苓、白术、薏苡仁、黄柏、淮牛膝、苍术、荷叶等;肾虚重者,加杜仲、枸杞子、山茱萸、黄精等。

2. 滋补肝肾,通腑泄浊法

症状:多见于中年瘦型之人,头晕目眩,耳鸣耳聋,腰膝酸软,肢体倦怠,两目干涩,手足心热,盗汗,咽干口燥,健忘失眠,纳差,大便干结,舌红少苔,脉细数。

证型:肝肾阴虚,脂浊内蕴。

治则:滋补肝肾,通腑泄浊。

方药:生地黄、丹皮、龟甲、鳖甲、沙参、麦冬、枸杞子、熟地黄、山药、山茱萸、桂枝、茯苓、猪苓、泽泻、蒲公英、莲子肉、大黄、首乌、草决明、枳实、当归、荷叶、苏叶、山楂、旱莲草等。

随症加减:肢体麻木较重者,加当归、秦艽、川牛膝、全虫等;痰多者,加半夏、茯苓、陈皮、甘草、蚕砂、石菖蒲等;伴瘀血者,加桃仁、红花、延胡索、川芎等。

3. 疏肝理气,补肾健脾,化瘀降浊法

症状:多见于抑郁之人,情绪易激动,善太息,胸闷,胁肋胀痛,

沪上中医名家养生保健指南丛书

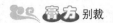

脘痞嗳气,泛酸苦水,头晕眼花,时心悸怔忡,健忘失眠,腰膝酸软,皮肤干燥,毛发不荣,妇女月经不调等,舌淡,苔薄白,脉弦细。

证型:肝气郁滞,脾肾亏虚夹瘀。

治则:疏肝理气,补肾健脾,化瘀降浊。

方药:柴胡、白术、茯苓、薄荷、当归、甘草、党参、半夏、陈皮、香附、砂仁、白芍、枳实、生地黄、当归、白芍、钩藤、牛膝、泽泻、菊花、草决明、山楂、茶树根、莱菔子、地龙、玫瑰花、佛手等。

随症加减:头痛较剧者,加天麻、葛根、丹参、夏枯草等;头晕较重者,加生龟甲、制首乌等;腰膝酸软者,加杜仲、桑寄生、山茱萸;血压持续不降者,加罗布麻、羚羊角粉、磁石。

三、膏方举隅

患者,男,48岁。就诊日期:2013年12月。体检发现高脂血症3年,曾给予饮食控制及阿托伐他汀治疗,效果不明显。近期体检复查:血压正常,肝肾功能正常,总胆固醇6.8 mmol/L,甘油三酯3.5 mmol/L,血糖5.5 mmol/L。目前形体肥胖,倦怠乏力,动则气喘汗出,脘腹痞闷,肢体困重,腰膝酸软,便溏。舌淡胖齿痕,苔白腻,脉沉细无力。治以健脾补肾,益气化浊。

膏方:黄芪300克,蒲黄90克,泽泻60克,茵陈150克,黄精150克,白术150克,党参200克,茯苓150克,甘草100克,葛根150克,半夏120克,陈皮60克,黄连60克,苍术150克,黄柏150克,乌梅120克,黄芩90克,滑石150克,益母草200克,白芍150克,丹参200克,滑石200克,附子100克,补骨脂150克,淫羊藿150克,葫芦巴100克,菟丝子200克,制首乌150克,石菖蒲150克,蚕砂100克,川芎150克,桃仁100克,红花100克,茶树根150克,薏苡仁200克。

生晒参100克,西洋参100克,龟甲胶200克,鹿角胶200克,冰糖300克,饴糖100克,黄酒500克,收膏。

二诊:2014年11月。服药后肢体困倦减轻,仍倦怠乏力,血脂略有下降,舌淡苔薄,脉沉细。继续上方。

四、预防和调摄

膏脂虽为人体的营养物质,但人体摄入膏脂过多,以及膏脂转输、利用、排泄失常等因素均可使血脂升高。饮食不节,摄食过度,或恣食肥腻甘甜之物,过多膏脂进入人体,转化不及,滞留血中;喜静少动,贪睡少动多坐少走,人体气机失于疏畅,气郁则津液输布不利。膏脂转化利用不及,以致生多用少,沉积体内,浸淫血中,故血脂升高;思虑伤脾,脾失健运,或郁怒伤肝,肝失条达,气机不畅,膏脂运化输布失常,血脂升高。人老则五脏六腑皆衰,以肾为主:肾主五液,肾虚则津液失其主宰;脾主运化,脾虚则饮食不归正化;肝主疏泄,肝弱则津液输布不利。三者皆使膏脂代谢失常,引起血脂升高。体质禀赋:父母肥胖者,其子女自幼多脂,成年以后形体更加丰腴,而阳气常多不足,津液膏脂输化迟缓,血中脂质过多。

根据以上致病因素,结合实际情况,在临床上分别采取对疾病的三级防治手段,主要有以下几方面。

1. 合理饮食 合理的饮食是治疗高脂血症的基础,任何高脂血症患者在进行药物治疗之前,都应先行饮食治疗,只有在饮食治疗无效或患者不能耐受(常需半年至一年)时方才使用药物治疗,因为饮食治疗是最合乎生理的有效措施。不论何种降脂药物,或多或少都有一定的不良反应。在药物治疗同时,也不应放松合理的饮食管理。

2. 适量运动 运动锻炼可增加消耗、改善脂质代谢、防止体脂和血脂增多。运动可使高甘油三酯血症患者的血脂含量完全降至正常水平。不仅如此,运动还能提高人体血液中一种对抗动脉粥样硬化的脂蛋白——高密度脂蛋白的含量,改善心脏功能,增加心脏的侧支循环,从而起到防治冠心病的良好作用。进行经常性运动,如长跑、骑自行车、游泳、打球、爬山等。但已

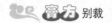

合并有冠心病以及有严重高血压和糖尿病的患者则不宜进行剧烈的运动。这类患者应在医师指导下，根据病情进行适当的医疗体操、太极拳、气功等。

3. 适当理疗 在实行上述方法效果不好时，应辅以其他的物理治疗，如矿泉浴、肝区电磁疗法等。

 第五节 痛风

痛风是嘌呤代谢障碍、尿酸累积而引起的疾病，属关节炎的一种，是尿酸（嘌呤的代谢产物）合成增加和（或）尿酸排泄减少所引起的一种临床综合征。临床表现为高尿酸血症，尿酸盐结晶沉积所致的特征性急性晶体性关节炎、痛风石形成、痛风石性慢性关节炎，并可发生尿酸性肾病、尿酸性尿路结石等，严重者可出现关节致残、肾功能不全。痛风常伴发中心性肥胖、高脂血症、糖尿病、高血压病以及心脑血管病。本病根据其临床表现，归属于中医学"痹证""历节"的范畴。若后期出现肾脏损害，则归属"关格""虚劳"等范畴。

一、临床特点与病机分析

1. 临床特点 本病发生的基础是高尿酸血症，血尿酸增高（或合成增加，或排除减少），被认为是与遗传因素相关的常染色体遗传疾病，嘌呤代谢紊乱。过多的血尿酸，可以沉积在除中枢神经系统外的几乎所有组织，关节腔内、关节周围、肌腱、耳郭、肾脏等是其常发部位。最多见的是尿酸结晶沉积在关节内或关节周围，急性期表现为局部的红、肿、热、剧烈疼痛，一般夜间发作，多见于下肢。慢性期表现可以导致关节肿痛、僵直、畸形，关节软骨破坏，骨质破坏，甚至骨折。痛风还可以引起肾脏损害，并发尿酸性肾病。本病多见于中老年男性，有年轻化趋势。常见的诱发和加重因素包括：不良的生活习惯，如暴饮暴食、高嘌呤饮食、酗酒、喜好肉食,常是加重高尿酸血症的重要因素之一。其他如过度肥胖、高甘油三酯血症等均可导致痛风的发作。该病临床表现初期以单关节发病,第一跖指关节多见,继则多以多个跖指关节卒然疼痛,逐渐加重如虎咬,昼轻夜甚,反复发作,可伴有发热、头痛、肌肉酸痛等,反复发作后可伴有关节周围及耳郭、耳轮及跖、指骨间出现"块瘰"(痛风石)。实验室检查见血尿酸、尿尿酸增高,关节损害等影像学表现,后期可见肾脏损伤证据。

2. 病机分析　痛风病的发病原因无外乎外感和内伤两方面,尤其是年老体虚或中年以后更易发病。

外邪入侵:正气不足,风、寒、湿、热(毒)等诸邪侵袭皮毛,气血运行不畅,经络瘀滞,留于关节,致骨节酸痛,红肿热痛。外邪久羁,损伤正气,脾失健运,肾失开阖,肺失宣发,水湿、热毒、痰浊停于脏腑、经络、血脉等,反复为患。

饮食所伤:过食肥甘或饮酒过度,身体肥胖,脾肾受损,痰饮湿浊蓄积,不得消散,留于关节,或伤于肾脏,发为痛风。

情志不舒:七情伤肝,忧思伤脾肺,影响气机升降出入,津液不得正常输布,水湿痰瘀内留关节,发为痛风。

劳倦:年老房劳伤肾,加之年老肾气亏虚,失于开阖,脾失运化,易留邪留浊,郁久化热,炼液成痰,留于经络,停于脏腑。

他病及肿瘤:药物化疗或久服利尿之品,耗伤正气,大量湿热浊毒不得消散,瘀积体内,痹阻经络关节。

总之,本病病位在经络、关节,涉及脾、肝、肾、血脉等脏腑,基本病机为本虚标实。

膏方调治痛风主要在非急性期或高尿酸血症,以辨证为基础,虚者补之,实者泻之,总以平稳控制尿酸、减少痛风发作、减轻肾脏损伤、提高患者生活质量为主要目标。

二、处方经验

痛风非急性期临床关节肿痛往往不甚明显,主要以脾肾虚损为表现,培补脾肾同时,依据病理因素配合清热利湿、温经散寒、祛风通络、活血化瘀、化痰散结等治法,可结合现代药物研究酌情增加降低尿酸中草药。

1. 健脾补肾,化痰泄浊通络法

症状:关节肿痛,不红,身困倦怠,肢体困重,屈伸不利,头晕昏蒙,脘腹胀闷,腰酸膝软,口干口黏,食少纳差,舌淡胖齿痕,苔白厚腻,脉细或滑。

证型:脾肾虚损,运化失司,痰湿内阻。

治则:健脾补肾,化痰泄浊通络。

方药:党参、黄芪、白术、山药、茯苓、薏苡仁、续断、枸杞子、桑寄生、防己、桂枝、细辛、当归、独活、羌活、苍术、半夏、陈皮、竹茹、泽泻、土茯苓、茵陈、虎杖、威灵仙、粉萆薢、蚕砂、大黄等。

随症加减:关节肿甚者,加防己、泽泻、桃仁、红花;气虚明显者,加人参、紫河车粉。

2. 温补脾肾,散寒止痛,祛湿泄浊法

症状:关节冷痛重着,遇寒加重,得热则舒,昼轻夜重,常于天寒雨湿季节发作,伴有面色苍白,畏寒肢冷,腰膝冷痛,纳呆便溏,夜尿多,舌淡胖,齿痕,苔白,脉沉细无力或迟缓。

证型:脾肾阳虚,寒湿内阻。

治则:温补脾肾,散寒止痛,祛湿泄浊。

方药:制附子、仙灵脾、肉桂、细辛、干姜、桂枝、羌活、防风、薏苡仁、苍术、白术、茯苓、土茯苓、党参、黄芪、熟地黄、山茱萸、山药、杜仲、桑寄生、狗脊、威灵仙、虎杖、茵陈、萆薢、络石藤、车前子、蚕砂、泽兰、滑石、当归、姜黄等。

随症加减:畏寒肢冷重者,加仙灵脾、仙茅、炮姜;便溏者,加补骨脂、吴茱萸、肉豆蔻;肿甚者,加防己、泽泻、玉米须;瘀血者,

加桃仁、红花、川芎。

3. 滋肝益肾,清利湿热法

症状:四肢沉重,关节灼热肿痛,筋脉拘挛,麻木不仁,屈伸不利,腰脊酸痛,头晕耳鸣,五心烦热,口干口渴,小便赤,大便黏滞或便结,舌红苔黄腻,脉滑数或细数。

证型:内生湿热,耗伤肝肾之阴。

治则:滋肝益肾,清利湿热。

方药:苍术、牛膝、黄柏、薏苡仁、栀子、大黄、滑石、甘草、萹蓄、瞿麦、络石藤、当归、白芍、何首乌、杜仲、枸杞子、菊花、白蒺藜、威灵仙、虎杖、泽泻、萆薢、土茯苓、金钱草、防己、羌活、独活、海金沙、蚕砂、百合等。

随症加减:湿重者,加量苍术、薏苡仁、蚕砂;痰多者,加石菖蒲、郁金、黄芩、栀子。

4. 益气健脾补肾,活血化瘀止痛法

症状:关节肿胀,多为刺痛,痛有定处,关节变形明显,屈伸不利,伴有腰痛,神疲乏力,面色少华或晦暗,肌肤甲错,皮下结节或皮色紫暗,舌暗,苔薄,脉弦细或涩。

证型:脾肾亏虚,影响气血运行,痰瘀互结。

治则:益气健脾补肾,活血化瘀止痛。

方药:桃仁、红花、熟地黄、当归、川芎、赤芍、丹参、黄柏、苍术、怀牛膝、薏苡仁、蚕砂、秦艽、茵陈、威灵仙、茯苓、皂角刺、桑枝、黄芪、党参、白术、山药、续断、桑寄生、陈皮、莪术、丝瓜络、忍冬藤、土茯苓、鸡血藤等。

随症加减:瘀血重者,加大鸡血藤、川芎、泽兰、红花等的量;气虚明显者,加黄芪、防己、茯苓;疼痛明显者,加羌活、独活、忍冬藤、秦艽、蜈蚣、全蝎。

三、膏方举隅

患者,男,58岁。就诊日期2011年11月。高尿酸血症20

沪上中医名家养生保健指南丛书

余年,5 年前发作痛风,左足第 1 跖趾关节红肿热痛,后每因饮食不慎即发。平素肥胖,运动少。近 1 个月常发关节肿痛,屈伸不利,身困倦怠,肢体困重,脘腹胀闷,腰酸膝软,口干口黏,食少纳差,舌淡胖齿痕,苔白厚腻,脉滑。治当以健脾补肾,化痰泄浊通络。

膏方:党参 150 克,黄芪 300 克,白术 150 克,山药 120 克,茯苓 150 克,薏苡仁 200 克,黄柏 150 克,苍术 150 克,半夏 120 克,土茯苓 120 克,茵陈 150 克,虎杖 150 克,威灵仙 200 克,粉草薢 150 克,蚕砂 120 克,陈皮 60 克,续断 150 克,杜仲 150 克,枸杞子 150 克,桑寄生 150 克,桂枝 150 克,细辛 50 克,当归 150 克,独活 100 克,羌活 100 克,泽泻 90 克,忍冬藤 150 克,车前子 120 克,金钱草 200 克,蒲黄 150 克,黄连 90 克,制大黄 100 克。

生晒参 100 克,西洋参 100 克,龟甲胶 200 克,鹿角胶 200 克,冰糖 300 克,黄酒 500 克,收膏。

二诊,服后痛风发作次数明显降低,脾虚证候减轻,舌淡苔白,脉细。上方加黄精 200 克,徐长卿 100 克,白芍 150 克,赤芍 150 克。

四、预防与调摄

1. 预防

(1) 低嘌呤饮食,禁酒限烟,足量饮水,急性期注意卧床休息,保护受累关节。

(2) 使用降低尿酸药物,控制血尿酸水平$< 360\ \mu$mol/L。

(3) 多食含水量高的食物以及蔬菜、水果等碱性食物,食物以蒸、煮、炖为主。

(4) 控制体重,减少能量摄入。

(5) 限制酒精饮料。

(6) 注意避免使用可以引起尿酸增加的药物。

(7) 限制蛋白饮食。

2. 调摄

（1）保持理想体重，低嘌呤饮食，适当限制脂肪，禁止暴饮暴食，禁止饮酒，限制吸烟。

（2）每日饮水 2 000 毫升以上以增加尿量，促进尿酸排泄，避免大量浓茶和咖啡摄入。

（3）规律起居，劳逸结合，保持心情舒畅，注意保暖防寒。

沪上中医名家养生保健指南丛书

第八章
伤骨科、风湿科疾病

 ## 第一节　增生性骨关节病

一、临床特点与病机分析

　　增生性骨关节病也称骨质增生症、退行性骨关节炎。是由于构成关节的软骨、椎间盘、韧带等软组织变性、退化，关节边缘形成骨刺，滑膜肥厚等变化，而出现骨破坏，引起继发性的骨质增生，导致关节变形，当受到异常载荷时，引起关节疼痛、活动受限等症状的一类疾病。本病起病缓慢，无全身症状，多为50岁以上的中老年。常为多关节发病，也有单关节发病者。受累关节可有持续性隐痛，活动增加时加重，休息后好转。疼痛常不严重，与气候变化有关。有时可有急性疼痛发作，同时有关节僵硬感，偶尔可发现关节内有磨擦音。久坐后关节僵硬加重，稍活动后好转，称之为"休息痛"。后期关节肿胀、增大及运动受限，但少有完全强直。

　　增生性骨关节病属于中医学"痹症""骨痹"的范畴。《素问·痹论》提出"筋痹""脉痹""肌痹""皮痹""骨痹"的概念，描述其特异性症状"痹在于骨则重，在于脉则血涩而不流，在于筋则屈不伸，在于肉则不仁，在于皮则寒"。临床主要表现为"历节痛，不可屈伸"。

二、处方经验

骨性关节炎属于中医学"骨痹"的范畴,为中医痹病理论之源。本病与年老体衰、外伤、劳损、感受风寒湿邪等有关。其病机主要有肝肾亏虚、气阴两虚、脾肾阳虚、痰瘀互结等证。治疗多以温补脾肾、滋补肝肾、活血通络、逐瘀止痛为主要大法。

1. 滋补肝肾,通络止痛法

症状:关节疼痛,轻度水肿,口干咽燥,头昏眼花,腰膝酸软,手足心热,小便量少,大便干结,舌质干红,少苔,脉细数或弦细。

证型:肝肾阴虚。

治则:滋补肝肾,通络止痛。

方药:女贞子、旱莲草、生地黄、山茱萸、山药、石韦、牡丹皮、狗脊、骨碎补、川断、寄生、独活、丹参、葛根、鸡血藤、菟丝子、枸杞子、黄精、玉竹、白芍、木瓜、川牛膝、肉苁蓉、当归、黄芪、何首乌、威灵仙。

2. 活血通络,逐瘀止痛法

症状:关节疼痛,关节尤其是双下肢肿胀刺痛,伴有腰部酸痛,腹部作胀,食欲不振,手足麻木,舌质淡红,有瘀斑,舌苔薄白,脉沉弦。

证型:瘀血阻滞。

治则:活血通络,逐瘀止痛。

方药:太子参、黄芪、生地黄、山茱萸、山药、茯苓、泽泻、牡丹皮、玉米须、蝉衣、丹参、益母草、五灵脂、红花、地龙、没药、蜈蚣、川芎、川牛膝、当归、地黄、独活、威灵仙、桂枝、芍药、秦艽、细辛、桃仁、香附、泽兰。

3. 温补脾肾,散寒祛湿法

症状:关节隐痛,面色苍白,全身或四肢怕冷,全身水肿,小便量少,大便稀烂,舌质淡胖,舌苔薄白或白腻,脉沉细。

证型:脾肾阳虚。

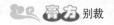

治则:温补脾肾,散寒祛湿。

方药:党参、黄芪、白术、苍术、茯苓、薏苡仁、玉米须、芡实、补骨脂、益智仁、桂枝、鹿角胶、川芎、鸡血藤、丹参、红花、半夏、茯苓、陈皮、白术、白芥子。

随症加减:疼痛甚,加制川乌、制草乌;肿胀甚,加泽兰、汉防己、泽泻;偏气虚,加黄芪、党参;血虚,加当归、白芍;寒盛,加威灵仙、桑寄生;湿盛,加薏苡仁、虎杖;屈伸障碍明显者,加地鳖虫、僵蚕。

三、膏方举隅

患者,女,65岁。2012年11月因双膝关节肿胀疼痛数年,前来要求服用膏方调治。患者有膝关节间歇疼痛数年病史,活动后加重,严重时下蹲困难,关节肿胀。伴有腰膝酸软,口干,时头昏,手足心热,大便少干,舌质干红,少苔,脉细数。证属肝肾不足,痰瘀阻滞。治当滋补肝肾,祛痰化瘀,通络止痛。

膏方:生地黄150克,川断150克,寄生150克,独活100克,女贞子150克,旱莲草150克,山茱萸150克,山药150克,牡丹皮100克,狗脊150克,骨碎补150克,丹参150克,葛根200克,陈皮100克,鸡血藤150克,菟丝子200克,枸杞子150克,黄精150克,玉竹120克,白芍100克,木瓜100克,川牛膝100克,肉苁蓉150克,当归200克,黄芪200克,何首乌100克,威灵仙100克。

阿胶200克,龟甲胶100克,蜂蜜300克,黄酒400克,冰糖200克,收膏。

膏方调治后膝痛明显好转,次年又行调治,病情稳定,可进行活动。

四、预防与调摄

本病好发于中老年人负重大关节,肥胖是本病发生的重要原因,预防本病的关键是控制体重,减轻关节所承受的压力。还要及时和妥善治疗关节外伤、感染、代谢异常、骨质疏松等原发病，避免长时间站立及长距离行走。饮食要注意补钙，注意营养均衡，多食奶制品（如鲜奶、酸奶、奶酪等），豆制品（如豆浆、豆粉、豆腐、腐竹等），蔬菜（金针菇、胡萝卜、小白菜、小油菜）及紫菜、海带、鱼、虾等海鲜类。同时应多晒太阳及补充维生素 D，以促进钙的吸收。坚持适当不负重体育锻炼，防止骨质疏松，有规律的运动能够加强肌肉、肌腱和韧带的支持作用，保护骨关节，预防增生性骨关节病的发生。注意关节保暖，对于预防增生性骨关节病也很重要。

第二节 骨质疏松

一、临床特点与病机分析

骨质疏松症是以骨量减少，骨小梁变细、断裂、数量减少，皮质骨多孔、变薄等骨的微观结构退化为特征，以致骨的脆性增高及骨折危险性增高的一种全身性骨病。随着人口老龄化的到来，骨质疏松症已经成为一种常见病、多发病，严重危害人类健康，日益得到人们的关注。

骨质疏松症属中医学"骨痿""骨痹"的范畴。《素问》中有"肾之合，骨也""肾藏骨髓之气也"，说明骨为髓之主。"肾主骨，生髓""肾藏精，精生髓，髓养骨，骨生髓，聚髓为脑"。中医学认为骨质疏松症是肾精亏虚、骨骼失养所致。其病机特点为：肾虚精亏、后天失养、劳逸失度、情志失调、外邪侵袭等多种原因导致肾虚，精血亏虚，髓少骨枯骨痿。病位主要在脾、肾，与肝、肺、胃等脏器有关。病理性质总体属于本虚。

二、处方经验

骨质疏松症的原因与先后天都有关系，总体以虚为主。女

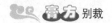

性以肾阴虚多见,男性以肾阳虚多见。因此,临床治疗当以补虚为主,具体可有滋补肝肾和补脾益肾为主,再辅以强筋健骨等药物。

1. 滋补肝肾,强筋壮骨法

症状:腰背酸痛,容易骨折,伴有下肢痿软,头晕眼花,耳鸣耳聋,精神疲惫,苔薄,脉沉细。

证型:肝肾不足。

治则:滋补肝肾,强筋壮骨。

方药:熟地黄、牛膝、山药、仙灵脾、枸杞子、生地黄、龟甲、山茱萸、菟丝子、白芍、当归、茯苓、山药、陈皮。

2. 补益脾肾,强壮筋骨法

症状:全身骨节酸痛,除容易骨折外,常伴有疲乏气短,心悸健忘,面色㿠白,食欲不振,大便溏薄,舌淡,脉濡细。

证型:脾肾不足。

治则:温补脾肾。

方药:制附子、肉桂、熟地黄、枸杞子、山茱萸、杜仲、菟丝子、山药、白术、党参、炙甘草、干姜、当归、肉苁蓉、锁阳、鹿角胶等。

随症加减:疼痛,加延胡索、蒲黄;脊柱骨折,加狗脊;上肢骨折,加桑枝;下肢骨折,加牛膝、木瓜;腹泻者,加扁豆、云苓、白术。

三、膏方举隅

患者,女,72 岁,2012 年 10 月初诊。因腰背酸痛、神疲乏力、纳差前来求治。骨密度检测显示骨质疏松症。观其舌淡红,少苔,脉弦细。证属肝肾不足,筋骨失养。以补益肝肾,强筋健骨为法处方。

膏方:桑寄生 150 克,续断 150 克,生地黄 150 克,熟地黄150 克,肉苁蓉 150 克,千年健 150 克,补骨脂 150 克,狗脊 100克,骨碎补 150 克,鸡血藤 150 克,黄芪 150 克,当归 100 克,白芍 200 克,川芎 60 克,白术 100 克,党参 200 克,茯苓 150 克,何首乌 100 克,枸杞子 200 克,女贞子 300 克,威灵仙 150 克,神曲 100 克,山药 300 克,山茱萸 150 克,葛根 150 克,菟丝子 200 克,怀牛膝 150 克,杜仲 150 克,延胡索 100 克,五加皮 100 克,桃仁 100 克,红花 90 克。

阿胶 250 克,龟甲胶 100 克,蜂蜜 300 克,黄酒 400 克,胡桃肉 200 克,收膏。

服一料后自觉疼痛减轻,次年继续原方调治。

四、预防与调摄

骨质疏松是可防可治的慢性病。人在各年龄阶段都应预防骨质疏松。儿童青少年应该预防,膳食要富含钙、低盐、低脂肪和适当蛋白质营养均衡,如鱼、虾皮、海带、牛奶、乳制品、鸡蛋、豆类、粗杂粮、芝麻、瓜子、绿叶蔬菜等;坚持适当的有氧锻炼,多接受温和的阳光照射;不吸烟、不饮酒、少喝咖啡浓茶。人到中年,尤其妇女绝经期后,骨量丢失加快,此时应每年进行一次骨密度检查,对快速骨量减少的人群应及早采取防治措施。老年人应积极进行抑制骨吸收及促进骨形成的药物治疗,还应加强防摔、防碰、防绊、防颠等措施,对老年骨折患者进行积极手术治疗。

第三节 颈椎病

一、临床特点与病机分析

颈椎病是由于颈椎增生刺激或压迫颈神经根、椎动脉、交感神经或颈部脊髓所致的综合征。轻者颈、肩、头部疼痛不适,重者肩臂麻木、头晕恶心、走路不稳等,甚至四肢无力、大小便失禁。本病属中医学"痹证""痿证"等范畴。多因风寒湿邪外袭,劳伤过度气血不足,体质虚弱肝血亏虚,肾精不足致使筋脉肌肉

失于濡养,不通则痛或不荣则痛而致。由于颈椎病的症状比较多,中医对于颈椎病的辨证分型有:颈型、神经根型、脊髓型、椎动脉型、交感神经型,其中以颈型及神经根型最为多见。

二、处方经验

由于颈椎病的症状比较多,在治疗的时候往往要根据患者的症状来确定与之相关的颈椎病治疗方法。因此,根据颈椎病的不同类型和临床表现进行准确辨证,对于治疗疾病是非常重要的。膏方治疗以益气补血、补益肝肾、行气活血、散寒祛湿等方法为主。

1. 益气补血,舒筋通络法

症状:颈项强直,酸楚,头颈及上臂麻木,舌淡红,苔薄白,脉弱。

证型:气血不足。

治则:益气补血,舒筋通络。

方药:桂枝、羌活、独活、当归、川芎、制首乌、生姜、红参、木瓜、大枣、葛根、鸡血藤、白术、茯苓、威灵仙、熟地黄、炙黄芪、白芍等。

2. 散寒除湿,益气补血法

症状:颈项背部强直而酸痛,心悸,胸闷,晨起面部水肿,手臂酸楚麻木或胀麻,舌淡,苔白,脉沉弱。

证型:气虚寒湿。

治则:散寒除湿,益气补血。

方药:桂枝、生姜、秦艽、千年健、红参、制附子、茯苓、白术、羌活、独活、桑枝、炒白芍、葛根、大枣、桑寄生、狗脊、淫羊藿等。

3. 补益肝肾法

症状:头晕目眩,视物不清,颈项酸重而痛,以酸痛为主,劳累后加重。偏阳虚者,伴有面色㿠白,手足不温,少气乏力,舌淡,脉沉细;偏阴虚者,有心烦失眠。口干咽燥,面色潮红,手足心热,舌红少苔,脉细数。

证型:肝肾不足。

治则:补益肝肾。

方药:偏阳虚(怕冷)者:熟地黄、枸杞子、桑寄生、狗脊、仙灵脾、山茱萸、桂枝、鹿角胶、山药、炒杜仲、当归、熟附子、桑枝、葛根。偏阴虚(燥热)者:熟地黄、枸杞子、狗脊、生地黄、续断、炒白术、山茱萸、知母、制狗脊、龟甲胶、鳖甲胶、桑寄生、炒杜仲、当归、葛根、川牛膝、鸡血藤、人参、桑寄生、菟丝子、墨旱莲、制女贞子、合欢皮。

4. 行气活血,通络止痛法

症状:颈项强直而疼痛,枕部尤为明显,按之疼痛加重或出现头晕、头皮麻木,上臂及肩酸痛麻木,舌质紫暗或有瘀斑,脉涩。

证型:气滞血瘀。

方药:赤芍、葛根、川芎、红花、桃仁、威灵仙、丹参、防风、木香、皂角刺、黄芪、当归、木瓜、香附、陈皮、伸筋草、生地黄、天麻等。

随症加减:疼痛者,加延胡索;头晕,加半夏、天麻;心慌,加淮小麦、珍珠母;肢体麻木,加桑枝、鸡血藤。

三、膏方举隅

患者,男,56岁。2013年11月初诊。因颈肩疼痛不适,伴右上肢麻木,时头昏,恶心,睡眠差,纳食可,二便调,舌淡红,苔白,脉弦。证属气虚血瘀,筋脉失养。治宜益气活血,濡养经脉。

膏方:黄芪200克,桃仁120克,川芎120克,红花60克,熟地黄200克,威灵仙120克,丹参120克,赤芍100克,白芍100克,鸡血藤200克,当归150克,木瓜150克,香附150克,地龙90克,陈皮80克,桑枝100克,羌活100克,独活120克,桃仁90克,红花60克,当归150克,制首乌120克,生姜100克,大枣150克,葛根200克,炒白术200克,天麻90克,茯苓200克,桂

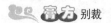
枝 60 克,防风 60 克,木香 60 克,皂角刺 50 克。

红参 100 克,阿胶 200 克,蜂蜜 300 克,文冰 200 克,黄酒 300 克,收膏。

服一料后自觉疼痛、麻木减轻;次年加减后再服一料,调治后诸症基本消失。

四、预防与调摄

颈椎病的预防首先要有正确的睡眠和姿势习惯,保持正确的睡姿和坐姿,睡觉时要选择合适的枕头,不宜过高和过低,枕头高度一般在 10 厘米左右,不要躺着看书和看电视。日常生活中要保持头颈部正确的姿势,首先要使桌台与坐椅高度相称,适于自身,尽量避免过度低头屈颈;桌台可适当抬高,不要过低。除改善工作条件外,另一个必须注意的方面是应有工间操,包括颈椎保健操。饮食要合理搭配,颈椎病患者应以富含钙、蛋白质、B 族维生素饮食为主。其中钙是骨的主要成分,以牛奶、鱼、猪尾骨、黄豆、黑豆等含量为多。蛋白质也是形成韧带、骨骼、肌肉所不可缺少的营养素。平时要注意保暖,不要用电风扇、空调直接吹颈部,乘车或运动时注意颈部保护,避免紧急刹车或急拐弯造成损伤。颈椎病患者还可以进行颈椎的针灸、推拿、物理疗法等,以缓解不适症状。

 第四节　腰椎间盘突出症

腰椎间盘突出症属于中医学"腰痛""腰腿痛""痹症"等范畴。中医古籍中虽无腰椎间盘突出症的病名,但对此已有极为详细的描述,如《素问·刺腰痛》篇载:"衡络之脉令人腰痛,不可以俯仰,仰则恐仆,得之举重伤腰""肉里之脉令人腰痛,不可以咳,咳则筋缩急"。《灵枢·百病始生》:"是故虚邪之中人也……留而不去则传舍于输,在输之时,六经不通,四肢则肢节痛腰脊乃强。"

一、临床特点与病机分析

腰椎间盘突出症是因腰椎间盘变性,纤维环破裂,髓核突出刺激或压迫神经根、马尾神经所表现的一种疾病。其临床表现是腰部疼痛伴有坐骨神经牵拉而引起的放射性疼痛,伴有下肢麻木、腰椎活动度受限,甚至间歇性跛行及大小便障碍。常见于腰4~5及腰5~骶1椎间隙。

中医学认为,气血、经络、脏腑功能的失调与腰痛的发生有密切关系。引发本病的原因,一是外伤,劳损,瘀血内停,经络闭阻,气血运行不畅所致。二是肾气不足,精气衰微,筋脉失养所致。三为风、寒、湿、热之邪流注经络,使经络困阻,气滞血瘀,不通则痛。《诸病源候论·腰脚疼痛候》:"肾气不足,受风邪之所为也,劳伤则肾虚,虚则受于风冷,风冷与正气交争,故腰脚痛。"

二、处方经验

腰椎间盘突出症的发生与外伤、感受风寒湿邪、劳损等因素有关。其发病机制主要为患者肝肾亏虚,肾虚则骨失所养,肝虚则筋失滋荣,加之风寒湿邪侵袭及外伤瘀血等致使经络不通,气血痹阻而致腰腿疼痛。腰椎间盘突出症的中医治疗主要根据其表现不同进行辨证,分别根据补益肝肾、活血通络、温经散寒、祛风除湿等中医治则进行遣方选药。也可结合疾病的不同时期用药,急性发作期有明显外伤史、腰腿痛剧烈者,多用活血祛瘀、通络止痛之药;症状缓解期腰腿疼痛缓解,但仍有痹痛、不耐劳者,治以舒筋活络、强筋壮骨之法;恢复期则以补肝肾、强筋骨为主。膏方治疗主要针对缓解期和恢复期的患者。

1. 祛湿除寒,通筋活络法

症状:腰腿冷痛渐渐加重,转侧不利,静卧痛不减,畏风恶寒,舌质淡,苔白或腻,脉沉紧或濡缓。

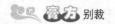

证型:寒湿闭阻。

治则:祛湿除寒,通筋活络。

方药:制南星、制川乌、地龙、乳香、没药、肉苁蓉、千年健、山药、骨碎补、独活、菟丝子、怀牛膝、杜仲、延胡索等。

2. 活血化瘀,通络止痛法

症状:腰腿痛如刺,痛有定处,日轻夜重,痛处拒按,舌质暗紫,或有瘀斑,脉弦紧或涩。

证型:瘀血阻络。

治则:活血,祛瘀,通络。

方药:秦艽、川芎、红花、当归、桃仁、香附、甘草、五灵脂、独活、没药、川牛膝、地龙、丹参、延胡索等。

3. 补益肝肾,活血通络法

症状:腰痛,腰膝乏力,劳累更甚,卧则减轻,舌淡,脉沉细或弦细数。偏阳虚者怕冷,伴有面色㿠白,手足不温,少气乏力,舌淡,脉沉细,偏阴虚者有心烦失眠,口干咽燥,手足心热,舌红少苔,脉细数。

证型:肾虚证。

治则:偏阳虚者益气温阳,通络止痛;偏阴虚者补益肝肾,通络止痛。

方药:偏阳虚者:熟地黄、枸杞子、桑寄生、狗脊、仙灵脾、山茱萸、桂枝、鹿角胶、山药、炒杜仲、当归、熟附子、独活、牛膝等。偏阴虚者:熟地黄、枸杞子、生地黄、续断、炒白术、山茱萸、知母、制狗脊、龟甲胶、鳖甲胶、桑寄生、炒杜仲、黄柏、当归、独活、川牛膝、威灵仙、人参、桑寄生、菟丝子、墨旱莲、女贞子等。

随症加减:疼痛甚者,加延胡索、威灵仙等;腰膝酸痛,加杜仲、狗脊、菟丝子、桑寄生、桂枝等;下肢麻木,加伸筋草、鸡血藤、天麻等。

三、膏方举隅

患者,男,43 岁。2013 年 11 月初诊。因"反复发作腰痛伴左下肢放射状疼痛 2 年"求治。2 年前有腰"扭伤"史,疼痛牵掣至左足背,时有左下肢麻木、发凉的感觉。MRI 示腰 4～5 椎间盘突出。观其舌淡红,有瘀点,脉弦。证属瘀血阻络。治以活血通络为主。

膏方:鸡血藤 150 克,独活 120 克,当归 200 克,赤芍 200 克,桃仁 100 克,红花 100 克,川芎 60 克,生地黄 150 克,黄芪 200 克,熟地黄 150 克,杜仲 150 克,延胡索 100 克,枸杞子 200 克,女贞子 200 克,桑寄生 150 克,续断 150 克,骨碎补 100 克,威灵仙 150 克,山药 300 克,山茱萸 150 克,肉苁蓉 150 克,千年健 150 克,骨碎补 150 克,菟丝子 200 克,怀牛膝 150 克,炙甘草 50 克,党参 200 克,茯苓 150 克,何首乌 100 克。

阿胶 250 克,龟甲胶 100 克,蜂蜜 300 克,黄酒 400 克,收膏。

四、预防与调摄

腰椎间盘突出症的预防首先要保持良好的生活习惯,防止腰腿受凉,防止过度劳累。此病的预防要保持正确的姿势,应该"站如松,坐如钟",胸部挺起,腰部平直,睡硬板床。同一姿势不应保持太久。坐久适当进行原地活动或腰背部活动,可以解除腰背肌肉疲劳。不可搬运重物,尤其不要弯腰搬物,应该先蹲下拿到重物,然后慢慢起身,尽量做到不弯腰。腰部肌肉力量减弱,不利于保护椎间盘,平常要进行腰背肌锻炼,"桥式运动"和"燕子飞"等动作可以增强腰部肌肉力量。适当控制体重,多食含有钙、蛋白质、B 族维生素的食物。配合针灸、推拿、理疗等物理治疗方法则效果更好。

第五节 肩关节周围炎

一、临床特点与病机分析

肩关节周围炎是以肩长期固定疼痛、活动受限为主要表现的肢体痹病类疾病。50岁左右发病，肩周疼痛以夜间为甚。常因天气变化及劳累而诱发，肩关节活动功能障碍，肩部肌肉萎缩，肩前、后、外侧均有压痛，出现典型的"扛肩"现象。X线检查多为阴性，病程久者可见骨质疏松。中医又称肩凝症、五十肩、冻结肩、漏肩风、肩痹等，认为其发病主要为人过中年阳气虚弱，正气渐损，肝肾不足，气血虚损，筋骨失于濡养，加之长期劳累，又因肩部外露受凉，寒凝筋膜而致。宋·王怀隐《太平圣惠方》曰："夫劳倦之人，表里多虚，血气衰弱，腠理疏泄，风邪易侵……随其所惑，而众痹生焉。"金元·张子和《儒门事亲》曰："此疾之作，多在四时阴雨之时，及三月九月，太阴寒水用事之月，故草枯水寒如甚，或濒水之地，劳力之人，辛苦失度，触冒风雨，寝处潮湿，痹从外入。"日久则筋脉粘连，不能活动。故本病气血虚损，血不荣筋为内因，风寒湿邪侵袭为外因。

二、处方经验

肩周炎因肝肾不足，气血虚弱，营卫失调，以致筋脉肌肉失去濡养，加之风湿寒邪外侵，易使气血凝滞，阳气不布，脉络不通所致。根据其发病机制及临床特点，辨证多为风寒湿型、瘀滞型和气血虚型，治疗采用祛风散寒法、活血通络法和益气养血法为主。

1. 祛风散寒，利湿通络法

症状：肩部窜痛，遇风寒痛增，得温痛减，畏风恶寒，或肩部有沉重感，舌淡，舌苔薄白或腻，脉弦或弦紧。

证型：风寒湿阻。

治则:祛风散寒,利湿通络。

方药:羌活、独活、秦艽、当归、川芎、桂枝、木香、乳香、茯苓、防风、桑枝、海风藤、片姜黄、炙甘草等。

2. 活血祛瘀,舒筋通络法

症状:肩部肿胀,疼痛拒按,活动后痛减,以夜间为甚,舌暗或有瘀斑,舌苔白或薄黄,脉弦或细涩。

证型:气血瘀滞。

治则:活血祛瘀,舒筋通络。

方药:当归、川芎、熟地黄、川牛膝、威灵仙、苍术、陈皮、白芍、防己、海风藤、桑枝、片姜黄、桃仁、红花、防风、丹参、羌活、白芷、茯苓、元胡、生姜等。

3. 益气养血,通络止痛法

症状:肩部酸痛,劳累后疼痛加重,伴头晕目眩,气短懒言,心悸失眠,四肢乏力,舌淡,少苔或舌苔白,脉细弱或沉。

证型:气血虚弱。

治则:益气养血,通络止痛。

方药:黄芪、桂枝、党参、当归、川芎、山药、茯苓、白芍、白术、细辛、秦艽、防风、海风藤、桑枝、羌活、生地黄、蒲黄、延胡索、路路通等。

随症加减:夜间疼痛较甚者,加延胡索、威灵仙;活动受限,加片姜黄、桃仁、红花。

三、 膏方举隅

患者,女,49 岁。初诊 2011 年 11 月。因"反复发作右侧肩部疼痛半年伴加重 2 周"就诊。半年前患者无明显诱因情况下出现右肩疼痛,近 2 周出现活动受限,前屈 85°,后伸 20°,外展 50°。肩关节 MRI 示:肩关节囊内有少许积液。观其舌淡,舌苔白,脉细弱。证属气血虚弱。治以益气养血为主。

膏方:黄芪 200 克,当归 200 克,白芍 200 克,川芎 60 克,生地黄 150 克,熟地黄 150 克,炙甘草 50 克,鸡血藤 150 克,党参 200 克,茯苓 150 克,何首乌 100 克,枸杞子 200 克,女贞子 300 克,桑寄生 150 克,续断 150 克,骨碎补 100 克,威灵仙 150 克,山药 300 克,山茱萸 150 克,肉苁蓉 150 克,千年健 150 克,狗脊 100 克,骨碎补 150 克,独活 120 克,菟丝子 200 克,怀牛膝 150 克,杜仲 150 克,延胡索 100 克,五加皮 100 克。

阿胶 250 克,龟甲胶 100 克,蜂蜜 300 克,黄酒 400 克,收膏。

四、预防与调摄

肩周炎的发病原因不明,但外伤和受凉常是其诱发因素。因此,为了预防肩周炎,中老年人应重视保暖防寒,勿使肩部受凉。一旦着凉也要及时治疗,切忌拖延不治。另外,患了肩周炎,加强肩关节周围韧带、肌肉的锻炼,对于治疗恢复有着重要意义,如进行"爬墙"、展臂等肩关节活动度的锻炼,可以预防和延缓肩周炎的发生和发展。对于较严重者,还可以进行针灸、理疗、推拿等综合康复治疗,防止其病情加重。

 第六节　类风湿关节炎

临床特点与病机分析

类风湿关节炎是一种病因不明的自身免疫性疾病,多见于中年女性。主要表现为对称性、慢性、进行性多关节炎。关节滑膜的慢性炎症、增生,形成血管翳,侵犯关节软骨、软骨下骨、韧带和肌腱等,造成关节软骨、骨和关节囊破坏,最终导致关节畸形和功能丧失。类风湿关节炎属于中医学"痹症"的范畴。又因为本病可累及脏器和其他系统,近年来统归于"痹病"范畴。亦有学者认为本病更接近于"历节风",或又称"尪痹""顽痹"。

痹症的发生外因为感受风寒湿热之邪,内因为气血亏虚,肝肾不足。初病、早期病位浅,症状表现以邪实为主;久病屡发、晚期者病渐入里,临床以正虚为主或正虚邪恋、虚实夹杂。本病临床上大致分为活动期和缓解期。活动期多以急性发作或慢性活动、复发等形式出现。缓解期即是稳定状态、相对静止阶段。

二、 处方经验

类风湿关节炎急性发作经过治疗后,可转入缓解期,病情相对稳定,或关节已变形,或不痛不肿,寒热不甚明显。膏方以缓解期治疗为主,以祛风、散寒、除湿、清热以及舒经通络为治疗基本原则,日久则根据正气亏损之不同而采用益气养血、补养肝肾、祛风通络等扶正祛邪,标本兼顾的治疗方法。

1. 疏风散寒,祛湿止痛法

症状:其风邪胜者,游走窜痛为著;寒邪胜者,痛剧明显,遇寒尤甚;湿邪胜者,肿胀重着突出,痛处不移。舌体可胖大,舌质淡红或淡白,舌苔薄白,白滑或白腻,脉弦紧或弦滑。

证型:寒湿阻络。

治则:祛风散寒,除湿通络。

方药:麻黄、附子、细辛、桂枝、白芍、甘草、威灵仙、防风、透骨草。

2. 清热解毒,祛风通络法

症状:关节肌肉红肿、胀痛,局部灼热,肢体屈伸不利,得冷则舒,遇热加重,常伴发热或低热,烦闷口渴,小便黄赤,大便秘结,舌质红,舌苔黄腻,脉滑数或浮数。

证型:湿热痹阻,脉络不通。

治则:清热散风,利湿通络。

方药:生石膏、知母、防己、连翘、薏苡仁、秦艽、豨莶草、木瓜、黄柏、丹皮、赤芍、忍冬藤、苍术、秦艽、威灵仙、桂枝。

3. 补益肝肾,祛寒通络法

症状:肌肉肿胀,僵硬轻,疼痛轻,关节畸形,筋脉拘急,肢体屈伸不利,形体消瘦,腰膝酸软,潮热盗汗或伴低热,或畏寒喜暖,过劳、遇寒则加重,男子阳痿、遗精,女子经少、闭经,舌质淡红或红,舌苔薄白而润,或薄黄少津,脉象沉尺弱,或沉细数。

证型:肝肾亏虚。

治则:补益肝肾,强壮筋骨,佐以祛风散寒,除湿通络。

方药:熟地黄、白芍、枸杞子、杜仲、独活、川断、牛膝、桑寄生、秦艽、细辛、骨碎补、威灵仙。

4. 补脾益肾,强身壮骨法

症状:关节变形,肢体功能障碍而致肌肉废用、萎缩,形体消瘦,腰膝酸软,神疲乏力,面色无华,畏寒肢冷,纳少脘闷,腹胀便溏,常易感冒,舌质淡,舌苔白或水滑,脉象沉尺弱无力。

证型:脾肾不足。

治则:补脾益肾,强身壮骨,佐散风化湿,温经通络。

方药:黄芪、白术、苍术、薏苡仁、茯苓、当归、川芎、麻黄、桂枝、白芍、甘草、防风、附子。脾虚甚者,加党参、山药、扁豆;肾虚甚者,加菟丝子、补骨脂、淫羊藿。

随症加减:临床还应根据致痹之风、寒、湿三邪的孰多孰少、孰轻孰重而加减化裁。其风胜者,加徐长卿、青风藤,并辅以活血通络之品如赤芍、丹参以疏散外风,此乃取"治风先治血,血行风自灭"之意;寒胜者,加肉桂、淫羊藿,以温肾壮阳;痛甚时,可加干姜以助附子散寒搜风之力,或改附子为川乌、草乌;湿胜者,加薏苡仁、苍术、稀莶草,以加强祛湿之力,并可配伍健脾药。

三、膏方举隅

患者,女,56岁。初次就诊 2010 年 10 月。因"反复出现双膝关节疼痛 4 年伴行走困难 3 月余"就诊。4 年前患者无明显诱因的情况下出现双膝关节疼痛,近 3 个月出现疼痛加剧,行走困难。膝关节 X 线摄片显示：关节间隙狭窄。患者日常出现腰膝酸冷，舌淡红，苔白，脉紧。属肝脾亏虚。治以补脾益肾，强筋健骨为主。

膏方：黄芪 200 克，当归 200 克，白芍 200 克，川芎 60 克，生地黄 150 克，熟地黄 150 克，乌梢蛇 60 克，炮白附子 60 克，熟附子 60 克，天麻 60 克，全蝎 45 克，羌活 45 克，乳香 45 克，僵蚕 90克，苦参 150 克，槐花 150 克，鸡血藤 150 克，党参 200 克，茯苓150 克，何首乌 100 克，枸杞子 200 克，女贞子 300 克，桑寄生150 克，续断 150 克，骨碎补 100 克，山药 300 克，山茱萸 150 克，肉苁蓉 150 克，肉桂 30 克，千年健 150 克，独活 120 克，菟丝子200 克，怀牛膝 150 克，杜仲 150 克，炒白术 120、延胡索 100 克，远志 100 克，麦冬 120 克，五味子 120 克，五加皮 100 克。

生晒参 100 克，阿胶 250 克，冰糖 300 克，黄酒 400 克，收膏。

四、预防与调摄

预防类风湿关节炎首先要积极预防控制感染。研究表明，像感冒、鼻窦炎、扁桃体炎、咽峡炎、龋齿等感染性疾病，极易诱发类风湿关节炎发作，所以患者应避免各种感染。所谓"虚邪贼风，避之有时"，时刻关注天气变化，适当增减衣物，注意患病关节的防寒防潮保暖，保证居所的干燥通风，天冷时注意关节部位的保暖。积极避免各种关节损伤以及关节受到反复的冲击力或扭力，对于已有半月板损伤和关节韧带损伤的患者应及时治疗，对于关节周围有畸形的患者应进行矫形。平常应该适度锻炼，提高抗病能力，使全身气血流畅，调节体内阴阳平衡，有利于巩固和提高疗效，即所谓"正气存内，邪不可干"。如练气功、打太极拳、做保健体操等。还要注意劳逸结合，饮食有节，起居有常，不妄作劳。本病有很大一部分是由于心理状态异常如精神受刺激、心情压抑、过度悲伤等而诱发，因此保持良好的心理状态，有

助于缓解病情。

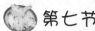 第七节　强直性脊柱炎

强直性脊柱炎又称血清阴性脊柱关节病,是一种主要侵犯脊柱中轴骨骼及四肢大关节的慢性进行性疾病。

一、临床特点与病机分析

强直性脊柱炎病变特点是椎间盘纤维环及其附近结缔组织的纤维化和骨化,以及受累关节的强直。患者早期多有腰骶部酸痛、僵硬,病变晚期部分患者因脊柱各关节畸形固定,可出现佝偻强直。X线检查呈"竹节样变",髋关节破坏、强直。

中医学无此病名,据其脊柱强直、驼背畸形,以及关节肿大、变形僵硬强直、骨质受损等临床症状可归属于"驼背""背偻""伛偻""大偻""僵人""骨痹""肾痹""龟背""历节风""竹节风""尪痹""顽痹""腰腿痛""痰痹""痿痹""痹证"等范畴。如《灵枢·寒热》篇:"骨痹,举节不用而痛。"《素问·痹论》:"肾痹者,善胀,尻以代踵,脊以代头。"现代医学多认为其病因与 HLA－B27 基因位点的异常密切相关,亦即与遗传有关。中医学多认为是由于先天禀赋不足,后天失养,导致肾虚督空,筋脉失养,加之感受外邪而发病。亦有医家认为,其病机为虚、邪、痰、瘀、寒、热相互搏结,邪正交争,虚因邪生,虚实痰瘀并见,相互为患。

二、处方经验

强直性脊柱炎主要侵及骶髂关节、脊柱和近躯干的大关节,导致纤维性和骨性强直和畸形。中医学认为本病大多是由于先天禀赋不足,肾精亏虚,加之寒湿外袭,湿热浸淫,瘀血阻络,气血运行不畅,骨脉失养所致。治疗当以补益肝肾、驱寒除湿、活血通络为法。

1. 祛寒除湿,活络通脉法

症状:腰骶冷痛,连及背脊,拘急僵硬,转侧不利,得温则减,面色晦暗,唇舌紫暗,舌淡红,苔薄白,脉弦紧。

证型:寒湿阻络。

治则:祛寒除湿,通络止痛。

方药:麻黄、桂枝、干姜、细辛、苍术、陈皮、茯苓、姜半夏、枳壳、当归、川芎、白芍、干姜、炒白术、茯苓、泽泻、桂枝、牛膝、杜仲、续断、桑寄生、炙甘草。

2. 补肝益肾,濡养督脉法

症状:腰背酸痛,转侧不利,喜按摩,劳则加剧,腰膝酸软,舌淡苔白,脉沉细。

证型:肝肾不足。

治则:补肝益肾,濡养督脉。

方药:可按加味青娥丸加减。胡桃肉、补骨脂、枸杞子、山茱萸、菟丝子、鹿角胶(烊化)、杜仲、怀牛膝、当归、独活、续断、石楠藤、秦艽、忍冬藤、山药、独活、络石藤、赤芍、知母、透骨草。

3. 补益肾阳,驱寒通络法

症状:腰骶、背脊冷痛,酸楚重着,或晨起腰骶、项背僵硬疼痛活动受限,畏寒肢冷,气衰神疲,活动后痛减,阴雨天加剧,舌淡苔薄白,脉沉弦或细迟。

证型:肾阳不足,寒留督脉。

治则:益肾温阳,祛寒止痛。

方药:熟地黄、山茱萸、山药、茯苓、续断、狗脊、杜仲、鹿角胶、独活、怀牛膝、制附子、麻黄、桂枝、白芍、巴戟天、仙灵脾、蜈蚣、青风藤、伸筋草。

随症加减:疼痛明显,加延胡索,川乌、细辛、蒲黄等;关节僵硬,加白芍、狗脊、威灵仙、路路通等。

沪上中医名家养生保健指南丛书

三、膏方举隅

患者,男,28 岁。初诊 2012 年 11 月。以"晨起腰骶、项背僵硬疼痛 2 年余"前来就诊。2 年前患者在无明显诱因下出现臀部疼痛,后发展为晨起腰骶、项背僵硬,活动后症状缓解,夜间疼痛加重。骨盆 X 线显示:骶髂关节软骨下骨缘模糊,关节间隙模糊,骨密度增高。患者近期出现腰骶、背脊冷痛,畏寒肢冷,气衰神疲,舌淡苔薄白,脉沉弦或细迟。证属肾阳不足,寒留督脉。治以补益肾阳,驱寒通络为主。

膏方:熟地黄 150 克,淫羊藿 150 克,生地黄 150 克,黄芪 300 克,金毛狗脊 200 克,制附片 90 克,鹿角胶 100 克,续断 150 克,骨碎补 150 克,羌独活各 100 克,桂枝 100 克,赤白芍各 120 克,知母 120 克,地鳖虫 60 克,防风 100 克,麻黄 30 克,干姜 60 克,怀牛膝 90 克,炙川乌 60 克,秦艽 150 克,桑枝 150 克,威灵仙 150 克,青风藤 100 克,制没药 60 克,鹿衔草 150 克,巴戟天 150 克,菟丝子 90 克,苁蓉 90 克,茯苓 90 克,丹参 150 克,当归 90 克,苍白术各 90 克,党参 120、肥玉竹 120 克,生麦芽 300 克,鸡血藤 100 克,延胡索(醋炙)120 克,花椒 45 克。

龟甲胶、鹿角胶、鳖甲胶各 100 克,白蜜 500 克,文冰 250 克,人参 60 克,西洋参 60 克,收膏。

四、预防与调摄

预防强直性脊柱炎要防止过度疲劳,防止风寒、潮湿的侵袭,在日常生活中注意避风、防寒、祛湿。用正确的工作姿势,特别是长期从事同一姿势工作的人要注意适当的活动,正确的睡眠姿势。加强锻炼,特别是颈部和腰部的活动,如应经常进行颈部、胸、腰椎各个方向的前屈、后仰、左右转动等活动。为了保持胸廓的活动度,患者应经常进行深呼吸和扩胸运动。为了保持髋关节、膝关节的活动度,防止髋、膝关节的挛缩畸形,应经常进行下蹲等活动。锻炼也要注意根据身体状况选择适当的活动方式,切勿一次运动量过大,用力过猛,必须循序渐进,持之以恒。此外,寒冷季节晨练不宜太早,避免感受风寒,对疾病不利。用合理、符合健康要求的寝具,保持精神愉快。可食豆类如大豆、黑豆、黄豆等,因其含有丰富的植物蛋白和微量元素。

 ## 第八节　干燥综合征

一、临床特点与病机分析

　　干燥综合征是一种侵犯外分泌腺体尤以唾液腺和泪腺为主的慢性自身免疫性疾病。大部分中年起病,多见于 30~50 岁女性。主要临床表现有眼睛干涩、少泪或无泪,眼内有异物感,唾液量少,口腔干燥,进食喜稀恶干,唇红干裂,舌光红或红绛,少津,皮肤干燥,低热,亦可累及肺、肾、肝、胃肠道等,出现许多并发症,致使患者生活质量下降。本病在中医文献中无相应的病名记载,但就其临床表现可归属于"燥证""燥痹""燥毒""虚劳"等范畴。《素问·阴阳应象大论》指出"燥胜则干",本病素有九窍阴津匮乏干燥的主要表现,又常兼有关节疼痛的表现。《类证治裁》提出"燥有外因,有内因。因外乎者,天气肃而燥胜,或风热致气分,则津液不腾。"

二、处方经验

　　本病是因素体阴虚,或感染邪毒而致津液不足,清窍、关节失其濡养所致。根据本病的临床表现及其演变特点,拟分为 4 种证型:燥毒型、阴伤型、气虚型和瘀滞型。临诊当根据辨证情况化裁处方,并随症加减。

1. 补阴益液法

症状:口鼻干燥,皮毛枯燥,咳嗽,痰少,伴头痛发热,周身不

爽,舌质红,苔薄黄,脉细数。

证型:阴虚津亏。

治则:滋阴,补津,养血。

方药:桑叶、石膏、甘草、人参、桑白皮、阿胶(烊化)、麦冬、杏仁、枇杷叶、火麻仁、生地黄、天花粉、天门冬、玄参、白芍、玉竹、石斛、枸杞子、女贞子、墨旱莲等。

2. 补阴解毒法

症状:口咽干燥,舌下或颌下腺肿,伴五心烦热,潮热盗汗,舌质红,苔少,脉弦细数。

证型:燥邪伤阴。

治则:解毒补阴。

方药:生地黄、玄参、麦冬、知母、黄柏、生甘草、牛膝、枸杞子、鳖甲、山慈菇、象贝母、牡丹皮、夏枯草、藏青果、龟甲、太子参、当归、瓜蒌、天冬、白芍、红花、鸡血藤、葛根。

3. 补气益阴法

症状:全身虚羸,形瘦骨弱口干,疲乏无力,小便清长,伴腰膝酸软,或乍寒乍热,舌质淡,苔白,脉沉细。

证型:气阴两亏。

治则:益气补阴。

方药:山茱萸、泽泻、熟地黄、茯苓、巴戟天、牛膝、赤石脂、山药、白术、党参、杜仲、肉苁蓉。

4. 补阴祛瘀法

症状:目干时有刺痛,口干,关节肌肉酸痛无力,舌质暗或有瘀斑,苔薄白,脉细涩。

证型:血瘀阴亏。

治则:补阴生津,活血通络。

方药:桃仁、红花、生地黄、熟地黄、秦艽、防风、甘草、桑枝、络石藤、青风藤,阿胶(烊化)、当归、枳壳、赤芍、柴胡、桔梗、川芎、牛膝。

随症加减：关节疼痛，加防己、徐长卿、秦艽、独活、威灵仙、延胡索等；腰膝酸痛，加杜仲、虎杖、狗脊、菟丝子、桑寄生、桂枝、吴茱萸、防风等；乏力，加党参、白术、山药、黄芪等。

三、膏方举隅

患者，女，42岁。初诊2013年12月。以"口干眼干，皮肤干燥1年余"就诊。患者既往有甲状腺病史。实验室检查：血沉增快，RF阳性，白细胞增多，轻度贫血，抗Ro/RRA抗体阳性。患者伴五心烦热，潮热盗汗，舌质红，苔少，脉弦细数。证属阴虚毒蕴。治以补阴解毒为主。

膏方：生地黄150克，玄参150克，麦冬150克，知母90克，黄柏60克，牛膝90克，枸杞子120克，杭菊花90克，黄芪150克，山药150克，五味子100克，天花粉100克，鳖甲120克，山慈菇60克，象贝母100克，牡丹皮100克，夏枯草100克，藏青果90克，龟甲150克，百合200克，太子参200克，天门冬100克，乌梅100克，鸡内金100克，葛根150克。

蜂蜜200毫升、雪梨膏200毫升、饴糖240克，姜汁20毫升，收膏。

四、预防与调摄

干燥综合征一定要积极治疗，因为该病往往不是单一发病，可能还会有其他疾病伴随，所以一定要越早治越好。患者应合理饮食，因为食疗对辅助治疗本病是有效的，可以选择多食些滋润多汁、酸甘并重、性质偏凉的食物，如豆豉、丝瓜、芹菜、红梗菜、黄花菜、枸杞头、芹菜、淡菜、甲鱼、甜橙、鲜梨、鲜藕等，常含话梅、藏青果等。忌食煎炸、辛辣、易于上火的食物，以免内火更炽，耗伤阴液，干燥症状加重。平时注意心情愉快，良好的心态

沪上中医名家养生保健指南丛书

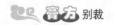

对疾病的治疗有很大的效果。干燥综合征患者要缓解眼睛干燥,可以用人造泪液来滴眼以改善眼睛的环境,这样还能减轻角膜的损伤,避免感染。如果出现口干,就需要戒烟戒酒,还要避免一些药物,尽量不要服用抑制唾液腺分泌的药物。当患者感觉皮肤干燥或者瘙痒的时候,要注意护理皮肤,用中性肥皂,不用碱性肥皂。女性患者要注意阴道卫生,感觉阴道干燥瘙痒,可以适当使用润滑剂。

 # 第九节　系统性红斑狼疮

一、临床特点与病机分析

系统性红斑狼疮是一多因素(遗传、性激素、环境、感染、药物、免疫反应环节)参与的特异性自身免疫性疾病,多发病于生育期女性,每一系统、每一器官均可受累,严重威胁着患者的健康。本病属于《金匮要略》中的"阴阳毒",以温毒发斑、痹证、日晒疮、蝴蝶斑等命名。急性期以实热为主,慢性期以虚热为主。清热解毒、益气养阴是基本治法,但活血化瘀是贯穿于本病中的一重要治法,在辨证分型的各型治疗中,多加用活血化瘀之品。

二、处方经验

根据全国多数医家总结出的各种临床辨证施治类型,综合各家的见解及临床经验,辨证分为热毒炽盛型、阴虚内热型、肝肾阴虚型、邪热伤肝型、脾肾阴虚型及风湿痹型6个证型,大致包括了系统性红斑狼疮的急性活动期、稳定期及脏器损伤期。膏滋方一般用于稳定期和脏器损伤期,多用以下几种方法。

1. 补肝益肾,益阴清热法

症状:腰痛,腿疼,足疼,四肢无力,面部发热,甚或口舌生疮,五心烦热,精神萎靡,有时有低热,水肿,脉沉细弱,舌体胖

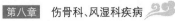

嫩,舌质淡或尖红。

证型:肝肾亏虚,虚热内生。

治则:补肝益肾,清热养阴。

方药:生地黄、山药、泽泻、牡丹皮、茯苓、知母、黄柏、党参、玄参、山茱萸、枸杞子、黄精、麦冬、百部、女贞子、柴胡、地骨皮。

2. 补脾益肾,温阳驱寒法

症状:面色苍白,遍身漫肿,气短无力,腹胀纳呆,肢冷,畏寒喜暖,腰膝疼痛,尿少或清长,便溏,脉沉细小或沉滑无力,舌体胖质淡有齿痕,苔白薄或厚腻。

证型:脾肾阳虚,气血不足。

治则:健脾补肾,益气养阴。

方药:防己、黄芪、甘草、白术、桂枝、茯苓、旱莲草、太子参、山药、白术、肉苁蓉、党参、山茱萸。

3. 化痰祛浊,活血化瘀法

症状:心悸气短,心胸痞闷胀满,或心悸怔忡,短气喘息,胸闷不舒,心痛时作,兼有狼疮活动的症状,舌苔白腻、滑腻,舌质暗有瘀点、瘀斑,脉滑数或脉虚结代。

证型:痰浊内停,血脉瘀阻。

治则:化痰祛浊,活血逐瘀。

方药:桃仁、红花、地黄、川芎、赤芍、当归、石斛、肉苁蓉、石菖蒲、远志、玉竹、半夏、陈皮、枳实、紫草、丹参、全瓜蒌、蜈蚣。

随症加减:关节痛,加防己、徐长卿、秦艽、桑寄生、虎杖、威灵仙、甘草、延胡索等;腰膝酸痛,加杜仲、虎杖、狗脊、菟丝子、桑寄生、桂枝、甘草、吴茱萸、防风等;水肿,加玉米须、半边莲、车前草、白茅根、茯苓皮等;失眠,加夜交藤、酸枣仁、益智仁、石菖蒲等;阴虚发热,加青蒿、知母、地骨皮、丹皮、白薇、葛根等。

沪上中医名家养生保健指南丛书

三、膏方举隅

患者,女,28岁。2013年10月初诊。以"跨鼻梁和面颊两侧红斑伴肌肉酸痛、关节疼痛"就诊。实验室检查:血细胞沉降率加快,C-反应蛋白(CRP)阳性,抗核抗体(ANA)阳性,抗双链DNA抗体阳性,红斑狼疮细胞(LE)阳性。患者伴有面色苍白,形寒肢冷,纳呆食差,肌肤甲错,尿清长夜尿多或尿少,脉沉细速偶见弦脉,苔白质胖或舌无津而干缩。证属阴阳两虚。治以滋阴补血,温阳驱寒为主。

膏方:黄芪300克,黄精150克,鸡血藤150克,红藤150克,秦艽200克,乌梢蛇60克,丹参200克,莲子芯90克,白芍150克,当归150克,女贞子150克,熟地黄150克,紫草100克,生地黄150克,玉米须150克,刺五加120克,益母草100克,小蓟100克,赤芍120克,丹皮100克,桃仁100克,红花60克,白术150克,山药150克,何首乌120克,独活150克,元胡120克,玄参100克,山茱萸100克,枸杞子100克,麦冬100克,旱莲草100克,太子参100克,茯苓120克,党参100克。

龟甲胶150克,鳖甲胶150克,白蜜200克,文冰250克,收膏。

四、预防与调摄

及时祛除日常生活中能够诱发或加重该病的各种因素,如避免日光曝晒、避免接触致敏性药物(染发剂、杀虫剂等)和食物、减少刺激性食物的摄入、避免各种手术(包括妊娠、流产等)、不染发、不美容、不使用化妆品、忌用口服避孕药。一般不进行接种疫苗,避免使用易诱发或加重该病的药物。饮食以清淡为主,低盐、低脂饮食,限制蛋白入量,少食肥肉、动物内脏等高脂食物,少吃巧克力、甜食等高糖食物,少吃辣椒、大蒜等刺激性食物,忌烟酒,不吃蚕豆、豌豆、大豆等含L-刀豆氨酸的食物。早期发现问题,尽早就诊,经常检查身体各部位有无红斑、瘀点、溃疡、水肿等病损,平时注意有无发热、疲乏、体重下降、脱发、头痛、关节肿痛等狼疮活动的征象。可适当参加日常工作、学习,劳逸结合,动静结合。进行体育锻炼以慢跑、散步、打太极拳等轻型运动为宜,运动量以自己体力耐受为宜,不宜过度劳累。生活要有规律,保持乐观情绪和正常心态。长期应用激素和免疫抑制剂者,应注意防止其不良反应。

第九章
妇科疾病

第一节 概述

　　女性在解剖上有胞宫、胞脉、胞络、子门、产道、阴户等器官或组织,生理上有月经、胎孕、产育和哺乳等特点,易出现"经、带、胎、产"疾病,较之男子之病其治则、预防与调护有所不同。正如《景岳全书》言:"妇人诸病,本与男子无异,而其有异者,则唯经水、胎、产之属。"

　　《内经》论述了女子生长壮老的规律,指出女性在 7 岁以后,肾气逐渐充盛,14 岁左右,月经便开始初潮,21 岁肾气充盛已渐趋成熟,28 岁左右,生殖功能的发育趋于成熟,35～49 岁左右,面色逐渐憔悴,发枯白开始脱落,肾气逐渐衰退。说明女子这一阶段与肾气、气血充盛有密切的关系。现代女子从青春期向衰老期过渡的这一生理变化,加上工作忙碌、家庭琐事等压力增大,可以扰乱脏腑功能,导致气血平衡失调。这时如果能有效预防女性疾病或已患病但病情稳定的,可以施补与治病并举,多以"补益肝肾,调畅气血"之法,冬令收藏之际,拟膏方制剂调治。考虑体质与病情的不同,服用之前宜清利护胃,先服山楂、白术、陈皮、川朴、砂仁等运脾健胃,也可服用中成药健脾丸、香砂六君丸、藿香正气片,或开具其他开路方,为开好调治对路的膏方做好准备。

　　膏方对治疗月经病、产后病以及妇科杂病、孕前调理有较好疗效。临证开具膏方时,当因人制宜,针对不同的患者,四诊合参,辨证处方,辨证用药,以取得最佳的临床疗效。目前对膏方的系统临床研究多停留在名家或者经验丰富者的经验介绍推广及典型病案分析,少有对固定成方进行临床系统研究。因膏方药物组成繁多,配伍复杂,对其配伍规律的定量研究难度较大。亟待总结治疗不同妇科疾病时的膏方用药、药物配伍及药物用量,为膏方临床应用范围的扩展、推广提供理论依据。

　　膏方主要是补虚扶弱,纠偏祛病,缓以图治,尤适于妇科疾病的调治。但临证开具膏方时需注意:开膏方前,须完善相关检查,排除器质性病变,再处膏方。

第二节　月经病

一　临床特点与病机分析

　　月经病是妇科最常见病,包括月经的周期、经期或经量发生异常,或伴随月经周期出现的各种症状,或在绝经前后出现一系列症状的疾病。常见月经先期、月经后期、月经过多、经期延长、月经过少、月经先后无定期及绝经前后诸证。月经病的发生多由脏腑功能失常、阴阳气血失衡、冲任损伤以及胞宫藏泄功能失常所致。辨证主要根据月经的期、量、色、质,结合全身症状、舌脉等审其寒热虚实。一般而言,经血量多、色淡、质清稀,多为气虚;量少、色淡红、质清稀,多为血虚;经血量少、色鲜红、质黏,多为虚热;量多、色深红、质稠,多为实热;量少、色淡黯、质清稀,多为虚寒;量多,色黯红有块,多为实寒;经量多少不定,色紫黯有块,多为血瘀。

　　调经还需分清先病后病。经不调而后生病者,当先调经;先

生病而后经不调者,当先治疗其病。此外,还要照顾各年龄阶段的特点进行治疗。由于月经病调治病程需经历3~6个月经周期,方可显效,而膏方缓图之功正好符合其用药的特点,多年的膏方调治也证实对月经病的调治疗效较好。

二、处方经验

以月经过少为例,由于禀赋素弱,少年肾气未充,或人流、药流,屡孕屡坠后肾气不足,脾虚气血生化无源,血海不盈,因而月经过少。经云:先天之本在肾,后天之本在脾,肾为作强,脾胃仓廪,藏精统血荣于一身。时值冬令收藏之时,宜培本固蒂,补肾益精,调和气血。临证详问病史,结合病症、舌脉。常选用《景岳全书》的大补元煎、《兰室秘藏》的圣愈汤等经典方为基础方。常用药有党参、熟地黄、当归、川断、炙黄芪、白术、山茱萸、杜仲、山药、川芎、白芍、玉竹、女贞子、补骨脂、炒牛膝、制香附、制首乌、制黄精、天冬、麦冬、大腹皮、炒谷芽、乌药、红花、广郁金、枳壳、龟甲胶、西洋参、阿胶等药进行调治。

月经病的治疗原则,重在调经以治本。具体有调理气血、补肾、扶脾、疏肝之法。调理气血,首先应辨清在气在血,分别论治;月经源于肾,肾气足血室安,为调经之要;健脾胃资血源;疏肝气,冲、任血海按时盈满,则月经渐趋正常。

临证调补脏腑、气血,还多选用四物汤、归脾汤、逍遥散等方加减,兼阴虚者则加女贞子、旱莲草,胶类选取龟甲胶;兼瘀者予桃仁、路路通;兼肝郁者予柴胡、合欢皮等以补肾填精、疏肝解郁、调补气血、和调冲任。膏方在调治女子月经病时,平素常使用有效的经验方均可用之,或将月经周期治疗的经前、经中、经后方精选合用。也可以根据年龄分期论治,如青春发育期,当固护肾气;育龄期多疏肝养肝;绝经期前后,重在健脾。

膏方处方中喜用"汉堡式"格式归类处方:第一层为补益气

血方剂,以八珍为主;第二层为治疗疾病方药,妇科特有专方、妇科名中医经验用药、平素调治月经病有效的方药等;第三层为调理脾胃药物,香砂六君为主;最后施以胶类、糖类、酒类等收方。患者不同的年龄阶段,膏方选药亦有所不同,青春期患者多为先天肾气不足,育龄期患者多见肝郁血热,绝经过渡期患者多属肝肾亏虚或脾气虚弱。膏方调治时当本着,"缓则治其本"的原则,灵活掌握"塞流""澄源""复旧"三法综合治疗。寒凉之品亦当慎用,治漏宜养血理气,不可偏于固涩。膏方调治必须全面地分析病情,审证求因,具体分析,按辨证大致有以下几种调治方法。

1. 温阳补肾,养血调经法

症状:经间后期出血,量少,色淡红无血块,腰膝冷痛,尿频,大便溏,色淡红,苔薄白,脉细。

证型:先天不足,冲任失养,或因绝经前后肾气渐衰。

治则:补益肾阳为主,佐以益气养血,滋阴潜阳。

方药:人参、茯苓、白术、巴戟天、薏苡仁、黄芪、菟丝子、川断、当归、熟地黄、赤芍、白芍、木香、丹皮、川楝子、石决明、怀牛膝、阿胶、甘草。

随症加减:若见水肿,纳差,四肢欠温,加大腹皮、砂仁、炮姜温脾肾;若出血量多,色暗红有血块,小腹疼痛者,可酌加乳香、没药、五灵脂温经活血、止血;若腰部冷痛,加补骨脂、杜仲温肾助阳;若出血量多,加茜草、乌贼骨凉血止血固经。

2. 益肾滋阴,调经止血法

症状:经乱无期,出血量少,或淋漓不净,色鲜红,质黏稠,伴头晕耳鸣,腰膝酸软,或心烦不宁,舌质红,苔少,脉细数。

证型:元阴不足,虚火妄动,血不守舍。

治则:滋养肾阴为主,配以调理冲任,固经止血。

方药:黄芪、熟地黄、山药、枸杞、白术、当归、白芍、生地黄、石楠叶、降香、路路通、丁香、制黄精、麦冬、仙灵脾、焦枳壳、怀牛膝、砂仁、女贞子、旱莲草。

随症加减:若见头晕耳鸣者,加桑葚子、石决明以滋阴潜阳;夜寐不安者,加龙骨、牡蛎以重镇安神;若症见咽干、眩晕者,加夏枯草、牡蛎;若心阴不足,症见心烦、失眠者,加五味子、夜交藤以养心安神。

3. 健脾益肾,燥湿化痰法

症状:月经后期、月经稀发等多种疾病,多表现为月经过期不净,量少,色淡,质清稀,神疲肢软,头晕眼花,心悸失眠,体型偏胖,舌质淡胖,苔薄腻,脉细暗。

证型:脾胃虚弱,忧思不解,或饮食劳倦损伤脾气,致统摄无权,冲任不固。

治则:健脾益肾,燥湿化痰。

方药:白术、茯苓、黄芪、龙眼肉、酸枣仁、人参、木香、当归、远志、炙甘草、大枣、石菖蒲、泽泻、生牡蛎、半夏、白芍、砂仁、丹皮。

随症加减:若大便不畅,舌苔黄腻,则加薏苡仁、苍术;若兼出血较多且少气懒言,小便频数,加桑螵蛸、棕榈炭;若腹痛腹胀甚者,加香附、川楝子、赤芍。

三、膏方举隅

患者,女,38 岁。2008 年 11 月 20 日初诊。月经量少 2 年余。初潮 12 岁,平素经行 4～5 日,周期 28～30 日,量中,无痛经。生育史:1－0－1－1。2 年前无明显诱因下月经量少,1 年前体检发现雌激素偏低,眠欠安多梦,便秘,面疮频发,口干,冬天怕冷。有浅表性胃炎史、乳腺小叶增生史。末次月经 11 月 12 日,5 天净,腰酸,舌质淡苔薄黄,脉细软无力。辨为脾肾不足,气血失和。治拟健脾益肾,平肝柔肝,养血调经。

膏方:黄芪 120 克,白术 90 克,当归 200 克,白芍 120 克,川芎 90 克,生熟地黄各 200 克,桑葚子 100 克,丹参 120 克,女贞子 100 克,巴戟天 100 克,知母 90 克,桑白皮 150 克,麦冬 120 克,八月札 100 克,钩藤 300 克,夜交藤 300 克,百合 120 克,泽泻 100 克,桃仁 100 克,生薏苡仁 100 克,枳壳 60 克,怀牛膝 90 克,砂仁 30 克,广木香 60 克,制香附 60 克。

生晒参 50 克,陈阿胶 250 克,鹿角胶 100 克,龟甲胶 100 克,黑芝麻 100 克,胡桃肉 100 克,冰糖 500 克,饴糖 100 克,黄酒 500 克,收膏。

2009 年 11 月 27 日二诊:服膏方 1 年间月经量增,面部痤疮较前减少,精神饱满,偶有头晕目赤,夜寐易惊醒,胃纳欠佳,时有便秘,舌质淡苔中腻,脉细弦有力。守法守方加清肝活血之品:石决明 300 克,淡子芩 90 克,杜红花 30 克,景天三七 60 克。

四、预防与调摄

天气寒冷要注意保暖,学会善于调节情志,避免过度精神刺激,饮食搭配要合理。

月经过少的患者,提倡健康饮食,荤素搭配,适当吃一些水果和蔬菜,少吃垃圾食品,经期注意保暖,避免在经前和经期吃冷冻食品。注意适量的运动,同时避免过度肥胖。不能熬夜,生活作息要规律。做好安全措施,做到优生优育。

中医学认为,血热、气虚、血瘀均可导致月经过多,其中血热是导致月经过多最常见的原因之一,经常情绪化、爱生气等都会损伤人体内的气机,气血逆乱,经量异常。辛辣厚味之品具有辛燥助阳作用,调护中注意勿过食辛辣香燥、油炸食品。调节心情,保持心情舒畅。注意经期卫生,出血期间,避免重体力劳动,必要时卧床休息,禁性生活。若月经逾期未行,及时就诊。

第三节 痛经

一、临床特点与病机分析

痛经是女性常见的病症,妇女正值经期或者经行前后出现周期性小腹疼痛,甚至剧痛昏厥者,即为痛经。西医认为,原发性痛经的产生与行经时子宫内膜释放前列腺素水平较高有关,内在和外来的精神刺激可使痛阈降低,加重疼痛。中医学认为痛经主要是与情志、起居或六淫等有关,引起经行腹痛的原因有很多,因气滞、寒凝、血滞,或气虚、血虚,导致胞宫的气血运行不畅。

外感六淫,情志内伤,冲任胞宫阻滞,气血运行不畅,"不通则痛";精血不足,冲任胞宫失于濡养,"不荣则痛"。对痛经的治疗要审证求因,标本兼治,求因为主,止痛为辅。痛经的主要症状是"痛",然而引起疼痛的病因不同,时间、程度及伴随症状也不同,在治法上亦各异。痛经的治疗中,止痛是目的,但单纯止痛只能暂时缓解症状,若想达到长期效果则需探本究源,求因治本,冬令选用膏剂较为合适。

二、处方经验

痛经患者的膏方处方时,要分清无"病"之痛、有"病"之痛。根据"通则不痛"的原理,重在调理气机,视其寒、热、虚、实之不同,分别采用温、补、攻、清之法。临床上痛经患者常表现为气滞血瘀、寒湿凝滞、湿热瘀阻、气血虚弱、肝肾亏虚5种类型。依据不同患者的临床特征,随症加减,灵活变通。膏方调治需审证求因,具体分析,痛经调治一般有以下几种方法。

1. 理气行滞,逐瘀止痛法

症状:经前或经期下腹胀痛,拒按,经量少,色紫暗有块,块下痛减,伴胸胁、乳房作胀,舌质黯或边有瘀点,脉弦或弦滑。

证型:气血不通。

治则:理气行滞,逐瘀止痛。

方药:党参、黄芪、白术、丹皮、丹参、熟地黄、广郁金、当归、赤芍、川芎、桃仁、枳壳、延胡索、五灵脂、香附、乌药、红花、炒山楂、生薏苡仁、砂仁(后下)、苍术、生蒲黄。

随症加减:若痛经伴有血块者,拟加莪术、山楂、血竭、益母草等;若恶心呕吐者,为冲任之气夹肝气上逆犯胃,加黄连、吴茱萸、生姜等。

2. 温经祛寒,活血止痛法

症状:经前或经期小腹冷痛,得热痛减,拒按,经量少,色暗有块,畏寒身痛,恶心呕吐,舌淡暗,苔白腻,脉沉紧。

证型:寒湿凝滞。

治则:温经祛寒,活血止痛。

方药:党参、黄芪、小茴香、干姜、没药、当归、川芎、官桂、赤芍、延胡索、蒲黄、五灵脂、苍术、茯苓、红花、炒山楂、生薏苡仁、砂仁。

随症加减:若痛甚,面色苍白,手足厥冷,冷汗淋漓为寒凝子宫,阳气不达,宜加附子温阳暖宫,或加小茴香、艾叶共奏温经暖宫、祛寒止痛之效果。

3. 清热除湿,化瘀止痛法

症状:经前或经期小腹胀痛或疼痛,灼热感,或痛连腰骶,或平时小腹疼痛,经前加剧,经血量多或经期延长,色暗红,质稠或夹较多黏液,带下量多,色黄质黏有臭味,或伴低热起伏,小便黄赤,色红,苔黄腻,脉滑数。

证型:湿热瘀阻。

治则:化瘀止痛为主,配合清热、除湿、行气之法。

方药:党参、茯苓、丹皮、黄连、生地黄、白芍、当归、川芎、桃仁、延胡索、莪术、香附、五灵脂、苍术、红花、炒山楂、砂仁。

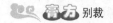

随症加减:若腰骶痛甚,加杜仲、川断;少腹痛兼胸胁胀痛者,加川楝子、八月扎等疏肝理气;若月经量多或经期延长,可加地榆、马齿苋、黄芩等凉血止血;带下异常者,加黄柏、土茯苓除湿止痛。

4. 益肾养肝法

症状:经后小腹隐痛,经来色淡,量少,腰膝酸软,头晕耳鸣,舌质淡红,脉沉细。

证型:肝肾亏虚。

治则:益肾养肝,养血止痛。

方药:党参、黄芪、当归、白芍、山药、阿胶、山茱萸、巴戟天、甘草、苍术、茯苓、红花、炒山楂、生薏苡仁、砂仁。

随症加减:若腰骶痛甚者,加杜仲、川断补肾益气;少腹痛兼胸胁胀痛者,加川楝子、延胡索;若脾虚气弱,胃纳欠佳者,加木香、佛手益气和胃。

三、膏方举隅

患者,女,36岁。2008年11月29日初诊。月经稀发10余年,初潮12岁,经期7~8日,经量渐减,痛经,伴随经行头胀痛,疲倦乏力,腰酸,少腹胀。舌质淡,苔薄,脉细弦。生育史:0-0-2-0。辨为肾虚血瘀,络道不畅。治拟益肾,养血,通络。

膏方:党参300克,白术90克,茯苓神各120克,红藤300克,败酱草100克,丹皮90克,丹参300克,全当归200克,熟地黄300克,广郁金90克,合欢皮300克,天麻120克,钩藤300克,鸡血藤150克,延胡索200克,怀牛膝100克,路路通100克,炙乳没各90克,炒山楂120克,生薏苡仁100克,杜红花30克,泽泻100克,淮山药120克,淡吴茱萸30克,砂仁30克,苍术30克。

生晒参100克,陈阿胶250克,鹿角胶100克,龟甲胶100克,冰糖300克,饴糖100克,蜂蜜100克,黄酒500克,收膏。

次年二诊:因患者居香港工作繁忙,其母代诊,述其服药后痛经明显减轻,精神状态好转,唯夜尿多。守前方,加杜仲 200克,桑寄生 200 克,益智仁 200 克,炙远志 30 克。

四、预防与调摄

对于痛经的治疗,本着"求因为主,止痛为辅"的原则。经期间腹痛应及时进行镇静、止痛治疗。对青春期痛经应充实精神心理治疗,阐明月经是发育到性成熟的一种生理现象,解除恐惧及一切不必要的心理障碍。

(1) 注意保暖,特别要注意小腹部的保暖,经期小腹热敷。

(2) 保持外阴清洁,每晚用温水清洗外阴。

(3) 经期禁止性生活,忌盆浴。

(4) 经期前后尽量少吃田螺、蚌肉等寒冷或刺激性食物,尤其不可以吃冷饮,忌蟹肉等寒性食物。

(5) 坚持体育锻炼。

(6) 经期要避免重体力劳动。

(7) 保持轻松的心情,善于用音乐和倾诉方法消除不必要的恐惧和紧张情绪。

因子宫内膜异位症和子宫肌腺症引起的继发性痛经,需要视病情程度和阶段做好定期随访。如因盆腔炎症引起的疼痛,及时选择手术及消炎治疗。

 第四节　围绝经期综合征

一、临床特点与病机分析

围绝经期是妇女由生殖期过渡到老年期的一个过渡阶段,包括绝经前期、绝经期和绝经后期。绝经指月经停止 12 个月,是每个妇女生命进程中必然发生的生理过程,提示卵巢功能衰

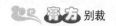

退,生殖能力终止。妇女在绝经前后,由于性激素减少会引起一系列躯体及精神心理症状,将这阶段称为围绝经期综合征(俗称更年期综合征)。最早出现的症状常为潮热、汗出和情绪改变。潮热从胸前开始,涌向头部、颈部和面部,继而出汗,汗出热退,持续时间长短不定,短者数秒,长者数分钟,发作次数也多少不一;情绪改变,表现为易激动,烦躁易怒,或无故悲伤欲哭,不能自我控制。此外,尚有头晕头痛、心悸失眠、腰酸背痛、月经紊乱等。晚期症状则有阴道干燥灼热、阴痒、尿频急或尿失禁、皮肤瘙痒等。

围绝经期的最早变化是卵巢功能衰退,表现为血卵泡刺激素水平升高,同时血雌二醇水平显著低落。继之才表现为下丘脑和垂体功能退化。围绝经期后,卵巢体积缩小,卵巢皮质变薄,原始卵泡耗尽,不再排卵。临床上绝经分为自然和人工绝经两大类,自然绝经是指卵巢内卵泡生理性耗竭而导致的月经闭经;人工绝经则是由于手术切除或放射线损坏两侧卵巢而导致的绝经,人工绝经更容易诱发本病。

女子进入围绝经期,冲任二脉虚损,精血不足,脏腑功能紊乱,气血阴阳失调,故见经断前后诸证。本病以肾虚为本,常由肾阴虚不能上济于心,心火偏亢,不能下济于肾,导致心肾不交。虚多实少,即便有实证,亦多为虚中夹实,纯实证不多见。累及的脏腑主要是心、肝、脾、肾。

二、处方经验

围绝经期卵巢功能衰退是一个不以人们意志为转移的生理过程,是女性生命过程中无法避免的重要阶段。未病养生、防病于先,欲病救萌、防微杜渐,已病早治、防其传变。在饮食调理、生活固摄的基础上,配合膏方治疗,使围绝经期妇女身心健康地度过这一关键时期。膏方调护注意辨清阴阳属性,临证时应根据临床表现、月经情况、舌脉的变化,辨证其属肝肾阴虚、肾阳虚、心脾两虚等。根据辨证,一般有以下几种方法。

1. 滋肾养阴法

症状:月经紊乱,经色鲜红,量或多或少,头晕耳鸣,心烦易怒,潮热汗出,五心烦热,腰膝酸软,皮肤瘙痒或如蚁行,阴道干涩,尿少色黄,舌红少苔,脉细数。

证型:肾阴亏虚,肝失所养。

治则:滋肾养阴,佐以潜阳。

方药:党参、黄芪、柴胡、白术、百合、生地黄、淮小麦、知母、熟地黄、山药、枸杞子、山茱萸、茯苓、炙甘草、炒枣仁、磁石、炙远志、淡吴萸、炒黄连。

随症加减:若见经前乳胀,乳头胀痛,精神抑郁寡欢,烦躁不宁,选白芍、枳壳、炙甘草、川芎、香附、合欢皮等。

2. 温肾扶阳法

症状:月经紊乱,或崩中漏下,或闭经,白带清冷,精神萎靡,形寒肢冷,面色晦暗,色淡,苔薄,脉沉细无力。

证型:肾阳亏虚,冲任渐衰。

治则:温肾扶阳,调补冲任。

方药:可予右归饮加减。党参、黄芪、柴胡、白术、百合、熟地黄、山茱萸、枸杞子、鹿角霜、菟丝子、杜仲、当归、肉桂、制附子、炒山楂、生薏苡仁、泽泻、淮山药、淡吴茱萸、砂仁。

随症加减:若见腰膝关节酸痛,经行量少,或夹血块,可加丹参、木瓜、鸡血藤、牛膝等;若见经行或经后发热,神疲倦怠,自汗频发,少气懒言,失眠多梦,可予茯神、酸枣仁、龙眼肉、木香、远志。

3. 益阴扶阳法

症状:绝经前后头晕耳鸣,健忘,乍寒乍热,颜面烘热,汗出恶风,腰背冷痛,月经紊乱或闭经,舌质淡,苔薄白,脉沉细。

证型:肾阴阳两虚。

治则:滋养肾阴,扶正益阳。

沪上中医名家养生保健指南丛书

方药:党参、黄芪、柴胡、白术、百合、生地黄、淮小麦、知母、炙甘草、炒枣仁、仙茅、仙灵脾、白芍、巴戟天、黄柏、女贞子、炙远志、淡吴萸、炒黄连。

随症加减:若乳房胀痛有结节,加橘核、王不留行、皂角刺;若心烦易怒,口苦咽干,目赤,加焦山栀、黄连、柴胡等;若潮热汗出,加龟甲;症见心悸怔忡、失眠多梦、健忘、神志失常等,选熟地黄、山药、泽泻、丹皮、五味子、莲子心等;若便溏者,加补骨脂、肉豆蔻。

三、膏方举隅

患者,女,58岁。2013年11月30日初诊。患者绝经5年,生育史:1-0-1-1(1983年顺产)。平素颈椎冷感,关节疼痛,胃脘怕冷,腰酸,夜寐多梦,烘热时作,急躁心烦。已服膏方4年,诸症缓解。年岁渐增,肾水不足,水不涵木,致肾虚肝旺,见烘热心悸即作,苔薄质偏红,脉细小滑数。既往史:颈椎病、鼻窦炎、慢性胃炎、腰椎滑脱症。证属肾虚肝旺,水火不济,阴阳失调。治拟滋肾平肝,调和阴阳,宁心安神。

膏方:党参120克,黄芪120克,柴胡100克,白术120克,百合150克,生地黄150克,淮小麦200克,知母90克,炙甘草30克,炒枣仁100克,磁石300克,广郁金100克,合欢皮300克,女贞子100克,旱莲草100克,淡竹叶90克,莲子心30克,焦山栀100克,焦六曲100克,淡子芩60克,辛夷花包60克,煅瓦楞150克,泽泻100克,珍珠母300克,海螵蛸100克,景天三七50克,怀牛膝100克,辛夷花90克,防风90克,肉桂30克,炙远志60克,淡吴萸30克,炒黄连30克,山茱萸60克。

生晒参100克,龟甲胶150克,黄明胶250克,饴糖200克,白冰糖200克,黑芝麻100克,核桃肉100克,黄酒200克,收膏。

四、预防与调摄

围绝经期综合征起病之初常有月经紊乱、情绪波动、潮热等症状，此时予以及早发现、及早诊断、及早治疗，可防止疾病进一步发展。进入围绝经期的女性，首先自己不要紧张害怕，既来之，则安之，必要时求助医师；维持适度的性生活，定期做咨询和必要的妇科检查，以便及时治疗和预防器质性病变。选择正确适当的运动疗法可以提高身体功能和增强身体的抵抗力，根据患者的不同身体状况，可以选择太极拳、八段锦、五禽戏、健走、交谊舞等。培养患者对生活的热爱，从而增强战胜疾病的信心。

另外"药补不如食补"，容易潮热盗汗的患者可适当进食银耳、麦冬等补阴的食材，容易眩晕、失眠的患者可适当进食猪肝、红枣、赤小豆等补血的药材，容易情绪不稳定、多疑、焦虑的患者可适当进食山楂、陈皮等疏肝理气，容易手脚冰凉、耳鸣、脱发严重的患者可适当进食枸杞子、核桃等补肾之品等。日常饮食以营养均衡、清淡为主，适当多食五谷杂粮、水果等补充膳食纤维，少食辛辣刺激肥甘油腻之品。

第五节　产后病

一、临床特点与病机分析

产妇在新产后及产褥期内发生的与分娩或产褥有关的疾病，称为"产后病"。产后病的病因病机：①亡血伤津，元气亏损，虚火易动；②瘀血内阻，败血妄行；③饮食劳倦外邪所伤。由于产后病是在气血津液虚损的基础上发生的，正虚邪盛，故形成了多虚多瘀的特点。《傅青主女科·产后编上卷·产后总论》有云："凡病起于血气之衰，脾胃之虚，而产后尤甚。"常

见产后病有产后血晕、产后发热、产后汗症、产后抑郁、产后缺乳、产后腹痛等,产后便秘、产后排尿异常、产后恶露不绝和产后关节痛也尤为多见。产后病的病因病机,可归纳为亡血伤津、瘀血内阻、外感六淫或饮食房劳所伤 3 个方面,多因冲任不固,气血运行失常,或产后伤血耗气,冲任血虚,胞脉失养,或产后气血虚弱,虚损未复之时,风、寒、湿、瘀之邪乘虚而入所致。

二、处方经验

临床上常见许多妇女产后数月感不适,或身痛,或汗出过多,或脱发等。可参照产后的特点治疗,临证时也应注意补虚与祛邪的关系,虽有虚损宜补,但不可过于温热滋腻厚味,以防助邪。张景岳提出:"产后气血俱去,诚多虚证。然有虚者,有不虚者,有全实者。凡此三者,但随证,随人,辨其虚实,以常法治之……"产后是"多虚多瘀"之体,因此在用药时应注意其产后的特点,扶正时不可过补,以免阻滞气机;祛邪也不可过度,否则会损伤正气。

1. 产褥期抑郁症 产妇在产褥期内出现抑郁症状,称产褥期抑郁症,通常在产后 2 周内出现,表现为易激惹、恐怖、焦虑、沮丧和对自身及婴儿健康过度担忧,常失去生活自理、照料婴儿的能力,有时还会陷入错乱或嗜睡状态,需要到专科就诊评估诊疗。如兼有心脾两虚、肝郁气结、瘀阻气逆类型,还可选用以下几种方法治疗。

(1) 补益心脾法

症状:产后抑郁不舒,夜寐不安,神志恍惚,悲伤欲哭,不能自主,舌质淡红,苔薄白,脉沉细无力。

证型:产后思虑过度,心血暗耗,脾气受损,气血生化不足,血不养心,心神失养。

治则:补益心脾,养血安神。

方药:甘草、小麦、大枣、白术、茯神、黄芪、龙眼肉、酸枣仁、党参、木香、当归、远志、生姜、大枣、柏子仁、合欢皮。

随症加减:心悸不宁者,加龙齿、钩藤、夜交藤;产时产后失血较多,面色㿠白者,加阿胶、枸杞子、制首乌、菟丝子。

（2）疏肝健脾法

症状:精神郁闷,心烦易怒,头痛,失眠多梦,善太息,胸胁乳房胀痛,舌质淡,苔薄白,脉弦细。

证型:素性抑郁,产后复因情志所伤,或受惊吓,魂不守舍。

治则:健脾柔肝,补血宁神。

方药:黄芪、党参、生地黄、熟地黄、白术、茯苓、柴胡、当归、白芍、甘草、生姜、薄荷、香附、郁金。

随症加减:大便燥结,加制大黄、郁李仁、枳壳、厚朴;五心烦热,加丹皮、栀子。

（3）活血化瘀,宁心醒神法

症状:产后恶露不下,或下而不畅,小腹硬痛拒按,抑郁寡欢,或神志错乱如见鬼状,喜怒无常,甚则伤人毁物,舌紫暗,有瘀点瘀斑,脉涩。

证型:产后元气受损,复因劳倦耗气,或产后胞脉空虚,寒邪内侵,血行迟滞成瘀,阻碍气机,气逆扰心。

治则:活血化瘀,醒神。

方药:桃仁、柴胡、香附、木通、赤芍、大腹皮、青皮、半夏、桑白皮、苏子、赤芍、石菖蒲。

随症加减:大便燥结者,加制大黄、柏子仁;夜难入寐,躁动甚者,加生铁落。

（4）情志调理

1）应给予足够的重视,处理好家庭的婆媳及夫妻关系,缓解孕妇对分娩的恐惧害怕心理,减轻产后压力,预防产后抑郁症的发生。产后要充分休息,不宜过早、过度操劳及过重的心理负担,以免产后血崩、子宫脱垂。

2）饮食禁忌：多吃富含维生素、蛋白质的食物，如水果、蔬菜、豆类、牛奶、动物肝脏等，忌浓茶、咖啡、烟酒等。

3）穴位保健：①运百会以定神安眠。百会穴位于头顶部正中线上，距前发际 5 寸；或两耳尖连线与头部正中线之交点处。运百会时取卧位，两手轮流以食、中指指腹按揉百会穴 1 分钟，手指用力不能太重。②揉神门以宁心安神。神门穴位于掌后腕横纹尺侧端，尺侧腕屈肌腱桡侧缘凹陷处。揉神门穴时可以取坐位，拇指按压在右手神门穴上，按揉 2 分钟，然后再换手操作。③抹眼球以调养心气。卧位，闭眼，将两手中指分别放于两眼球上缘，两无名指分别放在眼球下缘，然后在目内外眦之间来回揉抹 20～30 次，用力要轻。

2. 产后乳汁少或全无　乳汁的分泌与阴血、脾胃、肝气、冲任等有十分紧密的联系，若气血生化不足，后天失养或肝气失衡等均会导致产后乳汁分泌不足。治疗原则为虚者当补之，实者当疏之，虚实夹杂者，疏补并用，主要有以下几种方法。

（1）药食通乳：所谓药膳，是指采用一定的中药与相应的食物搭配调制而成的食品。在催乳时采用药食两用的药物有：川芎有行气开郁、祛风燥湿、活血止痛之功效，入肝胆经；当归有补血和血、调经止痛、润燥滑肠之功效，入心肝脾经；木通有泻火行水、通利血脉之功效，入心小肠膀胱经；王不留行可行血通经、催生下乳，入肝胃经；黄芪可补中益气，入肺脾经。平素可以选用上药 1～2 味合用于食物中使用，催乳、通乳的效果明显。

（2）补气养血，佐以通乳法

症状：多乳汁清稀，乳房柔软，无胀感，面色少华，神疲乏力，食欲不振，心悸头晕，舌淡少苔，脉虚细。

证型：气血虚弱，乳汁乏源，以致不能化生乳汁。

治则：补气养血，佐以通乳。

方药：党参、黄芪、女贞子、白术、当归、麦冬、桔梗、通草、木香、当归、远志、生甘草。

随症加减:若食欲不振,大便溏泄者,加茯苓、山药、白扁豆；头晕心悸者,加阿胶、白芍、何首乌；症见肾气不足、腰酸腿软者,加紫河车、鹿角胶、巴戟天、熟地黄。

(3) 疏肝解郁,通络下乳法

症状:产后乳汁甚少或全无,乳汁浓稠,乳房胀硬或疼痛,情志抑郁,或有微热,食欲不振,舌质正常或黯红,苔薄黄,脉弦或弦数。

证型:经脉阻滞,气血不通,乳汁不行。

治则:疏肝解郁,通络下乳。

方药:当归、白芍、川芎、生地黄、柴胡、青皮、天花粉、漏芦、通草、路路通、桔梗、白芷、穿山甲、王不留行、甘草。

(4) 日常调理

1) 饮食禁忌:产后忌生冷寒凉之品,忌油腻黏滞之品,忌酸涩收敛之品,忌辛辣发散之物,忌芹菜、麦芽、蒲公英等回乳之品。尽量吃富含蛋白质的食物,如肉类、豆类、牛奶等。

2) 生活调摄:保持心情舒畅,勿因情志不畅而致奶水稀少。鼓励早开奶,指导正确喂乳姿势,按需哺乳。

3) 注意乳头清洁,及时排空乳房:防止乳汁积滞,一旦发生,及时给予热敷或按摩,乳头皲裂者宜及时治疗。

3. 产后身痛　产后身痛又名产后遍身疼痛、产后关节痛、产后痹证、产后痛风,即俗称的"产后风"。它是指产妇在产褥期内,出现肢体或关节酸楚、疼痛、麻木,关节活动不利,甚者关节肿胀等症状,是妇女产后的常见病。本病发病机制主要是产后气血虚弱,虚损未复,风、寒、湿、瘀之邪乘虚而入,使气血凝滞,经脉失养,导致肢体关节疼痛。治疗宜养血活血,通络止痛。结合辨证,主要有以下几种方法。

(1) 益气养血,温经通络法

症状:产后遍身酸痛,肢体麻木,关节酸楚,面色萎黄,头晕耳鸣,夜尿多,舌淡红,苔薄白,脉沉细。

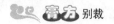

证型:血虚。

治则:益气养血,温经通络。

方药:黄芪、桂枝、白芍、生姜、当归、川芎、独活、肉桂、川断、杜仲、桑寄生、防风、熟地黄、秦艽。

随症加减:若头晕眼花,心悸明显者,加枸杞子、龙眼肉、制首乌、阿胶;若关节疼痛较重兼有外邪者,加穿山甲、威灵仙、羌活。

(2)活血养血,通瘀止痛法

症状:产后遍身疼痛,按之痛甚,恶露量少舌暗,小腹疼痛拒按,舌紫暗,苔薄白,脉弦涩。

证型:血瘀。

治则:活血养血,通瘀止痛。

方药:当归、川芎、桃仁、炮姜、炙甘草、桂枝、牛膝、桑寄生、秦艽、防风、杜仲。

随症加减:症见肢体麻木、酸痛者多为虚证,可加党参、杜仲;疼痛按之加重者多为瘀证,酌加鸡血藤、赤芍;疼痛游走不定者多为风证,加荆芥、独活。

(3)补肾强腰法

症状:产后身痛,以腰膝关节酸痛为主,或足跟痛,头晕耳鸣,夜尿多,舌淡黯,苔薄白,脉沉细。

证型:肾虚。

治则:补肾强腰,壮筋骨。

方药:当归、川芎、独活、肉桂、川断、杜仲、桑寄生、防风、生姜、秦艽、熟地黄。

随症加减:冷痛而热敷痛减者多为寒证,加小茴香、艾叶、桂枝、吴茱萸等;重着而痛者多为湿证,加泽泻、薏苡仁;若见产后便秘,可予肉苁蓉、麻仁、制大黄、芒硝等通腑泄热、润肠通便。祛邪之时,当配养血补虚之药,以助祛邪而不伤正。

（4）日常调理

1）注意保持会阴部清洁，产后应仔细检查胎盘及胎盘是否完整，密切观察子宫收缩情况。

2）注意产褥期护理，要慎起居，避风寒。注意保暖，避免居住在寒冷潮湿的环境。

3）加强营养，增强体质，适当活动，保持心情舒畅。

4. 产后恶露不绝　产后恶露是指随子宫蜕膜脱落，含有血液、坏死蜕膜等的组织经阴道排出，是产妇在产褥期的临床表现，属于生理性变化。恶露有血腥味，但无臭味，其颜色及内容物随时间而变化，一般持续4～6周，总量为250～500毫升。如超出上述时间仍有较多恶露排出，称之为产后恶露不尽。出血多导致严重贫血时应及时到产科医院就诊。本病的发病病机，主要是冲任不固，气血运行失常。对于产后出血的患者，多采用"急则治标，缓则治本"的原则，中医选用补气养血，固摄冲任为主要治法。注意产后特点，补虚不留瘀，祛瘀不伤正，使气血调和，冲任功能正常。临床上常有气虚、血瘀、血热3种证型，主要有以下几种方法。

（1）补脾益气，固冲摄血法

症状：产后恶露较多，或持续10日不止，色淡红、质稀，无臭味，精神倦怠，神疲懒言，四肢无力，面色苍白，小腹空坠，口唇、舌淡，苔薄白，脉缓弱。

证型：气虚。

治则：补脾益气，固冲摄血。

方药：人参、黄芪、白术、陈皮、升麻、柴胡、甘草、艾叶、补骨脂、鹿角胶。

随症加减：若心悸气短者，加五味子、龙眼肉；夹血块，兼瘀者，加益母草、三七、生蒲黄、败酱草。

（2）活血化瘀，调冲止血法

症状：产后血性恶露持续10日不止，量时多时少，或排出不

沪上中医名家养生保健指南丛书

畅，或突然大量出血，色紫暗或黯红，夹血块，小腹疼痛拒按，血块排出腹痛减轻，舌紫暗或边尖有瘀斑、瘀点，脉沉涩或弦涩。

证型：血瘀。

治则：活血化瘀，调冲止血。

方药：当归、川芎、桃仁、炮姜、炙甘草、生蒲黄、五灵脂、益母草、茜草、三七。

随症加减：若小腹冷痛，寒凝血瘀者，加炒艾叶、乌药、补骨脂；胸胁、少腹胀疼痛，气滞明显者，加川楝子、郁金；若瘀久化热，恶露臭秽，兼口燥咽干者，加黄柏、败酱草、蒲公英、马齿苋。

(3) 养阴清热，安冲止血法

症状：产后恶露过期不止，量较多，色紫红，质黏稠，有臭气，口燥咽干，面色潮红，舌红，苔少，脉细数无力。

证型：血热。

治则：养阴清热，安冲止血。

方药：熟地黄、生地黄、黄芩、黄柏、白芍、山药、川断、甘草、贯众、七叶一枝花、炒地榆、煅牡蛎。

随症加减：若咽干口燥，五心烦热，舌红苔少，脉细数者，去川断，加玄参、麦冬、地骨皮；若肝郁化热，症见乳房、少腹胀痛，心烦易怒，口苦咽干，脉弦数者，治拟疏肝解郁，清热止血，加合欢皮、焦山栀、百合、生地黄、旱莲草、茜草等。

(4) 日常调理

1) 分娩前积极治疗各种妊娠相关疾病，如妊娠期高血压、贫血、阴道炎等。

2) 坚持哺乳，有利于子宫收缩和恶露的排出。

3) 分娩后每日观察恶露的颜色、量和气味。正常的恶露，应无臭味但带有血腥味，如果发现有臭味，则可能为异常情况，及时去医院就诊。

4) 保持阴道清洁。因有恶露排出，妇女应勤换卫生棉，保持清爽，最好暂时禁止行房，减少感染发生。

5）为促使恶露排除,帮助子宫复旧,可服益母草膏或生姜红糖汤。产后自觉神疲乏力,腰酸不适者,可食甲鱼、黄芪炖母鸡以补肾益气。恶露常夹较多血块,下之不畅者,可用苏木或益母草煮青壳鸭蛋喝汤吃蛋,也可于产后服生化汤(当归、川芎、桃仁、甘草、炮姜)。

三、膏方举隅

患者,女,31 岁。2013 年 11 月 9 日初诊。患者产后 6 月余来院就诊。产前月经尚规则,产后经量较前减少,色暗红,夹有血块,无痛经。生育史:1-0-2-1。2011 年宫外孕左侧输卵管切除,2012 年体外受精-胚胎移植(IVF-ET)得双胞胎,2013 年 5 月顺产。产后恶露 15 日净,哺乳 2 月余。自产后周身骨节疼痛酸楚,腰骶尤甚;产后 3 月脱发且白发渐生,口渴欲饮,饮水后口渴不解;大便质干,2～3 日一行。慢性胃炎史。苔薄黄,舌质淡红,脉细弦。产后气血亏虚,肝肾不足,虚火上炎,灼伤津液。治拟补益肝肾,清心降火,生津止渴。

膏方:党参 100 克,黄芪 150 克,女贞子 120 克,山茱萸 90 克,白芍 100 克,麦冬 120 克,巴戟天 90 克,熟地黄 120 克,制香附 100 克,菟丝子 120 克,当归 120 克,川芎 90 克,仙灵脾 100 克,制首乌 120 克,蛇床子 100 克,丹参 120 克,知母 90 克,百合 300 克,黄芩 100 克,黄连 30 克,大生地黄 150 克,淡吴萸 30 克,车前子 150 包克,泽泻 90 克,川石斛 120 克,旱莲草 100 克,全蝎 50 克,砂仁(后下)30 克,浙贝 100 克,炒枳壳 60 克,生甘草 30 克。

生晒参 50 克,铁皮枫斗 24 克,陈阿胶 100 克,龟甲胶 200 克,黄明胶 200 克,饴糖 150 克,白冰糖 200 克,黑芝麻 100 克,黄酒 500 克,收膏。

2014 年 2 月 20 日复诊,一诊用药后,患者关节酸痛诸症缓解,药即见效。

四、预防与调摄

因产后百节空虚,存在气血耗伤、余血停滞未净的情况,稍有调摄不适,极易感邪而为病,故基于未病先防,既病防变的思想,应多重视产后调养,从生活起居、饮食等方面进行调摄。

(1) 产后尽早解小便:以免膀胱膨胀,妨碍子宫复旧。

(2) 防止便秘:以免造成阴道膨出、子宫不同程度脱出。

(3) 注意会阴部卫生:每日及便后清洗会阴部,保持会阴部清洁和干燥,勤换会阴垫和内衣内裤。

(4) 注意科学补养:食用营养丰富的肉、蛋、鱼和豆腐等,特别要多食新鲜干净的蔬菜和水果,多喝牛奶。产后饮食调护还要结合各地产后风俗习惯,不同地域、不同民族的特点,如北方地区喜用老母鸡煨汤,广州地区喜用甜醋煲猪脚、饮山鸡酒,客家人喜用娘酒蒸鸡等。

(5) 讲究卫生:破除产后不能洗漱的旧习俗,预防产褥疾病。

(6) 产后百日之内忌重体力劳动,忌房事。产后过早劳作会导致诸多产后病的发生,避免过劳和过逸。

(7) 适当地进行产后锻炼:做产褥体操,有助于身体康复和恢复体形。

 第六节　不孕症

一、临床特点与病机分析

夫妻同居1年以上,有正常性生活,未避孕而未受孕者,称为不孕症。现代医学认为,阻碍受孕的因素与女方和男方都有关系,女性不孕以排卵障碍和输卵管因素居多。中医学认为肾主生殖而藏精气,当肾气盛,精血充沛,天癸至,月事以时下,两精相搏,则可受孕。反之,若由于某些因素影响了上述任何一个环节,都会导致不孕。不孕与肾的关系最为密切。肾虚可导致肝、脾、心等脏腑功能失调,出现肝肾不足、脾肾两虚等证,影响冲任气血失调,子宫难以摄精成孕。

二、处方经验

不孕可能与肾虚、肝郁、瘀血阻滞有关。中医膏方调护以补肾气、益精血、养冲任、调月经为治则,结合辨证施治,如《石室秘录·子嗣论》中指出:"胞胎冷者温之,脾胃寒者暖之,肝气郁者开之,痰气盛者消之,肝火旺者平之,肾水衰者补之,任虚病者除之,膀胱气化不行者助肾气,气血虚不能摄胎者益其气血,则女子无子者亦可有子,而不可徒治其胞脉者。"中医辨证不孕症常表现为肾虚、肝郁、瘀血阻滞、痰湿内阻4种证型。

1. 益肾助孕法

症状:婚后不孕,月经不调,经量或多或少,头晕耳鸣,腰痛腿软,精神疲惫,小便清长或频数,腹冷肢寒,性欲淡漠,舌淡,苔薄,脉沉细,两尺尤甚。

证型:肾精不足或肾源亏损,胞脉失养,不能摄精助孕。

治则:益肾调经为大法,佐以补气、养血,调冲任。

方药:党参、黄芪、白术、茯苓、芍药、川芎、炙甘草、当归、熟地黄、菟丝子、鹿角霜、杜仲、砂仁、佛手、巴戟天、补骨脂、菟丝子、石楠叶、附子、杜仲、仙灵脾、佛手、麦芽。

随症加减:若寒客胞中,致宫寒不孕者,症见月经后期,小腹冷痛,畏寒肢冷,选艾叶、香附、紫石英、续断、吴茱萸、肉桂等;若血虚伤阴,阴虚内热者,症见月经先期,量少,色红,腰酸腿软,手足心热,口干咽燥,宜清热养阴,选生地黄、丹皮、白芍、玄参、黄柏、女贞子、旱莲草;若兼有潮热,加知母、青蒿、龟甲、鳖甲以滋阴清热。

2. 平肝助孕法

症状:月经前后不定,经前乳房胀痛,经血夹块,胸胁不舒,

沪上中医名家养生保健指南丛书

小腹胀痛,精神抑郁,或烦躁易怒,舌红,苔薄,脉弦。

证型:肝气郁滞,或暴怒伤肝,疏泄失常,气血不调,胞宫不能摄精助孕。

治则:疏肝解郁,养血理脾。

方药:党参、黄芪、当归、白芍、白术、茯苓、牡丹皮、香附、欠实、砂仁、仙灵脾、佛手、麦芽、川楝子、郁金、百合、柴胡、合欢皮。

随症加减:若见乳胀有结块者,加王不留行、路路通、橘核等破气消癥;乳胀胀痛灼热者,加蒲公英清热泻肝;如梦多寐差,可加酸枣仁、夜交藤等宁心安神;若胸闷气短者,加瓜蒌、胆南星、石菖蒲宽胸理气以化痰湿。

3. 化瘀助孕法

症状:月经后期,多年不孕,经行腹痛,色紫暗,或舌边有瘀点,脉弦涩。

证型:情志内伤,气机不畅,血随气结,或寒、热、湿、外伤致瘀滞冲任,胞脉阻滞不通导致不孕。

治则:活血化瘀,温经通络。

方药:党参、黄芪、小茴香、干姜、肉桂、当归、川芎、没药、蒲黄、五灵脂、延胡索、赤芍、仙灵脾、佛手、合欢皮、柴胡、路路通、桃仁、杜红花。

随症加减:若月经过多者,黄芪加量,酌加续断补气益肾以固冲任;兼血虚者,伴头晕眼花,心悸少寐,治拟养血活血,加夜交藤、远志、莲子心;兼瘀热,加红藤、败酱草。

4. 化痰助孕法

症状:多形体肥胖,经行后期,甚或闭经,不孕,带下量多,苔白腻,脉滑。

证型:痰湿内阻,水湿内停,滞于冲任,壅阻胞宫,而致不孕。

治则:燥湿化痰,调理冲任。

方药:党参、黄芪、茯苓、半夏、陈皮、甘草、苍术、香附、枳壳、生姜、神曲、仙灵脾、佛手、麦芽、泽泻、贝母、石菖蒲。

随症加减：心悸者，酌加远志以祛痰宁心；月经后期或闭经者，加鹿角、仙灵脾、巴戟天以补益冲任；寒客胞中，宫寒不孕者，加艾叶、小茴香。

三、膏方举隅

患者，女，30 岁，体胖。2009 年 11 月 26 日初诊。月经延后 7～15 日 3 年余，求嗣。初潮 14 岁，经期 7 日，周期 28～45 日，量中，无痛经。3 年来月经周期延后 7～15 日，量较前减少 1/3，色深红，夹血块，上月经行 5 日，量偏少。已婚，生育史：0-0-0-0。平素怕冷，易疲乏，纳少，大便欠爽，夜寐欠安，难入睡，梦多，物理减肥中。舌质淡红，苔少，脉细弦。证属肝肾阴虚，痰浊内阻，冲任失调。治以疏肝益肾，清化痰浊，调理冲任。

膏方：党参 120 克，当归 120 克，生地黄 120 克，白芍 120 克，川芎 90 克，川断 90 克，菟丝子 150 克，巴戟天 90 克，仙灵脾 100 克，肉苁蓉 90 克，山茱萸 90 克，淡子芩 100 克，乌药 90 克，五灵脂 120 克，花蕊石 120 克，广郁金 90 克，合欢皮 300 克，柏子仁 100 克，钩藤 300 克，石决明 300 克，石菖蒲 90 克，泽泻 120 克，女贞子 120 克，旱莲草 120 克，苍术 60 克，厚朴 60 克，川石斛 100 克，炒山栀 120 克，砂仁（后下）30 克，佛手 90 克。

西洋参 50 克，陈阿胶 250 克，鹿角胶 75 克，龟甲胶 75 克，冰糖 200 克，饴糖 100 克，黄酒 500 克，收膏。

服膏后无不适，次年受孕，2011 年喜得一子。

四、预防与调摄

（1）学会自我监测：对于不孕症，提倡婚前检查，更建议患者自我监测。不孕症的自我监测包括有关症状、体征及相应检查，如月经期、量、色、质的变化，腰腹症状，白带性状和性生活等情况；检查有卵巢功能测定（基础体温测定、B 超监测排卵）、输卵管通畅试验等。

（2）备孕期女性因工作及生活压力，会导致精神焦虑和紧张，应保持心情舒畅，充满信心，合理安排生育时间，作息有时。

（3）强身健体，戒除饮酒和过度吸烟的习惯，有利于不孕患者生育能力的调节与恢复。不孕症夫妇应起居规律，合理安排生活，避免性生活次数过频或过少。对免疫性不孕，除接受相应的治疗外，必要时可使用避孕套实施隔离治疗一段时间。此外，不孕症夫妇在性交体位和排卵期时间掌握上进行探究，可提高受孕概率。一般认为下次月经之前 14 日左右为排卵期，排卵期前后 2~3 日是受孕的关键时期，可通过排卵试纸和基础体温变化了解自己的排卵情况。

（4）平素应注重药食同用，以补肾益精、温肾助孕为主，选用羊肉、猪排骨、脊髓、山药、枸杞、肉苁蓉等增加每日营养，为以后怀孕做好准备。已接受中医治疗的备孕期女性，建议在医师指导下调整饮食。

（5）婚后如暂无生育愿望或计划，应采取避孕措施，尽量避免人工流产，以防发生生殖系统炎症导致继发不孕。对于因输卵管炎性不孕或排卵障碍等引起的不孕患者，建议及时就医，以免耽误受孕最佳时期。患结核、阑尾炎或急性淋菌性生殖道感染时，应积极治疗，以免造成输卵管或子宫内膜感染。

第十章
五官科疾病

第一节　概述

　　耳司听觉,主平衡,为宗脉之所聚;鼻居面中为阳中之阳,司嗅觉,助发音,是清阳交汇之处;咽喉上连口腔,下通肺胃,司饮食,行呼吸,为经脉循行之要冲。耳为肾窍,鼻为肺窍,喉为肺系所属。耳鼻喉科疾病与脏腑、经络、气血的病理变化密切相关。临床辨治应树立整体观念,忌"头痛医头,脚痛医脚"。膏方调治主要用于耳鼻喉科疾病的稳定期,增强体质,使脏腑功衡协调,达减轻或治愈的功效。

第二节　梅尼埃综合征

一、临床特点与病机分析

　　梅尼埃综合征又称迷路积水,是由于内耳的膜迷路发生积水,以致出现发作性眩晕、耳鸣、耳聋、头内胀痛等症状的疾病。梅尼埃综合征过去常见于老年人,如今年轻患者也逐步增多。初期多为单侧,随着病情的进展,部分患者可发展为双侧。病因不明。

　　梅尼埃综合征在中医学又称为"耳眩晕",即因耳窍有病,功

能失调,而引起的眩晕,属于"眩晕"范畴。眩是眼花发黑,视物模糊;晕是头昏脑胀,感觉天地旋转,站立不稳。其特点为眩晕突然发作,自觉天眩地转,身体向一侧倾倒的感觉,站立不稳,并有耳鸣耳聋、恶心呕吐等症状。"诸风掉眩,皆属肝木",肝为风木之脏,体阴用阳,上有心火,中寄胆火,火风内动则眩晕作。"所谓风气甚而头木眩晕者,由风木旺,必是金衰不能制木,而木复生火,风火皆属阳,多为兼化,阳主乎动,两动相搏,则为之旋转。故火本动也,焰得风则自然旋转。"君相火旺,必血虚水亏,脾胃虚弱,肾水亏虚不能生化营血,是造成风火相煽的主要原因,而风木旺,君相火盛煎灼营血津液,生瘀生痰生燥,更加重病情。"耳眩晕"累及多脏腑,以眩晕为主症,伴有恶心呕吐、耳鸣耳聋等脾肾的症状。多系本虚标实,本虚是营血津液不足,标实是风火痰瘀,其结局多是清阳不升,浊阴不降。临床辨证要分清主次,风火相煽者,以平肝清热潜阳为主;浊阴上逆者,当降浊阴;清阳不升者,当升清阳,或升清降浊并进。膏方治疗用于眩晕的稳定期患者,通过调节脏腑功能的协调,使气血阴阳平衡,预防再发。轻发作的患者则需标本同治,消除症状,预防再发。

二、处方经验

《医学从众录·眩晕》云:"盖风非外来之风,指厥阴风木而言,与少阳相火同居,厥阴气逆则风生火发,故河间以风火立论也。风生必挟木势而克土,土病则聚液而成痰。故仲景以痰饮立论,丹溪以痰火立论也。究之肾为肝母,肾主藏精,精虚则脑海空而头重,故《内经》以肾虚及髓海不足立论也。其言虚者,言其病根;其言实者,言其病像,理本一贯。"治疗"耳眩晕",临床常用方法如下。

1. 平肝潜阳法

症状:头晕目眩,头痛且胀,因情志因素而诱发或加剧,发作时面色潮红,烦躁易怒,耳鸣口苦,失眠多梦,舌质红,苔薄黄,脉弦。

证型:阴虚阳亢,风阳挟火热上扰。

治则:平肝潜阳,清热凉血,滋阴补肾。

方药:天麻钩藤饮、羚羊钩藤汤、镇肝息风汤、龙胆泻肝汤、养肝定眩汤等出入化裁:天麻、钩藤、桑叶、菊花、柴胡、当归、羚羊角粉、龙胆草、生地黄、泽泻、代赭石等。

随症加减:若伴盗汗、失眠心悸、手心常热,治宜养血清心火,以四物汤加炒黄柏化裁,当归、生地黄、川芎、白芍、炒黄柏;心火甚者,用天王补心丹合朱砂安神丸,党参、玄参、麦冬、天冬、丹参、当归、桔梗、远志、大枣、炙甘草、生地黄、黄连等;伴视物不清、两目干涩疼痛及夜盲等证候,多为肝肾阴虚,加用杞菊地黄丸,枸杞、菊花、熟地黄、山茱萸、山药、丹皮、茯苓、泽泻等;症见头晕目眩、头沉闷痛、耳鸣耳闷、周身沉重、肢体麻木、肌肤甲错,多与痰瘀有关,可加通窍活血汤、血府逐瘀汤、补阳还五汤、鳖甲煎丸等加减,柴胡、当归、川芎、生地黄、赤芍、桃仁、红花、桔梗、枳壳、鳖甲等。

2. 益气健脾法

症状:体型偏胖,眩晕呈发作性,视物眩转,恶心呕吐,耳鸣耳聋,舌质淡,苔白腻滑,脉弦。

证型:肺脾肾宣发、气化、运化不利,痰、湿、饮内盛,阻滞经络,清阳不升,浊阴不降,营血津液大亏,伏火挟肝风上扰脑窍,发为眩晕。

治则:益气健脾,祛湿和胃,温肾化痰。

方药:半夏白术天麻汤、温胆汤加减,天麻、制半夏、白术、泽泻、姜竹茹、茯苓等。

随症加减:症见头晕,动则加剧,劳累即发,面色无华,唇甲色淡,失眠心悸,记忆力减退,头脑空虚,舌淡脉细弱,以益气聪明汤和右归丸加减,可加柴胡、升麻、白术、葛根、蔓荆子、附子、鹿角片、菟丝子、枸杞子、山茱萸、当归等;伴有咳嗽、鼻塞、发热、

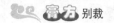

耳鸣,脉浮紧或浮数,多由浊邪上扰清窍,清阳不升所致,治以疏风清热,清利头目,方以桑菊饮、银翘散、九味羌活汤等,可加桑叶、菊花、芦根、荆芥、生地黄、柴胡、葛根、羌活等。

3. 清上温下法

症状:临床上复杂的眩晕患者,多为诸证夹杂,既有清阳不升,又有木枯生风动血,肺肃降不利,还夹有瘀血的症状。

证型:上热下寒。

治则:标本同治,清上温下。

方药:补中益气汤、乌梅丸、生脉饮、血府逐瘀汤、人参败毒散等化裁,柴胡、当归、川芎、生地黄、赤芍、桃仁、红花、桔梗、枳壳、干姜、附子、桂枝、党参、黑大豆、黄连、黄柏、麦冬、五味子、旋覆花、细辛、花椒、羌活、独活等。

◆ 膏方举隅

患者,男,28岁。2014年10月就诊。平素头晕沉,两耳持续蝉鸣,夜寐不安,记忆力差。近1个月来加剧,动则头晕,恶心,视物眩转,心情郁闷时加剧,面部多发痤疮,鼻翼多油腻,面色晦暗,畏寒畏风,手掌粗糙,口干苦,下肢凉,大便黏滞,不成形,夜尿2次色黄,胃纳可,舌暗红胖,苔薄黄腻,脉沉细弦滑。辨为中气下陷,木枯生风,水寒火热,阴阳失和。以乌梅丸、补中益气汤、血府逐瘀汤、人参败毒散、地黄饮子加减(患者为海员,2周后要出海8个月,要求携带膏方),头一周以上方服用后症大减,乃嘱其以下方在外做成膏方外带。饮食清淡。

膏方:干姜120克,附子120克,桂枝120克,当归120克,巴戟天120克,肉苁蓉120克,五味子120克,山茱萸120克,麦冬150克,川石斛150克,生地黄300克,党参150克,黄芪300克,黄连30克,黄柏90克,旋覆花90克,细辛90克,花椒60克,柴胡120克,川芎120克,葛根200克,肉桂30克,酸枣仁120克,黑大豆120克,羌活120克,独活120克,前胡120克,薄荷 30 克,桔梗 60 克,枳壳 90 克,补骨脂 120 克,肉果 120 克,秦艽 120 克,稀莶草 150 克,制首乌 150 克,枸杞子 150 克,鹿角片 120 克。

生晒参 100 克,红参 150 克,西洋参 100 克,铁皮枫斗 24 克,阿胶 300 克,龟甲胶 150 克,紫河车 150 克,鹿角胶 150 克,黄酒 800 克,冰糖 400 克,收膏。

近发短信说膏方服用后,夜寐可,头晕耳闷已愈,夜间仍有轻耳鸣,面色有光泽,脸部痤疮明显减轻。

四、预防与调摄

梅尼埃综合征发病以眩晕、耳鸣为主症,与风火关系密切。平素要注意调畅情志,保持心情舒畅,适当锻炼,增强体质,生活起居有规律,饮食清淡,忌荤腥油腻之品,使脏腑功能协调,气血足,风火无从产生,则病安不作。

 第三节　慢性咽炎

一、临床特点与病机分析

慢性咽炎是咽部黏膜、黏膜下及淋巴组织的弥漫性炎症,常表现为上呼吸道慢性炎症的一部分,一般病程较长,症状顽固,不易治愈。多由急性咽炎反复发作而引起。慢性咽炎主要表现为咽部可有各种不适感觉,如异物感、发痒、灼热、干燥、微痛、干咳、痰多不易咳净、讲话易疲劳,或于刷牙漱口、讲话多时易恶心作呕。严重时咽喉红肿疼痛、吞咽不利或困难、咽部梗阻。主要是患者长期受粉尘或有害气体刺激、烟酒过度或其他不良生活习惯等引起,也可以是某些全身性疾病的局部表现,如贫血、糖尿病、肝硬化及慢性肾炎等。

本病属中医学"慢喉痹""虚火喉痹"的范畴,是由于风热乳

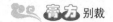

蛾、风热喉痹治疗不及时,留邪伤阴或虚火上炎熏灼咽喉所致,也可由气血郁阻,血瘀咽喉而致。咽喉上连口腔,下通肺胃,司饮食,行呼吸,为经脉循行之要冲。治疗以益阴清热为主,但阴液的生化输藏与脾胃肺肾有关,阴液的盈亏又与君相二火有关,而阴阳是互根互用的,气化不利,阴津不化,痰饮、瘀血阻滞,也使津液不能上承,临床上多需标本兼治。膏方可通过调整脏腑功能平衡而改善咽喉症状,适用于慢性咽炎症见各种不适感觉,如异物感、发痒、灼热、干燥、微痛、干咳、痰多不易咳净、讲话易疲劳等情况时。

二、处方经验

1. 解表清热法

症状:慢性咽炎初起多缘于外感之后,多表现为咽痒,灼热,干咳,咯痰不畅,咽红。

证型:风寒外束,心肝郁热犯肺。

治则:外散风寒,内清郁热。

方药:柴胡、当归、川芎、生地黄、赤芍、桃仁、红花、桔梗、枳壳、苏叶、蝉衣、僵蚕、浙贝、开金锁。

随症加减:口干明显,加芦根、玉竹;咯痰不畅,加桑叶、川贝。

2. 润肺滋肾清火法

症状:病久见异物感,梗阻感,伴有咽痛,手足心热,午后潮热,盗汗,腰酸膝软,耳鸣眩晕,舌质干红。

证型:肺胃津伤,肺失肃降,肾水失养。

治则:滋补肺肾,降火利咽。

方药:百合、生地黄、熟地黄、沙参、玄参、当归、白芍、浙贝、麦冬、桔梗、甘草。

随症加减:异物梗阻感明显,加香附、山栀、川芎、苍术、六曲。

3. 疏肝解郁,理气利咽法

症状:咽部胀闷不适,异物感明显,情志不畅时加重,咽部红或暗红,伴性情急躁易怒,胸胁胀闷不舒,嗳气频频,口苦咽干,舌边尖红,苔黄脉细数。

证型:肺失肃降,肝经郁热。

治则:疏肝解郁,理气利咽。

方药:丹皮、山栀、柴胡、当归、白芍、郁金、茯苓、薄荷、桔梗、甘草。

随症加减:口苦咽干明显,加金银花、白菊花、连翘、天花粉、甘草。

4. 燥湿化痰,散结利咽法

症状:咽喉有痰堵样异物感,咽腔色淡,上附粘痰,并有较多白黏痰咳出,胸脘满闷,纳呆泛恶,身困乏力,口黏,舌淡苔白腻,脉弦或滑。

证型:痰湿互结。

治则:燥湿化痰,散结利咽。

方药:苏叶、桔梗、半夏、厚朴、茯苓、杏仁、薏苡仁、浙贝、甘草。

随症加减:血虚,加当归、白芍;纳呆、乏力明显,加白术、苍术、党参、黄芪、柴胡、升麻;中寒,加干姜、附子。

很多到内科来就诊的患者往往诸证并存,治疗是既要燥湿化痰,又要疏肝解郁,还要滋补肺肾,活血化瘀。

三、膏方举隅

患者,女,1981年2月出生。2012年10月就诊。反复发作咽痛,咽中梗阻异物感,咽中有痰,咳之不出,面色偏黄,月经逐步提前,口干,纳可,二便调,舌淡红苔薄黄,脉细弦,咽部暗红,咽后壁有滤泡。辨为脾失运化,肝肾气化不利,君相二火灼津伤肺,肺失宣肃。治以泻脾补肺,清热化津,调整气机。以四逆汤、

血府逐瘀汤、龙胆泻肝汤、小补肺汤、百合固金汤、升降散加减治疗月余,咽痛未发作,咽中梗阻好转。

膏方:干姜 120 克,附子 120 克,淡竹叶 90 克,生地黄 150 克,柴胡 120 克,丹皮 90 克,山栀 90 克,葛根 200 克,南沙参 90 克,北沙参 90 克,当归 100 克,川芎 100 克,赤芍 100 克,桔梗 60 克,枳壳 60 克,黄芪 150 克,防风 90 克,苏叶 90 克,麦冬 120 克,五味子 90 克,旋覆花 90 克,龙胆草 60 克,开金锁 150 克,鱼腥草 150 克,细辛 60 克,薄荷 30 克,蝉衣 30 克,僵蚕 60 克,片姜黄 60 克,鹿角片 100 克,玉竹 120 克,炙甘草 60 克,甘草 50 克,防风 90 克,百合 90 克,仙灵脾 120 克。

西洋参 100 克,铁皮枫斗 24 克,紫河车 150 克,阿胶 300 克,黄酒 400 克,冰糖 300 克,收膏。

服膏方后诸症未作,以后以上原则化裁用药 2 个月后面色转润,停止用药,嘱其用茅根、芦根、冰糖泡水喝。

四、预防与调摄

慢性咽炎患者应起居有常,劳逸适度,节制房事,减少阴津损耗;情志舒畅,减少操劳,减少或避免过度发音说话、大声唱歌等,以防耗气伤阴;不要在粉尘及空气污染较重环境中工作或过多停留,避免辛辣煎炒食物及烟酒等不良刺激;注意口腔清洁,以避免咽喉受刺激;多服清凉润肺饮料,如白茅根、芦根或以玄参、麦冬煎水喝。

 第四节　过敏性鼻炎

一、临床特点与病机分析

过敏性鼻炎又称为鼻敏感,是一种成因很复杂的上呼吸道疾病。因花粉过敏而引发的过敏性鼻炎可称为枯草热、花粉症或季节性过敏性鼻炎。其症状与感冒相似,主要是眼睛瘙痒、鼻部痒、鼻塞、流涕、打喷嚏和流清水状白色鼻涕等症,间歇性反复发作,发作时鼻黏膜苍白水肿,如还有过敏体质会引起荨麻疹。严重者也可能演变成鼻窦炎、哮喘。

本病属于中医学"鼻鼽"的范畴。鼽病发作,表现为"风"的症状,"诸痛痒疮皆属于心""肺主皮毛""肺开窍于鼻",与外受风寒湿,内有心火克肺,肝木失制,肝风内扰有关,而心火旺、肝风的产生又与营血津液不足有关,脾失运化升清,肾水亏虚是营血不足的根本,所以鼽病之发,病位在肺,内关脾、肾、肝,少阴伏火,外因风寒湿,内外合邪促成。

二、 处方经验

1. 温肺实卫法

症状:鼻鼽发作时症见眼睛瘙痒、鼻部痒、鼻塞、流涕、打喷嚏和流清水状白色鼻涕,头痛泣出,咽痒咳嗽,伴有气短乏力,自汗畏风,舌质淡,苔薄白,脉浮大无力。

证型:肺气虚弱。

治则:温肺实卫为主,兼以祛风散寒。

方药:玉屏风散合桂枝汤加减,黄芪、白术、防风、太子参、诃子、细辛、荆芥、桔梗、鱼脑石、甘草、桂枝、白芍、大枣、生姜。

随症加减:鼻塞甚,加辛夷、白芷;清涕多者,重用细辛;头痛者,加川芎、藁本;咽痒咳嗽者,加蝉衣、浙贝。

2. 健脾益气法

症状:鼻鼽反复发作,缠绵不愈,病发时鼻内酸楚,闷胀不爽,刺痒较轻,鼻塞较重,嗅觉减退,阵发喷嚏,鼻涕量多不止,头重身困,倦怠乏力,纳呆腹胀,脘闷便溏,白带量多,舌质淡胖,边有齿痕,苔白,脉缓。

证型:脾气虚弱,清阳不升,湿浊互结。

沪上中医名家养生保健指南丛书

治则:健脾益气,培土生金。

方药:以补中益气汤加四逆汤加减,柴胡、升麻、白术、苍术、当归、白芍、茯苓、干姜、附子、党参、黄芪、黄连、黄柏、生地黄、甘草、桑白皮、五味子、陈皮、炙甘草、大枣。

随症加减:鼻塞重而酸胀,加白芷、辛夷、防风、细辛;涕流不止,加重苍术、茯苓用量。

3. 温肾壮阳,辛温通窍法

症状:鼻鼽经年不愈,反复发生,冬季尤甚,病发时鼻冷,痒涕不止,鼻涕清稀量多不止,鼻塞嗅减,头部冷痛,耳鸣耳聋,形寒溲清,精神不振,舌淡苔白,脉沉弱。

证型:肾阳亏虚,鼻失温养。

治则:温肾壮阳,辛温通窍。

方药:以麻黄附子细辛汤合桂附地黄丸加减,麻黄、附子、细辛、桂枝、熟地黄、山茱萸、山药、丹皮、茯苓、泽泻等。

随症加减:乏力,劳则加剧,加黄芪、党参、白术、炙甘草;鼻塞甚,加辛夷、白芷、桔梗。

4. 活血通窍法

症状:鼻鼽屡发,久而不愈,持续鼻塞,涕或清或稠,鼻内痒而发燥,时发喷嚏,经期腹痛,月经暗红量多,舌暗有瘀点,脉涩或弱。

证型:气滞血瘀。

治则:活血通窍。

方药:以血府逐瘀汤或通窍活血汤加减,柴胡、当归、川芎、生地黄、赤芍、桃仁、红花、桔梗、枳壳等。

随症加减:鼻痒,加蝉衣、防风;鼻塞甚,加辛夷、苍耳子、白芷;劳则加剧,加黄芪、防风、白术。

临床来中医求诊的患者,多为诸证叠见,多需标本兼治,清伏火,补气血,散风寒湿,补肾诸方并进。

三、膏方举隅

患者,女,1963 年 10 月生。2012 年 11 月就诊。素体畏寒,畏风,乏力,近 10 年劳力劳心后反复发作鼻痒,流涕,长夏季节为甚,发作时鼻痒,鼻塞,流清涕不止,用呋麻滴鼻无效,复方新福林滴鼻液有效。夜寐不安,纳可,大便软艰行,舌淡胖苔薄,脉沉细弦。辨为鼻鼽,不寐,气虚失摄,阳明燥结,阴阳不和。以四逆汤、血府逐瘀汤、人参败毒散、补中益气汤、小补肺汤加减调治年余,症情稳定,2013 年 11 月以此方加减。

膏方:柴胡 120 克,升麻 120 克,葛根 200 克,干姜 150 克,附子 120 克,桂枝 120 克,当归 120 克,川芎 120 克,生地黄 150克,赤芍 120 克,桃仁 100 克,红花 100 克,桔梗 90 克,枳壳 90克,麦冬 150 克,五味子 120 克,旋覆花 90 克,细辛 30 克,羌活90 克,独活 90 克,党参 150 克,黄芪 300 克,苏叶 90 克,巴戟天120 克,制首乌 200 克,山茱萸 120 克,鹿角片 100 克,枸杞子150 克,熟地黄 120 克,丹皮 90 克,薏苡仁 150 克,白芷 90 克,茯苓 120 克,防风 90 克,蝉衣 50 克,酸枣仁 120 克,合欢皮 100克,炙甘草 100 克,大枣 150 克,生姜 100 克。

紫河车 150 克,铁皮枫斗 24 克,西洋参 100 克,生晒参 100克,红参 100 克,阿胶 300 克,龟甲胶 150 克,收膏。

膏方调治后精神明显好转,无明显畏寒乏力,鼻部症状偶作,夜寐可。

四、预防与调摄

过敏性鼻炎患者平素应避免接触过敏原,居室通风,起居用品定期清洗翻晒,注意休息,避免种植会开花的植物,避免穿着羊毛衣物,避免接触化妆品、油漆、樟脑、杀虫剂等,以防诱发,注意情志调摄,以防五志化火引发或加重病情。

图书在版编目(CIP)数据

膏方别裁/徐敏华主编. —上海：复旦大学出版社,2016.5
（沪上中医名家养生保健指南丛书/施杞总主编）
ISBN 978-7-309-12081-3

Ⅰ. 膏⋯　Ⅱ. 徐⋯　Ⅲ. 膏剂-方书-中国　Ⅳ. R289.6

中国版本图书馆 CIP 数据核字(2016)第 015640 号

膏方别裁
徐敏华　主编
责任编辑/贺　琦

复旦大学出版社有限公司出版发行
上海市国权路 579 号　邮编：200433
网址：fupnet@ fudanpress. com　http://www. fudanpress. com
门市零售：86-21-65642857　　团体订购：86-21-65118853
外埠邮购：86-21-65109143
上海市崇明县裕安印刷厂

开本 890×1240　1/32　印张 11.625　字数 277 千
2016 年 5 月第 1 版第 1 次印刷

ISBN 978-7-309-12081-3/R·1543
定价：40.00 元